孕产育百科

郑瑞 编著

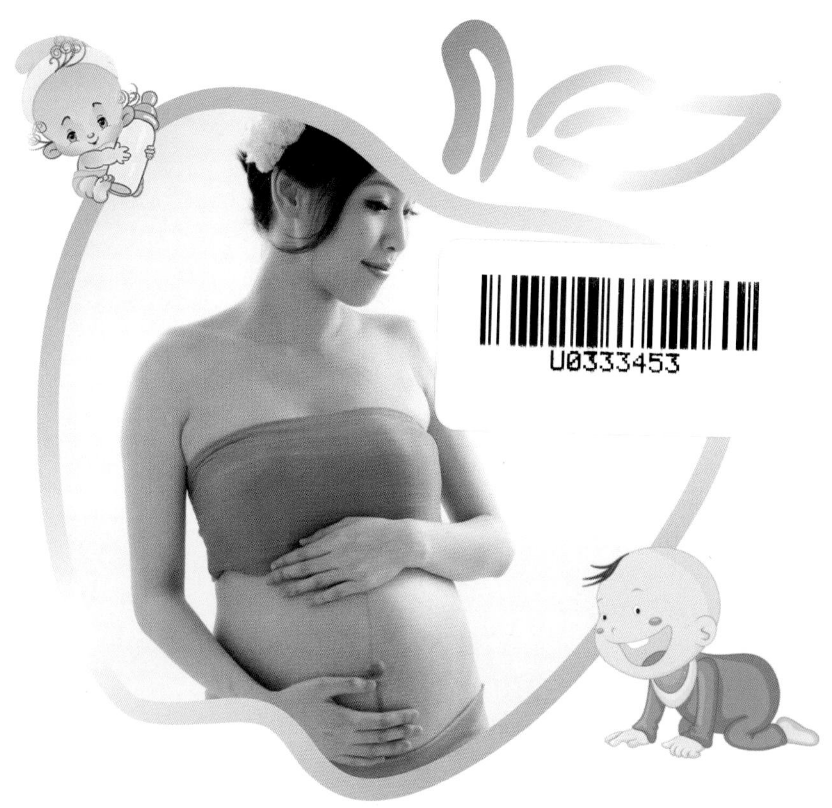

辽宁科学技术出版社
·沈阳·

图书在版编目（CIP）数据

孕产育百科 / 郑瑞编著. -- 沈阳 : 辽宁科学技术出版社, 2014.7

ISBN 978-7-5381-8649-9

Ⅰ. ①孕… Ⅱ. ①郑… Ⅲ. ①妊娠期－妇幼保健－普及读物②产褥期－妇幼保健－普及读物③婴幼儿－哺育－普及读物 Ⅳ. ①R715.3-49 ②R174-49

中国版本图书馆CIP数据核字(2014)第107597号

策划制作：深圳市无极文化传播有限公司（www.wujiwh.com）

出版发行：辽宁科学技术出版社

（地址：沈阳市和平区十一纬路29号　邮编：110003）

印 刷 者：深圳舜美彩印有限公司

经 销 者：各地新华书店

幅面尺寸：170mm×240mm

印　　张：12.75

字　　数：262千字

出版时间：2014年7月第1版

印刷时间：2014年7月第1次印刷

责任编辑：郭　莹　邓文军　无　极

封面设计：无极文化

责任校对：合　力

书　　号：ISBN 978-7-5381-8649-9

定　　价：32.80元

联系电话：024-23284376

邮购热线：024-23284502

前言

孕育阶段是女性一生中最幸福、最美丽的一段时光，从妊娠、分娩到育儿，也是一个科学、系统、复杂而又漫长的过程。

孕期生活的每一天，孕妈妈的感觉都会有所不同，因为宝宝每一天都在悄悄长大，孕妈妈每天都是全新的体验。聪明的孕妈妈应该知道，从怀孕的那天起，你的身体、心理、生活包括你的家庭都将发生重大变化，要学习孕早期、孕中期、孕晚期、分娩、产后、育儿等各个阶段的生理、心理特点及相应的保健措施；要关心与注意在生活、工作、饮食、情绪、锻炼、疾病、出行、用药、护理、胎教、分娩、哺乳、恢复以及性生活等方面可能会遇到的一切问题。对此，准妈妈应以百倍的细心去面对孕产育儿中那些不可避免的困扰、疑惑与烦恼，准妈妈为这个过程付出的辛苦与汗水也是对“母亲”这个词语神圣而伟大的诠释。

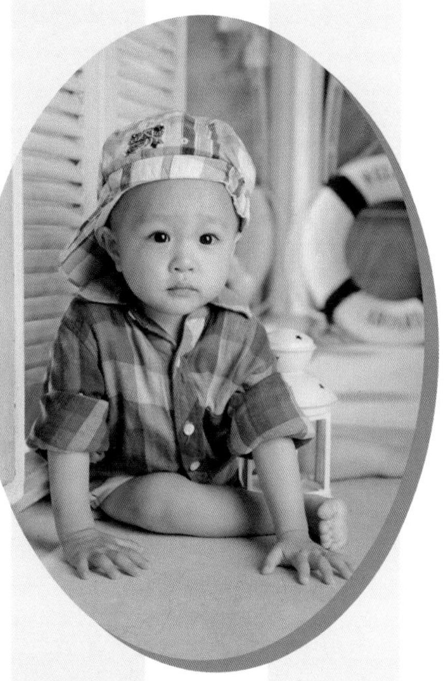

本书以时间顺序为纲，从孕前准备开始，让准妈妈做好抓住“好孕”的准备，涵盖了孕前优生准备、孕期10月的保健、产后的调养和护理、新生儿的哺育和婴幼儿的科学养育等各方面知识，介绍了“孕、产、育”的全过程，对怀孕、分娩、育儿给予全程关注，为每个新妈妈提供体贴、全面、科学权威的孕育指导，最大程度地呵护着你与宝宝的生活。这样，纵然遇到再多、再棘手的问题，每位妈妈都可以迎刃而解。

本书图文并茂、知识丰富、内容实用、版式新颖、文字活泼、语调轻松，是真正贴心而完美的孕育宝典，是每一个孕期女性手边必备的权威“教材”，它将陪伴你度过一段既神圣又美丽的生命历程，令你获得一个健康、聪明、漂亮的宝宝！同时，本书所给予的专业指导，将会呵护准妈妈、新妈妈生活的每一天！

目录

第一篇

有备而孕——你准备好了吗

第二篇

幸“孕”降临——轻松好孕 40 周

第三篇

分娩时刻——期盼的痛与幸福

第四篇

科学月子——做个健康新妈妈

第五篇

新生儿的养护

第六篇

2 ~ 12 个月宝宝的养护

第七篇

1 ~ 3 岁宝宝的养护

第一篇

有备而孕

——你准备好了吗

孕育一个健康的宝宝是每个准妈妈、准爸爸的心愿。而怀孕前的准备工作对宝宝来说至关重要，夫妻双方需要从心理、生理和物质等方面做好准备。从现在起，你们将经历生命中最大的变化。做爸爸、妈妈，你们准备好了吗?

孕前心理状态要调好

保持愉快心情最易受孕

研究证明，愉悦的心情是最有利于自然受孕的状态。如果没有疾病，轻松的心情能大大提高备孕效率，而紧张、焦虑甚至埋怨的心理只能推迟宝宝的到来。

未来宝宝的健康也与妈妈孕前的心理状态有着密不可分的微妙关系。乐观的心态、健康的心理对未来宝宝的成长大有助益。所以，夫妻双方在决定要孩子之后，要努力调整自己的情绪，以一种积极乐观的心态面对未来，把忧愁抛在脑后，让希望充满生活中的每一天。

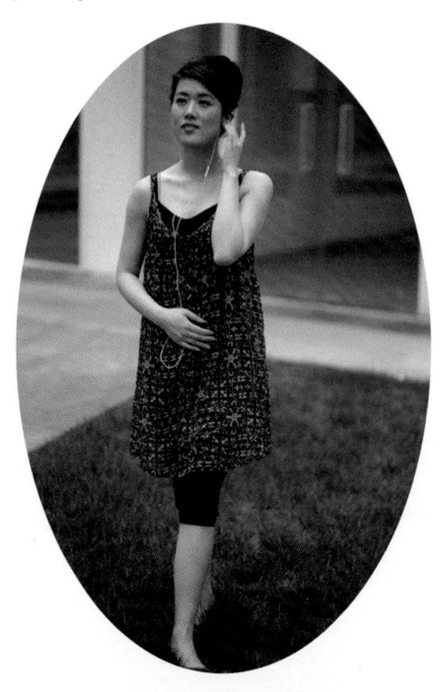

在打算怀孕的日子里，夫妻双方尽可能放松身心，多做一些有趣有益的活动，尽量减轻生活所带来的心理压力，让彼此都宽心、开心、顺心、安心。要相信，如果你们整日开心快乐，就会带来一个同样开心、快乐的孩子；相反，如果你们整日愁眉苦脸，就可能会带来一个同样愁眉苦脸的孩子。

爱心小贴士

准爸爸妈妈应该调节心理平衡，安排适宜的生活节奏，以消除容易导致心理失调的因素。另外，夫妻间都应该提高相互间的容忍度，保持夫妇间和谐的状态。

夫妻双方都要做好心理准备

从为人子女到为人父母，这些变化是每个人一生中都要经历的。孕育一个健康、活泼的宝宝是漫长而艰辛的过程，如果婚后夫妻双方都希望尽快要孩子，就必须从心理和精神上做好准备，这些内容包括：

☆接受怀孕期特殊的变化：妻子形体变化、饮食变化、情绪变化、生活习惯变化以及对丈夫的依赖性的增加。

☆接受未来生活空间的变化：小生命的

诞生会使夫妻双方感觉生活空间和自由度较以前变小，往往会因此感到一时难以适应。

☆接受未来情感的变化：无论夫妻哪一方，在孩子出生后都会自觉或不自觉地将自己的情感转移到孩子身上，从而使另一方感到情感的缺乏或不被重视。

☆接受家庭责任与应尽义务的增加：怀孕的妻子需要丈夫的理解与体贴，尤其平时妻子可以做的体力劳动，在孕期大部分都会转移到丈夫身上；孩子出生后，夫妻双方对孩子的义务与对家庭的义务都在随着时间的迁移而增加。

充分的心理准备可以给未来孩子的生长发育奠定坚实的基础。就像栽树、种花、种庄稼之前，先要施基肥、翻整耕地一样，夫妻双方在孕前也需要调整好生理、心理状态，为怀上合格优良的胎儿而努力。

看看你是哪种性格的孕妈妈

心理学家按照性格是否稳定和是否外向两个指标，将人的性格分为四种类型——内向稳定型、内向不稳定型、外向稳定型和外向不稳定型。不同性格的女性对待怀孕的反应会有不同的态度。准备怀孕的你和他可以一起做分析，掌握共同的心情风向标。

☆内向稳定型——这种类型女性的性格特点是情绪稳定，但不太主动与别人沟通。可以和有经验的准妈妈探讨自己担心的问题，也多参加孕妈妈们的聚会，把自己的孕期心情倾诉给大家，你就会发现心情好极了。如果遇到烦恼的事情，把平时平衡心态的“武器”拿出来，或听音乐或逛街或写日记，一定有用。

☆内向不稳定型——这种类型的女性情绪波动大，又不善于和别人沟通和倾诉，自己内心的焦虑和痛苦没办法以有效的方式化解掉，所以需时常观察她的思想状况，如果遇到不太好的情况，及时交流开导她，让她心情好起来。

☆外向稳定型——这种类型的女性是心态最好的，性格开朗，情绪稳定，很善于调节自己。一般都不会出现太大的心理问题，即使出现问题，也能很快调整过来，有自己一套调整情绪的办法。遇到心情不好的时候，动用自己平时调整情绪的绝招，一般都会奏效。

☆外向不稳定型——性格开朗是外向不稳定型的女性的一大法宝，也是减压的手段，多与人交流会很好。可以多参加孕妈妈们的聚会，多交流彼此的感受。一旦遇到坏情绪的打扰，一定要多注意控制自己，不能任其泛滥下去，找个朋友或者做一件有意思的事把自己从坏心情中拯救出来。

爱心小贴士

准妈妈应该让自己快乐多一点、高兴多一些，为了让宝宝将来更健康、更聪明。请保持自己最亮丽的心情迎接怀孕的那一刻。

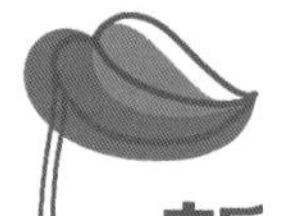

新生命是怎么“孕”成的

生命的起始——精子和卵子

生育的基础是男方提供精子和女方提供卵子。精子和卵子各自携带着父母的遗传物质，通过受精结合到一起，形成一个新生命。

男性的精子是在睾丸的几百万条曲细精管内产生的。曲细精管的精原细胞经过多次分裂，最后形成精子。男性青春期发育以后，睾丸便拥有持续不断的生精能力。成年人睾丸重 10 ~ 20 克，而平均每克睾丸组织每天可产生约 10000000 个精子。一般到 40 岁后，生精能力逐渐减弱，但 60 ~ 70 岁甚至个别 90 岁的老人还具有生精能力。因此男性的生育年龄明显长于女性。

女性的卵子是由卵巢的原始卵母细胞发育而成。在女性的胎儿时期，卵巢内原始卵泡就已经形成，数目多达 200 万个。出生后大部分退化，到青春期剩下约 3 万个或更少一些。女性青春期发育以后，正常情况下，每一个规则的月经周期排出 1 个成熟卵子，有时为 2 个。直到绝经期，一个妇女一生约排出 400 个卵子，最多也不超过 500 个。因此卵子的发育起源于胎儿时期，形成于青春期，发育在育龄期，历时几十年。

高龄孕妇的卵子历经数十年，可能出现畸形的几率就比较高。在 55 岁左右，女性就进入绝经期，卵巢失去排卵的功能，从此失去生育功能。

精卵相遇的生命奇迹

一个生命的形成是由无数个偶然成分构成的。女性进入性成熟期后，每个月经周期一般只有 1 个卵泡发育成熟排出卵子，排卵通常发生在两次月经中间，确切地说，是在下次月经来潮前的 14 天左右。排卵后卵子进入输卵管最粗的壶腹部，在此等待精子。

男性一次射精能排出数亿个精子，但能到达输卵管壶腹部的一般不超过 200 个。精子在输卵管内游动 3 天左右，在输卵管外侧 1/3 的地方（壶腹部）与卵子相遇。在众多精子中，只有 1 个精子能和等待在输卵管内的卵子结合完成受精作用。这位幸运者进入卵细胞后，卵细胞表面便发生许多变化，以防御其他精子的进入。精子进入卵子，两性原核融合成一个新细胞的过程称为受精。当精子进入卵细胞透明带时，标志着受孕过程的开始。

受孕是一个复杂的生理过程，受许多因素影响。卵巢排出正常的卵子，精液中要有活动能力较好的正常精子，卵子和精子能够在输卵管内相遇并结合为受精卵，即形成了“种子”，受精卵能被输送到子宫腔中，子宫内膜必须适合孕卵着床，就像一颗有生命力的“种子”需要适宜的“土壤”一样。这些条件只要有一个不正常，便会影响怀孕。卵子从卵巢排出后 15 ~ 18 个小时受精最好，如果 24 小时内未受精则开始变性，失去受精能力。精子一般在女性生殖道中可存活 3 ~ 5 天，这段时间内具有受精能力。

不可不知的受孕技巧

精子和卵子结合就像“千军万马过独木桥”一样，经过激烈的竞争，千万个精子中通常只有一个强壮而带有优秀遗传基因的精子能够成功与卵子结合。所以，精子量越大，受孕机会就越大！那你知道受孕有哪些技巧吗？一起来看看吧！

◎莫让精子错过卵子。专家认为，与其频繁地出击，不如把握住时机，一击命中。男性性生活的频繁，容易导致精子质量和数量的下降，这样的话还不如禁欲一段时间，找准了女性的排卵时机行房，如此能大大增加受孕的概率。

◎减少颠簸。过度颠簸会影响激素产生，月经周期和排卵的规律就会发生变化，影响受孕。因此，在受孕期间，女性要减少剧烈活动，男性要少骑自行车，因为骑车过久，使睾丸不断振荡，有可能影响生精功能。

◎碱性溶液灌洗阴道。性交前用碳酸氢钠（小苏打）溶液灌洗阴道，可提高受孕率。这是因为女性宫颈分泌的黏液会阻止精子进入，使用小苏打溶液清洗阴道后，可以使宫颈黏液变稀薄，有利于精子通过。

◎讲究同房体位。同房时可用枕头或其他软物垫于女方臀部，使其身体呈头低臀高位。同房后，女方再仰卧半小时，这样可防止精液从阴道流出，促使精子进入子宫腔内，增加受孕机会。

◎做爱后不要立刻起身。做爱后，很多女人会想马上去冲个澡。但是，如果你想怀孕，就应该老老实实地躺在床上休息一会儿，这样可以防止精液外流。

排卵前后几天受孕几率最高

最理想的受孕日，一般是女性排卵前后几天，此时同房受孕几率最高。因为卵子排出后，一般只能存活 12 ~ 24 小时，精子在女性生殖道内，通常只能活 1 ~ 3 天，因此一般说来从排卵前 3 天至排卵后 1 天最容易受孕，同房时间过早过晚都不易怀孕。夫妻性生活频率以每周 1 ~ 2 次为适中，在女性排卵期前后可以适当增多。

下面教你几种计算排卵期的方法：

◎根据身体排卵迹象推算排卵期。要推算排卵期首先需要算出下次月经的时间，然后向前推 12 ~ 16 天，就是你有可能会排卵的大概时间段。对于一个月经周期为 28 天的人来说，第 14 天通常是排卵期。当然，使用这种方法推算排卵期，你就必须知道自己的月经周期一般是多长。

◎宫颈黏液的变化。随着月经周期的进

程，你的宫颈黏液的分泌量以及质地都会发生改变。这些变化反映了你体内雌激素水平的升高。当你的宫颈黏液变得清亮、滑润、有弹性时，就是你最易受孕的时间了。很多人称这时的宫颈黏液呈蛋清状。你可以通过观察这些变化来推算排卵期。

◎体温升高。每天测量基础体温是推算排卵期的有效方法。随着排卵期的来临，你的体温会上升 0.4 ~ 1℃。你自己并不会感觉到什么，但如果你用专门的基础体温计来测量的话，你就会发现数值的变化。体温升高表示你已经排卵了，因为排卵刺激了孕酮（又叫“黄体酮”）的产生，而孕酮的产生会导致体温升高。

◎下腹部不适。大约有 1/5 的女性会感觉到排卵，这种感觉从轻微痛感到刺痛不等。这种情况被称为经期间痛，通常会持续几分钟到几个小时。

爱心小贴士

测量基础体温时，必须经过 6 小时充足睡眠后，醒来尚未进行任何活动之前测量体温并记录，任何特殊情况都可能影响基础体温的变化，要记录下来，如前一天夜里的性生活、近日感冒等。计划受孕应选择在排卵期前的湿润期。

准妈妈应及早诊断自己是否怀孕

想要孩子的妈妈应早一点知道自己是否怀孕了，这样可以对胎中的宝宝加以保护，避免有害因素的影响。准妈妈该如何诊断自己是否怀孕了呢?

◎月经停止：月经周期有一定规律的孕龄妇女，如果月经到期不来，就应该想想自己是不是已经怀孕，因为这是最早的怀孕信号，过期时间越长，怀孕的几率就越大。

◎早孕反应：停经后会出现一些不适的症状就要想到是早孕的反应。例如：身体突然间感觉有点怕冷，还会出现身体疲乏、头晕、食欲不振、挑食、喜酸、不喜欢闻到油腻味，更严重的时候还会出现恶心、呕吐的症状。

◎乳房变化：当觉得乳房开始胀痛、增大，乳头、乳晕颜色开始加深，乳头增大，周围出现小结节，就要想到怀孕的可能了。

◎基础体温升高：一贯测量基础体温的女性，可以发现早晨起来的基础体温往往会升高 0.3 ~ 0.5℃。

◎早孕试纸：在普通的药店就能买到早孕试纸。可以用纸测试尿液，最好是用早上起来的第一泡尿液，测的比较准确，如果尿液试纸出现的是两条红线，就预示可能已经怀孕了。

爱心小贴士

准妈妈要是怀疑自己已经怀孕了，就应该去医院检查加以证实，排除一些异常情况，一定要记住不可仅仅自行诊断。

生育宝宝的最佳年龄

女性的最佳生育年龄

女性的最佳生育年龄为 25 ~ 29 岁。在此年龄段，女性的生育力最旺盛，子宫收缩力最好，出现难产的机会比较小。如果产妇年龄太小，比如 20 岁或者不到 20 岁，容易出现合并妊娠高血压综合征、早产等，也可能因为骨盆发育不完全而导致难产；产妇年龄过大，特别是超过 35 岁，卵细胞发生畸变的可能性增加，因此宝宝畸形的发生率也增加，超过 35 岁生宝宝的风险性是非常大的。

男性的最佳生育年龄

男性的最佳生育年龄为 25 ~ 35 岁。因为，这个年龄段的男性精力充沛，身体健壮，精子质量最高。此后，新生儿死亡率会随父亲年龄增加而增长。如果父亲年龄超过 40 岁，子女发生畸形者增加 1 倍。另外的一组数据则显示智力和体力最好者出生时，其父亲平均年龄为 29 岁。

8 月前后是最佳的受孕月份

医学专家认为受孕的最佳月份是 8 月前后，约 7 月下旬到 9 月上旬近两个月的时间，这是有道理的。

在 7 ~ 9 月份受孕后，怀孕前 3 个月，正值凉爽的秋季，经过孕早期的不适阶段后，此时孕妇食欲开始增加，睡眠也有所改善，而且秋季水果、蔬菜新鲜可口，鸡、鱼、肉、蛋供应充足，对孕妇自身营养和胎儿发育都十分有利。

7 ~ 9 月份受孕，还可以让最为敏感较弱的孕早期避开寒冷和污染最严重的冬季，可以减少孕早期的致畸因素。

7 ~ 9 月份受孕，经过 10 月怀胎，孩子在来年 4 ~ 6 月份出生，正是春末夏初，气候适宜，新生儿护理比较容易，有利于产妇身体恢复。在春末夏初，婴儿衣着日趋单薄，洗澡不易受凉，还能到户外呼吸新鲜空气，多晒太阳，可预防佝偻病的发生。此时的蔬菜品种也非常丰富，有利于供给母亲各种营养，便于供给孩子充足的奶水。当盛夏来临时，母亲和孩子抵抗力都已得到加强，容易顺利度过酷暑。当严冬来临时，孩子已经长到半岁了，平安过冬就较为容易了。

怀孕应避开酷暑时节

要注意的是，应避开 5、6 月份怀孕，因为 7 月天气湿热，食欲本来不旺盛，再加上妊娠反应，使得营养摄入不足，容易影响胎儿的发育。同时也要避开 10 月怀孕，7 月盛夏分娩。产妇的褥汗本来就多，如果在盛夏酷暑分娩，气候闷热、潮湿就容易发生中暑，轻者头晕、胸闷、体温升高；重者高烧、昏迷。此时，也是皮肤感染、腹泻等疾病的多发季节，所以最好避免在盛夏分娩。

当然，我国各地气候条件差别很大，应该因地制宜来考虑。如在温差对比不强烈的南方一些地区，则可根据当地流行病发生情况及营养供应条件，选择适宜的季节怀孕。比如北方选 8、9 月份，南方选 6 月左右。

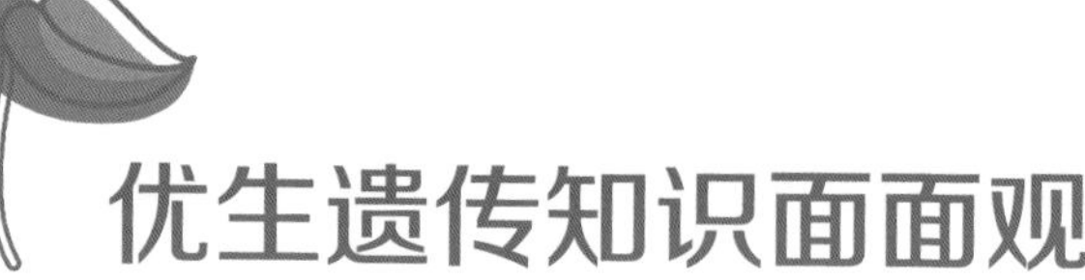

优生遗传知识面面观

宝宝长大会像谁

每一位小宝宝来到这个缤纷世界时，亲朋好友都会送上祝福的话语，并有趣地评判宝宝像爸爸或者像妈妈。其实，外貌的遗传有选择性，有可能像爸爸多一些，有可能像妈妈多一些，甚至有的会跟自己的爷爷、奶奶或舅舅、姑姑等非常像，主要看哪些基因在宝宝身上呈显性。一般有以下的规律：

绝对遗传

肤色	宝宝的肤色遵循“中和”的自然法则，是父母之间的中间色，不会比白者更白，也不会比黑者更黑。
下颏	是不容“商量”的显性遗传，“像”得让你无可奈何。比如即使父母任何一方有突出的大下巴，子女们常毫无例外地长着酷似的下巴，“像”得有些离奇。
双眼皮	也属“绝对”性遗传。有趣的是，父亲的双眼皮，大多数会留给子女们，有些儿童出生时是单眼皮，到长大后又“补”上像他父亲那样的双眼皮。
鼻子	父母双方中有一人是挺直的鼻梁，遗传给孩子的可能性就很大。另外，鼻子的遗传基因会一直持续到成年，也就是说，小时候矮鼻子的人，长到成年时期还有变成高鼻子的可能。

有半数以上概率的遗传

身高	只有 30% 的主动权握在自己的手里，因为决定身高的因素 35% 来自父亲，35% 来自母亲。假若父母双方个头不高，那只剩 30% 的后天身高因素，也决定了子女们力求长个的尝试不会有明显效果。
肥胖	父母都肥胖，使子女们有 50% 的机会成为大胖子，若一方肥胖，概率便下降到 40%。
秃头	造物主似乎偏袒女性，让秃头只传给男子。比如，父亲是秃头，遗传给儿子概率则有 50%，就连母亲的父亲，也会将自己 25% 的秃头概率留给外孙们。
青春痘	这个让少男少女耿耿于怀的容颜症，居然也与遗传有关。因为父母双方若患过青春痘，子女们的患病率将比无家庭史者高出 20 倍。

概率不高的遗传

白头发	属于概率较低的隐性遗传，因此不必过分担心父母的少白头会在孩子的头顶上如法炮制。

以上就是关于宝宝会遗传什么的总结了，基因问题是不能改变的，但是性格方面的遗传，不妨在后天对宝宝进行培养。

亲子血型遗传规律

血型遗传规律		
父母血型	子女会出现的血型	子女不会出现的血型
O与O	O	A，B，AB
A与O	A，O	B，AB
A与A	A，O	B，AB
A与B	A，B，AB，O	
A与AB	A，B，AB	O
B与O	B，O	A，AB
B与B	B，O	A，AB
B与AB	A，B，AB	O
AB与O	A，B	O，AB
AB与AB	A，B，AB	O

预防“缺陷宝宝”的六大措施

生出有缺陷的宝宝是所有人都不愿意看到的。不过，如果妈妈能够提早采取预防措施，许多出生缺陷症状是可以避免的。以下是预防“缺陷宝宝”的六大措施:

☆服用叶酸补充剂。

☆避免近亲结婚。

☆避免服用某些可致畸的药物。

☆预防接种，预防孕早期感染风疹病毒等。

☆避免接触铅、苯、农药等致畸物。

☆孕早期及早进行出生缺陷的产前筛查。

哪些人需要做遗传咨询

遗传咨询是优生工作的重要组成部分，它是由从事医学遗传学的医生根据医学遗传学的原理，对患有遗传病的病人及家属提出的有关疾病问题进行解答的过程。咨询的目的是为了在是否应该生育这个问题上做出合理的决定。那么，哪些人需要做遗传咨询呢?

☆近亲婚配必须进行遗传咨询。

☆家族成员中或本人有遗传病或先天智力低下者。

☆反复出现自然流产及闭经不孕的女性，要检查原因，是否有遗传因素在起作用。

☆有先天缺陷儿或遗传病儿生育史及确

诊为染色体畸变的患病史者。

☆染色体平衡易位携带者。

☆曾发生过不明原因死胎、死产的女性。

☆高龄女性（大于 35 岁）。

☆性器官发育异常，须确定性别，决定能否结婚及生育。

决定宝宝性别的秘密

人体细胞的染色体具有 23 对，其中 22 对为常染色体，1 对为性染色体。性染色体有 2 种：即 X 染色体和 Y 染色体。女性的 1 对性染色体是 2 条大小形态相同的 XX 染色体，男性的 1 对性染色体则不相同，1 条是 X 染色体，1 条是较小的 Y 染色体。

生男生女，主要是由准爸爸的性染色体决定。当精子与卵子结合后，若准爸爸含 X 染色体的精子与卵子结合，则受精卵为 XX 型，发育为女胎；若准爸爸含 Y 染色体的精子与卵子结合，则受精卵为 XY 型，发育成男胎。

所以，生男生女取决于参加受精的究竟是 X 精子，还是 Y 精子，而精子与卵子的结合是随机的，所以生男生女其实是各占一半的概率。也就是说，宝宝在成为受精卵的那一刻起，就已经确定是发育成男胎还是女胎了，此后孩子的遗传性别就无法改变，无论孕妇服多少中药、西药或请“圣人”换胎都无济于事，且可能导致胎儿畸形或危及孕妇生命。

“酸儿辣女”毫无道理

我国很早就有在孕期饮食上“酸儿辣女”的说法。为此，一些生怕“绝后”的家庭，如果妻子、儿媳孕后喜酸，便十分欣喜。若喜辣，对孕妇的态度则截然相反。

其实，从医学的角度上讲，孕妇出现食欲和味觉方面的变化，如食欲下降、对气味敏感、嗜酸或嗜辣，甚至想吃一些平时并不喜欢吃的食物等，都属于正常的妊娠生理反应。这是由于孕妇的内分泌活动较平时有所改变，新陈代谢活动也随之发生变化，继而对消化系统产生了影响所致。这与胎儿的性别根本沾不上边。

另外，孕妇的口味还会受到不同地域及不同家庭饮食习惯的影响。比如南甜北咸、川辣西酸等，这都与各地孕妇所生的新生儿的性别比率并没有显著的差异。由此也可以看出，仅从孕妇口味的变化来判断胎儿的性别是绝对站不住脚的。

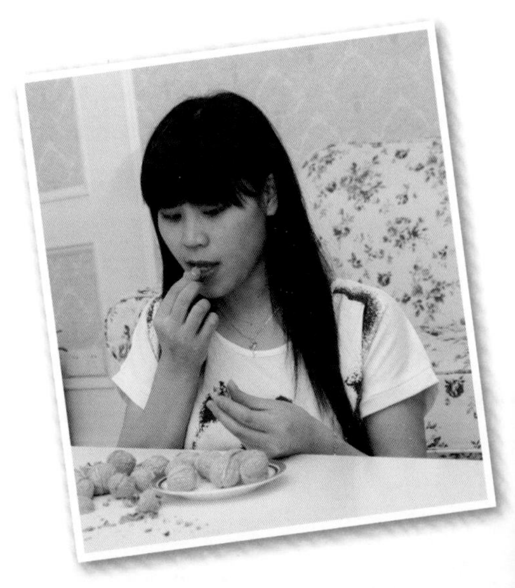

孕前检查是孕育健康宝宝的保证

何时做孕前检查最好

孕前检查的最佳时间是在怀孕前3～6个月。同时男性精液检查应在同床后2～7天内，尽量早点进行。女性一般月经干净后的1周以内就可以了，注意最好是不要同房。

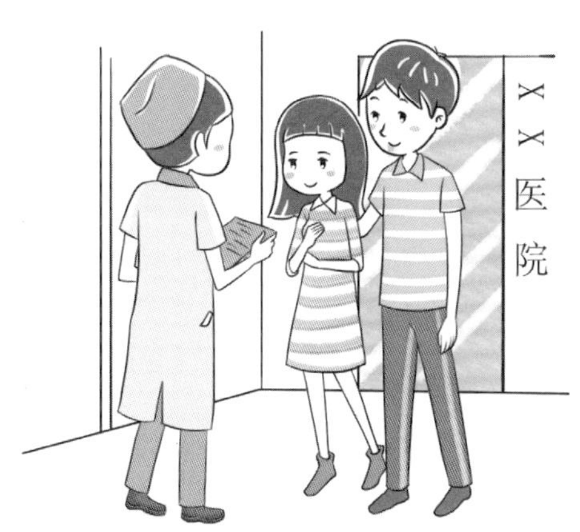

孕前3～6个月无论从营养、接种疫苗方面，还是补充叶酸方面，都留有相应的时间。一旦孕前检查发现其他问题，还可以有时间进行干预治疗。所以，最好至少提前3个月进行孕前检查，而且夫妇双方应同时进行。

准妈妈要做的检查

检查项目	检查方法及意义
生殖系统检查	白带筛查滴虫、真菌、支原体、衣原体、阴道炎症，以及静脉抽血检查淋病、梅毒等性传播疾病。如果患有此类疾病，不彻底治疗有流产、早产危险。
脱畸全套	静脉抽血检查是否有风疹、弓形虫、巨细胞病毒感染。准妈妈感染可能会引起流产或胎宝宝畸形。
尿常规检查	检查肾脏有无疾患，避免因怀孕加重肾脏负担而出现重大疾患。
口腔检查	怀孕时容易患牙科疾病，有牙疾尽早发现、治疗。

准爸妈都要做的检查

检查项目	检查方法及意义
传染病检查	静脉抽血检查乙肝全套、丙肝、艾滋病、血糖、甲状腺功能五项。准爸爸妈妈若患有甲减有可能影响胎宝宝的智力。

特殊情况检查

检查项目	检查方法及意义
妇科内分泌系统检查	月经不调、不孕的准妈妈需要做这个检查，包括卵泡刺激素、黄体生成素等 6 个项目。
染色体异常检查	有家族遗传病史的夫妇需要做染色体异常的检查。

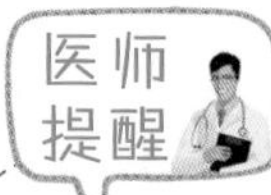

在体检当天清晨需要空腹，不要吃早饭，也不要喝水，因为有些检查项目需要空腹。

孕前接种疫苗，宝宝更健康

我国目前还没有专为女性设计的怀孕免疫计划。但是专家建议有两种疫苗备孕女性最好能注射：一是乙肝疫苗，另一个是风疹疫苗。另外还有水痘疫苗和流感疫苗，建议备孕女性可以酌情选择注射。

疫苗名称	接种时间	具体情况
乙肝疫苗	孕前 11 个月注射	乙肝病毒是垂直传播的，通过胎盘屏障，直接感染胎宝宝，使 85% ~ 90% 的胎宝宝一出生就成为乙肝病毒携带者。其中 25% 的患者在成年后会转化成肝硬化或肝癌。同时，乙肝病毒还可使胎宝宝发育畸形。
风疹疫苗	孕前 8 个月注射	如果准妈妈被风疹病毒感染，25% 风疹患者会在早孕期发生先兆流产、流产、胎死宫内等严重后果，也可能会导致胎宝宝出生后先天性畸形或先天性耳聋。
流感疫苗	孕前 3 个月注射	流感疫苗属短效疫苗，抗病时间只能维持 1 年左右，且只能预防几种流感病毒，备孕女性可根据自己的身体状况自行选择。如果准备怀孕的前 3 个月，刚好是在流感疫苗注射期，则可考虑注射。注意，如果你对鸡蛋过敏，则不宜注射。
水痘疫苗	至少在孕前 3 个月注射	孕早期感染水痘，可致胎宝宝先天性水痘或新生儿水痘；怀孕晚期感染水痘，可能导致准妈妈患严重肺炎。建议如果你以前没有接种水痘疫苗准备怀孕的话，至少应在受孕前 3 个月接种水痘疫苗。

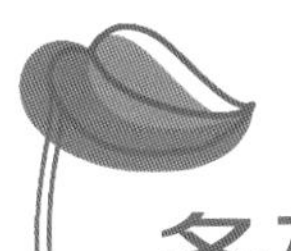

备孕准爸妈的饮食指导

孕前要做好充分的营养准备

孕前合理补充营养，是优孕优生的一项很重要的内容。因此，孕前补充一些对妊娠有益的营养素，是不能忽视的。

◎钙：怀孕时钙的需要量为平时的2倍。若孕前未摄入足量的钙，孕后易使胎儿发生佝偻病和抽搐。孕妇因钙流失过多，可能患骨质软化症、抽搐等。

◎铁：胎儿生长发育迅速，每天约吸收5毫克铁，且孕妇较非孕时增加了1500毫升血容量，如果缺铁易导致孕妇中晚期贫血。铁在体内可贮存4个月，所以应该从孕前3个月开始补铁。

◎锌：锌元素的缺乏会使女性出现月经紊乱，男性出现无精或少精的现象，继而影响到胎儿的生长发育。所以在孕前要注重补锌。

◎蛋白质：计划怀孕的夫妇应增加蛋白质的摄入量。平时每天每千克体重摄入蛋白质1～1.5克，怀孕前要增加到1.5～2克。

◎叶酸：孕妇体内叶酸不足可引起巨细胞性贫血，增加胎儿畸形的发生率。孕前半年应在医生指导下补充叶酸，特别是生过畸形儿的妇女更要提前补充叶酸。

◎维生素：缺乏维生素可导致流产、早产和死胎，或影响子宫收缩，导致难产。缺乏维生素还会使胎儿骨骼发育不全、抵抗力弱，发生贫血、水肿、皮肤病、神经炎等症。

孕前叶酸补充计划

孕早期缺乏叶酸，会影响胎儿大脑神经系统的正常发育，严重时将造成无脑儿和脊柱裂等先天性畸形，也可因胎盘发育不良而造成流产、早产等。而在怀孕前后补充叶酸，可以预防发生神经管畸形。

准妈妈从孕前3个月就应该开始补充叶酸了，给未来的小宝宝做好充足的储备。而且，孕早期也应该坚持补充，因为此时期是胎宝宝中枢神经系统生长发育的关键期，脑细胞增殖迅速，最易受到致畸因素的影响。进入孕中期后可停服叶酸片，多从食物中摄取就可以了。

需要注意的是，叶酸不宜与维生素C同补，因为叶酸在酸性环境中易被破坏，在碱性和中性环境中比较稳定，而维生素C及维生素B_2、维生素B_6在酸性环境中才比较稳定。如果在补充叶酸的同时服用维生素C及维生素B_2、维生素B_6，由于二者的稳定环境相抵触，吸收率都会受影响。鉴于此，叶酸和维生素的服用时间最好间隔半个小时以上。

爱心小贴士

富含叶酸的食物有：

绿色蔬菜——莴苣、菠菜、西红柿、胡萝卜、青菜、龙须菜、花椰菜、油菜、小白菜、扁豆、豆荚、蘑菇等。

新鲜水果——橘子、草莓、樱桃、香蕉、柠檬、桃子、李、杏、杨梅、海棠、酸枣、山楂、石榴、葡萄、猕猴桃、草莓、梨、胡桃等。

豆类、坚果类食品——黄豆、豆制品、核桃、腰果、栗子、杏仁、松子等。

谷物类食品——大麦、米糠、小麦胚芽、糙米等。

动物食品——动物的肝脏、肾脏、禽肉及蛋类，如猪肝、鸡肉、牛肉、羊肉等。

能提高精子质量的食物

精子质量低下首先会导致男性生育困难，其次会影响胎儿的身体与智力发育。所以，备孕中的男性应多吃一些可以提高精子质量的食物，以利于受孕。

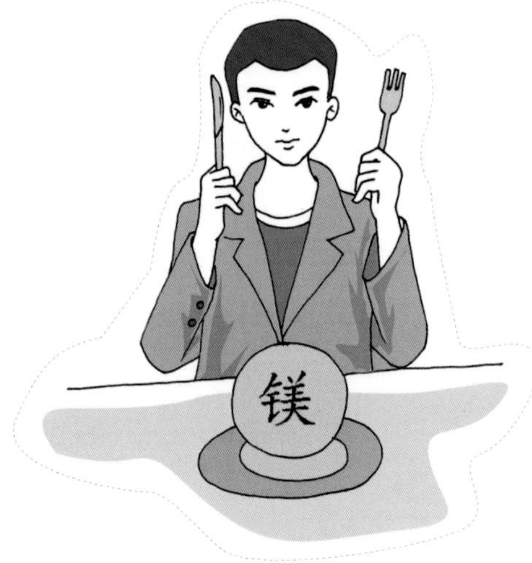

不利于受孕的食物要少吃

正在备孕的准妈妈不要喝过多的咖啡，因为咖啡中含有丰富的咖啡因，过多摄入可致雌激素分泌减少，有可能对卵巢的排卵功能构成不利影响，使得受孕机会降低。

胡萝卜等含胡萝卜素高的食物，少量食用对身体有好处，但过多食用，如果一天超

营养素	作 用	推荐食物
精氨酸	精氨酸是产生精子的必要成分，缺乏时会发生少精症。	海参、鳝鱼、泥鳅、墨鱼、芝麻、山药、银杏、花生仁等。
锌	锌是精子代谢必需的物质，并能增强精子的活力。	牡蛎、虾、蛤、贝类、动物肝、牛乳、豆类等。
镁	镁元素能提高精子质量。	土豆、核桃仁、燕麦、通心粉、海产品等。
钙	钙元素对精子的运动、维持透明质酸酶的活性及在受精过程中起着举足轻重的作用。	牛奶、骨头汤、紫菜、虾皮、海带等。
果 糖	如精液中果糖含量低，容易引起死精症。	梨、苹果、葡萄、菠萝、甜橙等。

过 2 根，就会摄入大量的胡萝卜素，对卵巢黄体素的合成会有影响，进而影响卵巢的排卵功能，不利于受孕。另外，大蒜有明显的杀灭精子的作用，也要少吃。

葵花子中的蛋白质部分含有抑制睾丸的成分，会影响精子质量，不利于受孕，如果摄入过多，还会影响正常的生殖功能，从而增加不孕的可能性，正在备孕的准爸爸也不要吃太多葵花子。

备孕女性不良饮食习惯要改正

孕前良好的饮食习惯能帮助生育一个健康、聪明、可爱的宝宝。因此，准备怀孕的女性一定要改掉一些不良饮食习惯。

◎偏食、挑食。偏食的人容易缺乏某些营养，不利于身体健康，并且会影响卵子的质量，不利于怀孕。所以，有偏食习惯的备孕女性，最迟在孕前 10 个月就要开始调整自己的饮食结构和习惯。每天吃齐四类食物——五谷、蔬果、豆乳类和鱼蛋肉类，每周还要适量食用一些坚果、菌藻类食物，做到营养全面均衡，以形成最优良的卵子，保证怀上最棒的一胎。

◎食物过精、过细。因为食物过精、过细可能会造成营养丢失。另外，一味吃细粮以及鸡蛋、牛奶等太精细的食物，很容易导致维生素 B_1 的缺乏和便秘。

◎饮食不节制。一些备孕女性有暴饮暴食的习惯，孕前肥胖，孕期会胖得更严重，可能会造成胎儿巨大，或者有些孕妇本身肥胖，但胎儿却很小。

◎酗酒。小酌怡情，大饮伤身。备孕女性千万不能酗酒，喝酒要少量，且不能频繁。不能喝浓度过高的酒。

备孕女性不要当骨感美人

大家都知道，肥胖的女性怀孕困难，但身材过于纤瘦同样会影响受孕，这一点却很少引起爱美女性的注意。

脂肪是所有爱美女性的大敌，却对身体的健康至关重要。适量的脂肪对女性的健康有着重要意义，它与月经和生育息息相关。女性的每次月经都需要消耗一定的脂肪量。只有维持正常的月经周期，女性才可能具备生殖能力，如果脂肪过度减少会造成不排卵或闭经，受孕就会变得困难。太瘦的话，女性雌激素水平容易低下，月经周期不规律，排卵率也较低，因此难受孕。此外，过于骨感的女性容易营养不良，子宫内膜就像一片贫瘠的土壤，受精卵很难着床。

所以，准备怀孕的女性要保证优质蛋白质和脂肪的摄取，让体重保持在正常的范围内，不要当骨感美人。

医师提醒

体重是否正常，可以参考体重指数 (BMI) 这个指标。体重指数 BMI= 体重 (千克)÷ 身高 (米) 的平方。BMI 小于 18.5，为低体重，即体型过瘦 ;BMI 在 18 ～ 24 之间为健康体重。一般来说，怀孕前的体重指数在 21 或 22 比较合适。

女性备孕期营养食谱

女性在备孕期需要调整自己的身体状况，科学备孕。下面列举了几款帮助女性怀孕的营养食谱，一起来看看吧。

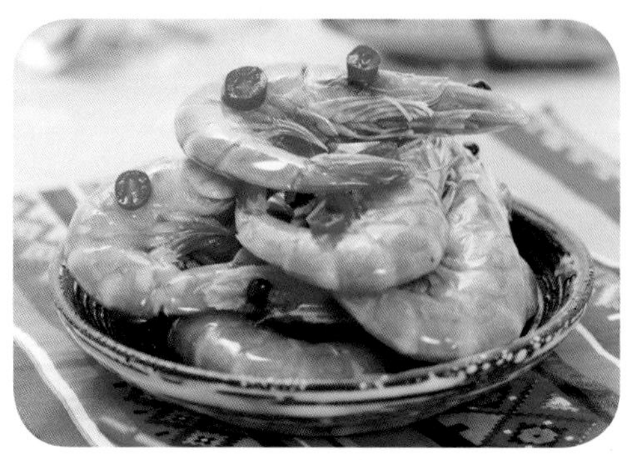

鸿运白灼虾

材料：基围虾200克，食盐、花椒粉、料酒、葱段、姜片、红椒各适量

做法

❶ 将虾去须脚、洗净，加料酒腌渍3分钟；红椒洗净，切圈。

❷ 锅中注入适量清水烧开，放入葱段、姜片稍煮后捞出，再放入红椒圈，调入食盐、花椒粉拌匀，加入虾，以大火煮约3分钟后捞出，摆入盘中即可。

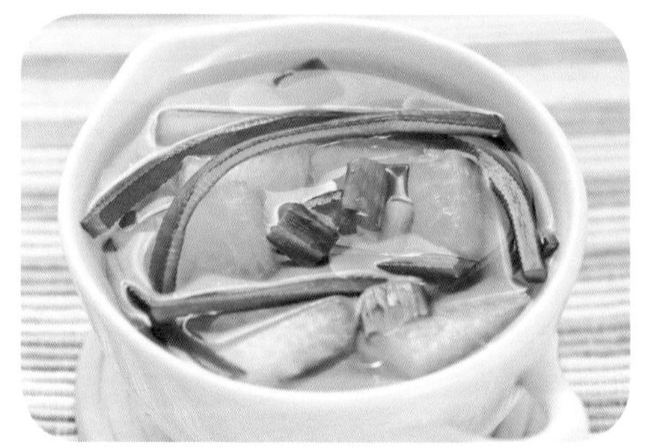

海带冬瓜汤

材料：冬瓜150克，海带丝150克，香油、食盐、鸡精、葱花各适量

做法

❶ 将冬瓜去皮、洗净，切成小块；海带丝剪成8厘米左右的段。

❷ 锅中加入适量清水，倒入冬瓜块和海带丝煮开后，转小火继续煮20分钟。

❸ 直至冬瓜变软，加入食盐、鸡精，淋上香油，盛出后撒上葱花即可。

香菇鸡片

材料：鸡胸肉150克，干香菇30克，玉米淀粉、食盐、味精、料酒、食用油各适量

做法

❶ 将鸡胸肉洗净，切片，加玉米淀粉、料酒拌匀腌渍；将干香菇放入温水中泡1小时后，洗净。

❷ 锅内入油烧至七成热，将鸡胸肉片和香菇一起倒入，翻炒至鸡肉发白。

❸ 调入食盐、味精炒匀，倒入少许清水，以大火收汁即可。

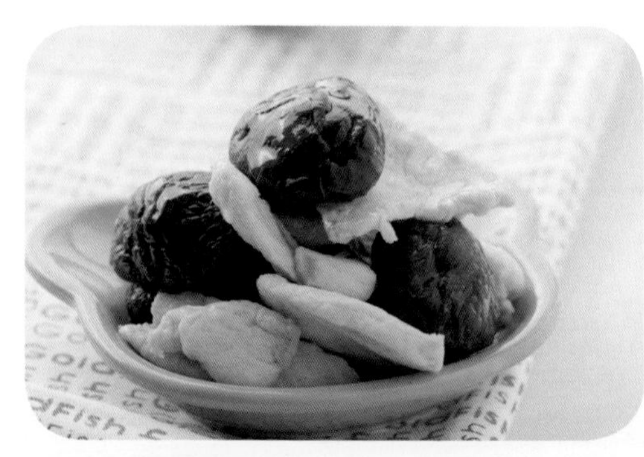

男性备孕期营养食谱

在备孕期男性也要做好充分的准备，其中营养食补就是重要的一种方式。下面介绍几种强精健体的营养食谱，让你更全方位地做好孕前的调养及准备。

山药鸡肝粥

材料：山药20克，鸡肝30克，薏米15克，食盐3克

做法

❶ 将山药去皮，洗净，切成条；鸡肝洗净，切碎；薏米泡发，洗净。

❷ 将薏米转入锅中，加水先煮开，再下入山药条同煮。

❸ 煮至米粒开花后，再加鸡肝碎煮熟，最后加食盐调味即可。

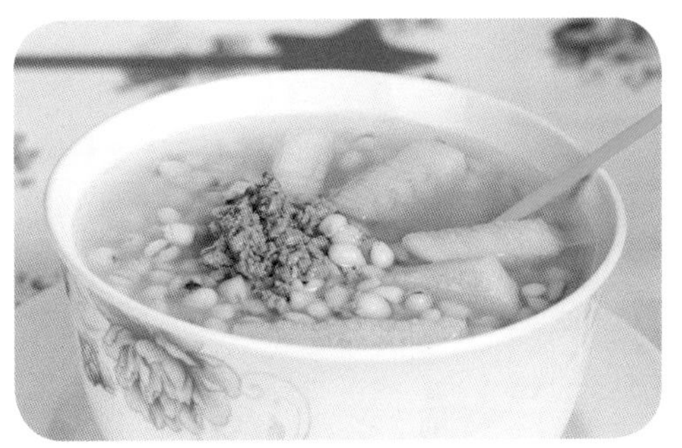

黄豆炖排骨

材料：黄豆50克，排骨150克，食盐、葱花各3克

做法

❶ 黄豆洗净，用清水泡胀；排骨洗净，剁成小块。

❷ 锅置火上，加入适量清水，放入排骨块，大火烧沸。

❸ 加入黄豆，改小火炖至肉熟豆烂，撒入葱花稍煮，加食盐调味即可。

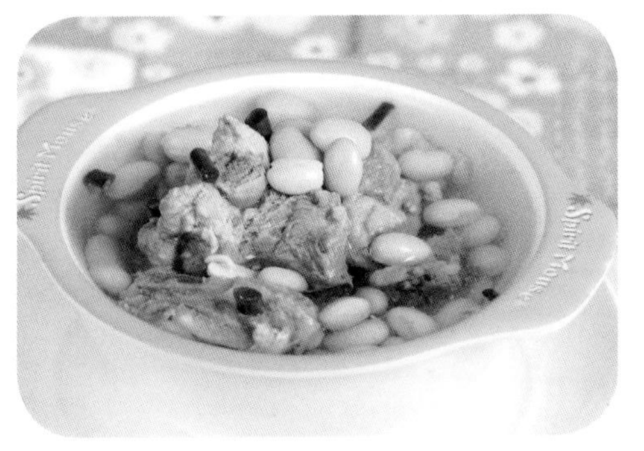

鲜虾牡蛎粥

材料：大米150克，牡蛎200克，食盐5克，鸡精、胡椒粉各3克，姜丝10克，料酒、香油各10毫升

做法

❶ 将大米洗净，放入清水浸泡30分钟；牡蛎用料酒、胡椒粉、食盐搅匀入味。

❷ 取锅，放入适量水，放入大米，大火煮开，再换中火熬煮40分钟。

❸ 待粥煮到软烂时，下入牡蛎，继续煮约10分钟，调入食盐、鸡精、姜丝、香油即可。

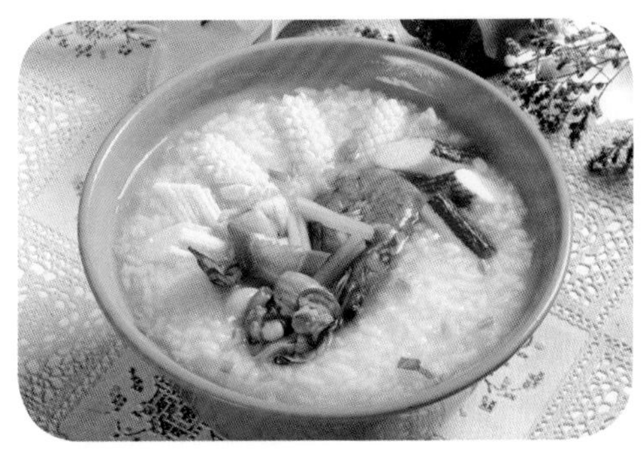

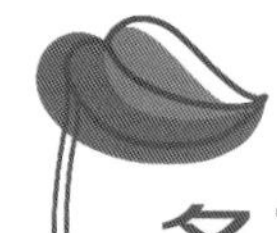

备孕准爸妈的生活起居细节

营造安全的家居环境

当你决定做准妈妈时，定会沉醉于十分美好的憧憬之中。但仅仅有憧憬还是不够的，还要脚踏实地干些实际的事，这样才会使准妈妈顺利地度过妊娠、分娩的过程。营造安全的家居环境需要注意哪些细节呢?

◎清理家中每个房间的物品，经常使用的物品要放在准妈妈方便取放的地方。

◎把可能绊脚的物品重新归置，留出最大的空间，以方便怀孕后的行动。

◎把晒衣架或晒衣绳适当调低，以免使用不便。

◎在卫生间及其他容易滑倒的地方放防滑垫。在马桶附近安装扶手，让准妈妈在孕晚期时方便如厕。

◎准爸妈要养成用完物品后物归其位的习惯。

别在新装修房子里备孕

买新房、装修、怀孕、生子，听起来非常完美的流程，其实并不妥当。因为新装修的房间中的一些装饰材料、新家具或多或少存在着对人体有害的有机溶剂、黏合剂等，对成人可能没有大的影响，但却可能对正处于各器官系统发育的胎儿造成不可逆的损伤。

目前，室内装修污染对女性和婴儿造成的健康危害主要表现在以下 3 个方面：装饰材料中的游离甲醛不仅是可疑致癌物，而且还可能造成女性月经紊乱和月经异常，表现为痛经和月经减少；装修使用的油漆、涂料和黏合剂造成的苯污染容易造成胎儿发育畸形和流产；建筑、装饰材料产生的放射性污染容易造成女性不孕和胎儿畸形，如地面铺装超标的花岗岩。

刚买的家具和新装修的房子都有污染，特别是冬季新入住时开窗通风不可能很充分，室内污染更重，最好是先晾半年再入住。

暂时调离有害的工作环境

有部分女性工作环境中含有较高浓度的化学物质，影响女性的生殖机能，进而影响胎儿的健康发育，因此为实现优孕优生，有些职业岗位的女性应在考虑受孕时暂时调换工作岗位。

☆如果工作需要经常接触铅、汞、镉等重金属，在备孕时就需要调换岗位。这些物质有导致流产、死胎、畸形的可能，其中甲基汞可致畸，铅可致婴儿智力低下。

☆如果工作环境存在严重的电磁辐射，穿着防辐射服可能都无济于事，需要及时调换岗位。此类工作有医院和工厂的放射室、电磁研究场所、电子产品生产场所等。日常的电子办公设备和家电辐射强度较弱，不需太担心，做好常规防护即可。

☆如果工作环境高温、震动剧烈、噪声大，最好调换工作岗位，以免导致流产或影响胎宝宝发育。

☆如果工作中会频繁接触二硫化碳、二甲苯、苯、汽油等有毒物质，可使流产率增高，怀孕后需及时调换工作岗位。氯乙烯有可能导致婴儿先天痴呆，农药也会危害胎宝宝及母体健康，如果需要接触，也需调换岗位。

☆传染科室的医生、护士需要早早调换工作岗位，如果遇到风疹病毒、流感病毒、巨细胞病毒流行，很容易威胁到胎宝宝。

爱心小贴士

有些毒害物质在体内的残留期可长达1年以上，即使离开此类岗位，也不宜马上受孕，否则易致畸胎，故应采取适当的避护措施。在发现怀孕后，受精卵、着床胚泡及早期胚胎可能已遭受侵袭，再采取避护措施就为时已晚。

远离弓形虫，暂时和宠物说再见

时下，深受人们喜爱的猫猫狗狗，是弓形虫常见的携带体，其中又以猫最为突出。弓形虫是一种肉眼看不见的小原虫。这种原虫寄生到人和动物体内就会引起弓形虫病。如果女性不慎感染，就可能将弓形虫传染给腹中的宝宝，甚至导致早产、流产、畸形等严重后果。

研究表明，猫和其他猫科动物是弓形虫的终宿主。一只猫的粪便中每天可以排泄数以万计的弓形虫卵囊。若被人或动物食入，就会经胃肠壁进入血液或组织，导致病毒感染。并且，若接触了猫的唾液或饮用受污染的水及食用受污染的食物，都有被感染的危险。

因此，至少应在孕前3个月就远离宠物，而且要做相应的体检。TORCH作为孕前检查必不可少，包括弓形虫、巨细胞病毒、风疹病毒、单纯疱疹病毒1型和2型，如果感染了弓形虫应该治愈后再考虑怀孕。

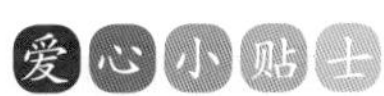

家养宠物对人的健康多有不利，尤其是准备怀孕的年轻夫妇更不应该饲养宠物。

避孕药停服半年再怀孕

医学专家认为，长期服用避孕药的妇女，如需要再生育子女时，应在停服避孕药6个月以后。这是因为：

☆口服避孕药为激素类避孕药，其作用比天然性激素强若干倍。如1号短效避孕药含炔诺酮，而炔雌醇的生理效能是人体内产生的雌激素的10～20倍。炔诺酮的生理效能是人体内产生的孕激素黄体酮的4～8倍。如果停了避孕药就怀孕，将会造成下一代的某些缺陷。

☆口服避孕药的吸收代谢时间效长。口服避孕药经肠道进入体内，在肝脏代谢储存。体内残留的避孕药在停药后需经6个月才能完全排出体外。停药后的6个月内，尽管体内药物浓度已不能产生避孕作用，但对胎儿仍有不良影响。

☆停服避孕药后6个月内怀孕，有产生畸形儿的可能。应该是在计划怀孕时间以前6个月停止服用避孕药，待体内存留的避孕药完全排出体外后再怀孕。此期间可采用避孕套进行避孕。

Q 吃了避孕药后，发现怀孕了，这个孩子能要吗?

A 如果是短效的小剂量避孕药，可能不会产生不良影响，但是如果是长效的、剂量较大的避孕药，影响就比较大。这时最好弄清楚吃药的时间和大致怀孕的时间，所吃药物的类型和剂量，然后咨询医生，在怀孕的3个月后再做B超明确发育情况方可决定胎儿去留。

孕前4周不要做X光检查

很多备孕女性都会想到一个问题，就是在孕前可不可以去做X光检查。专家指出，X光是一种波长很短的电磁波，它能透过人体组织，使体液和组织细胞产生物理与生物化学改变，引起不同程度的损伤。

建议女性在怀孕前4周内不要接受X光照射，否则很容易发生问题。医用X光的照射虽然很少，但它却能杀伤人体内的生殖细胞。所以，为了避免X光对下一代的影响，接受x光透视的女性，尤其是腹部透视者，过4周后怀孕较为安全。

如果每月的月经较预定时间来得晚，怀疑“是否已怀孕”，而又有必要进行X线检查，此时一定要告诉医生有可能怀孕和自己有怀孕打算。医生会告诉孕妇可否进行X线检查。必须要做X线检查时，也要屏蔽腹部。

爱心小贴士

很多夫妇结婚后，都希望立即拥有一个可爱的宝宝，但事实往往不如人意，有些情况是不可以马上怀孕的，若不注意，不仅会对妈妈的身体造成不良影响，而且不利于将来宝宝的建康成长。

调整作息时间，保持精力充沛

在各种孕前准备中，有一条很重要，那就是要调整作息时间。应符合健康自然的生活规律，辅以适量锻炼，让健康状况达到良好的状态。

首先，当机体处于极度疲劳或患病的情况下，由于营养和免疫功能不良，会使生殖细胞的质量受到影响，同时也干扰了内环境而不利于受精卵着床和生长，导致胎萎或影响脑神经发育，所以不宜疲劳受孕，孕前应该调整作息，要有充分的休息。

其次，研究发现，早睡早起的准妈妈生的孩子会比其他的小朋友活泼健康。这是因为胎宝宝是通过母体来区分白昼和黑夜的，如果准妈妈的作息习惯不良，胎宝宝也将继承这种习惯，错过良好的休息及生长时间，从而影响发育。所以从计划怀孕开始，准妈妈就要培养自己良好的作息习惯了。

孕前锻炼，爸爸妈妈一起来

适当的体育锻炼可以帮助丈夫提高身体素质，确保精子的质量，还能提高妻子的“孕动力”。因此，对于任何一对计划怀孕的夫妻而言，应该进行一定时期的有规律的运动后再怀孕。

准爸爸妈妈在孕前 1 ~ 2 个月可以做腰腹运动，如仰卧起坐、拉伸韧带等。在夏天还可以游泳，在无重力的状态下腰部能得到很好的锻炼。接着可以进行慢跑，增强心肺功能。一般运动强度为每分钟心跳不超过 170 次，每次持续 30 分钟以上（视情况逐渐增加运动的时间），不超过 90 分钟。运动期间可通过运动饮料补糖来预防低血糖的发生。当身体逐步适应此运动强度后再进行排球、羽毛球等强度稍强的运动。

运动的习惯可保持到孕早期，到了孕中晚期，则可以采取散步的形式进行锻炼。

需要提醒的是，准爸爸在孕前 3 ~ 6 个月最好避免经常从事篮球、足球、登山、长跑等剧烈活动，可以适量运动，以运动后不感觉腿酸、疲劳为宜，并注意休息好。否则会降低精子密度，影响受孕。

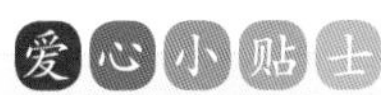

如果平时缺乏锻炼，或者身体素质较弱，要避免突然进行高强度的体能锻炼，造成体力不支而出现头疼、头晕的现象。可以循序渐进，慢慢增加运动量和强度。

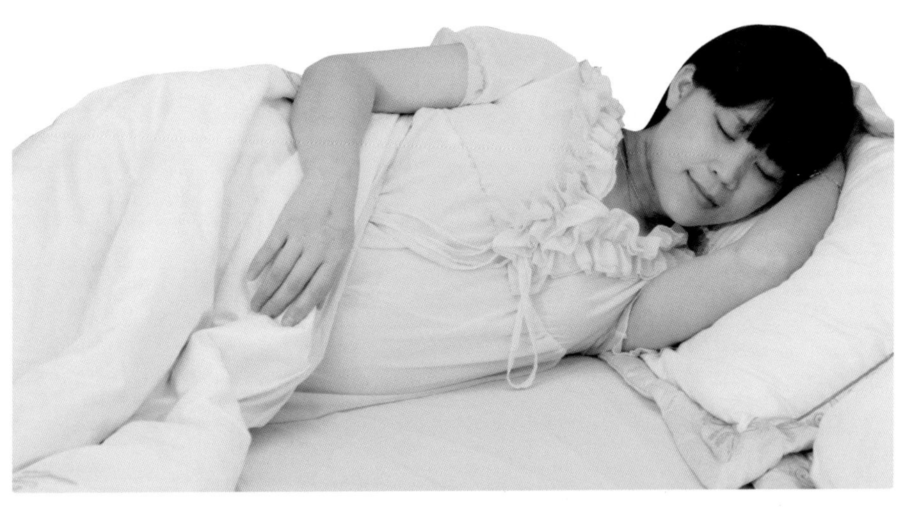

第二篇

幸“孕”降临

——轻松好孕40周

妊娠是母体承受胎儿在其体内发育成长的过程，也称怀孕期，是胚胎和胎儿在母体内发育成熟的过程，从妇女卵子受精开始至胎儿及其附属物自母体排出之间的一段时间，通常为280天（40周）。

奇妙的280天，无论身体或是心情，准妈妈都会经历各种前所未有的变化。10个月的孕期生活你会怎么度过呢？大腹便便的孕妈咪怎么来享受这样一段特别的日子呢？这章的内容按周划分，将孕期10月的点点滴滴孕育知识完美呈现给你，让你拥有更加健康快乐的孕期时光。

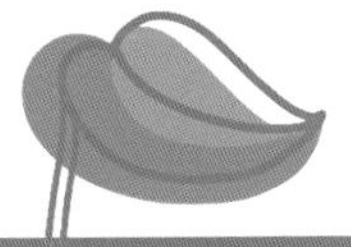

孕早期

孕早期胎儿和孕妈妈的变化

第1-4周

小种子开始"发芽"了

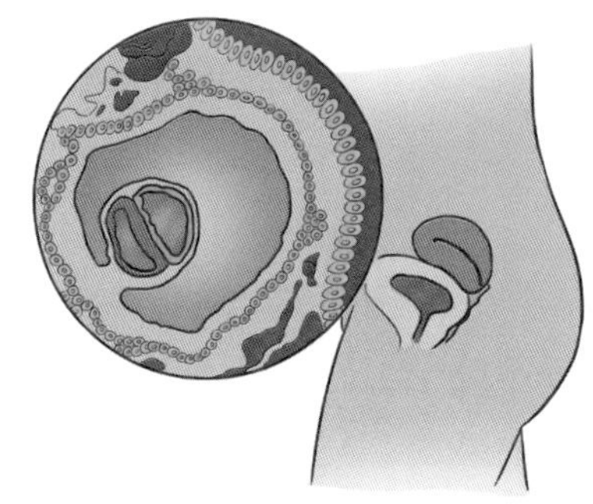

准妈妈的身体变化

这个时期因为胚胎太小，母体的激素水平较低，准妈妈一般不会有不舒服的感觉，较敏感的人身体可能会有畏寒、低热、慵懒、困倦及嗜睡的症状。粗心的孕妇往往还以为是患了感冒呢！这时候子宫的大小与未怀孕时基本相同，只是稍软一点。

胎宝宝发育

精子和卵子结合后的5～6天，受精卵从输卵管游走到子宫，在子宫内着床，开始发育，就像埋入了土壤。在前8周时，还不成人形，还不能称为胎儿，应该称为胚胎。

在怀孕第3周，这个小胚胎长0.5～1厘米，体重不到1克，像一条透明的小鱼，长有鳃弓和尾巴，这和其他动物的胚胎发育没什么两样。原始胚胎开始成形，胎膜于此时形成。这时胚胎生活在一个毛茸茸的小球内，小球内充满了适宜胚胎生长的液体，胚胎像鱼一样在其中漂浮。

健康问答

Q 把怀孕当成了感冒，吃了感冒药，孩子还能要吗？

A 吃药也不是一定会造成影响，跟感冒药的成分、剂量、服用时间等都有一定的关系。可以咨询医生，分析一下。如果吃的剂量很小、时间较短，药性也比较温和，可以跟踪一下胎宝宝的发育情况再决定去留。

第5周

“好朋友”还没光顾

胎宝宝发育

在你的子宫内正发生着巨大的变化，一个小生命已经入住了。从形状上看，胎体可以分为躯体和头部。胎体的背部有一块较深的部分，这个部分将发展为脊髓。细胞迅速分裂，主要的器官，如肾脏、肝脏等开始生长。此时，小胚胎大约长6毫米，有苹果子那么大，外观很像个“小海马”。

准妈妈的身体变化

大部分准妈妈仍没有任何症状，体重和体形依然没有改变。子宫质地变软，大小没有变化。对于准妈妈来说，停经可能是胎儿来到的第一个信号。如果以往月经规律，现在突然停经，则是怀孕的典型症状。

准爸爸须知

孕育宝宝，不仅对于女人来说是人生的一个新开始，对准爸爸来说，也是承担更多责任的开始。也许，昨天你还是个大男孩，但是今天，你一定要开始进入准爸爸的角色了。对妻子的身体、饮食、衣服、出游必须小心谨慎。生活要有规律，时刻注意冷暖风寒，督促妻子随气温增减衣服。现在，家务活不再与你无关了，多承担一些，多付出一些，你会得到妻子更多的爱。

第6周

终于有感觉了

胎宝宝发育

这一周，胚胎的面部有黑色的小点，那将是宝宝的眼睛；小的空洞是鼻孔，深凹下去的地方，将来会发育成宝宝的耳朵；胚胎的手和脚这时候看上去像划船的桨。最重要的是胚胎的心脏在这时候已经可以跳到150次/分钟，相当于大人心跳的2倍，可惜的是你在这时候还不能听到宝宝的心跳。

准妈妈的身体变化

你的妊娠反应开始明显。由于雌激素与孕激素的刺激作用，你开始变得慵懒，在白天也感到昏昏欲睡。在这周，你会像大多数女性一样，有恶心的感觉，有时候不仅是在早晨，整天你都会随时呕吐。

Q 没有早孕反应，胎宝宝是不是有问题？

A 虽然大部分准妈妈都有早孕反应，但这不代表没有就是不正常。有的准妈妈体质好，精力旺盛，可能就不会受太大影响；还有的准妈妈感觉没有那么敏锐又善于调节，反应也比较轻微；有的准妈妈开始的时候没有反应，到孕早期后半段可能会有几天比较严重的反应。这些都是正常的。

第 7 周

尿频可能开始骚扰你

胎宝宝发育

这时的胚胎大约有 12 毫米长了，就像一粒蚕豆大小。此时，胎儿已经有肘关节和清晰可见的、有点微微相连的手指和脚趾。牙齿和口腔内部结构正在成型，眼睛已显现出一些颜色，但是一部分被眼睑遮住了。小鼻头正在冒出来，皮肤非常薄。

准妈妈的身体变化

怀孕 7 周了，早晨醒来后你会感到难以名状的恶心。现在你随时可能有饥饿的感觉，你的体态很快就会改变，但不要过多地考虑体形，因为目前这几周是胎儿发展的关键时期，更应注意营养。

在本周，由于子宫压迫，你跑厕所的次数也比过去频繁多了，但是你并不会感到尿急、尿痛等现象，这种尿频属于正常的孕期现象，无需治疗，更不会影响到胎儿。

健康问答

Q 准爸爸也会发生恶心、腰围变粗等早孕反应，为什么？

A 准爸爸也有早孕反应，是由准妈妈的早孕反应引起的，也可以说是准妈妈的感觉传染给了准爸爸，很有意思，这是正常的。

第 8 周

子宫在迅速地成长扩张

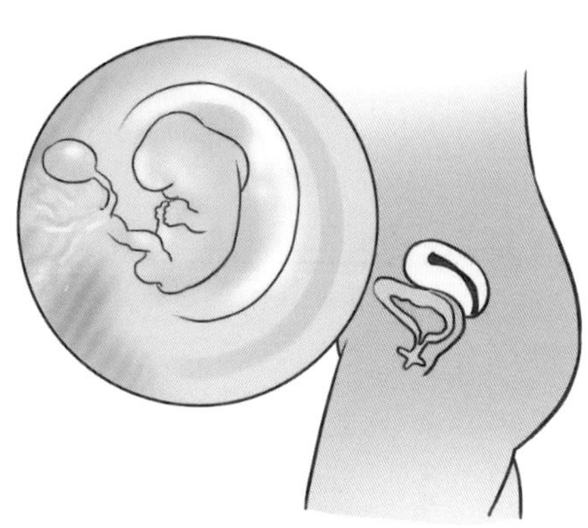

胎宝宝发育

这周胚胎长到了葡萄大小，大约有 20 毫米长，体重约有 3 克。胚胎的器官已经开始有明显的特征，手指和脚趾间看上去有少量的蹼状物。心脏和大脑已经发育得非常复杂，眼睑开始出现褶痕，胳膊在肘部变得弯曲，手脚还会轻柔地动呢，在羊水中进行类似游泳般的活动。小家伙蜷缩成一团，皮肤像纸一样薄，血管清晰，是一个透明的小家伙。

准妈妈的身体变化

在这一周，准妈妈子宫增大，但腹部外观仍无明显改变，小腹微凸。体重比孕前增加约 1.5 ~ 2.5 千克。乳房发胀，乳头、乳晕变黑而敏感。

从怀孕到现在，你也许第一次有腹部疼痛的感觉，不用担心，这是因为你的子宫在迅速地成长扩张。

第9周

小人儿已经粗具人形了

胎宝宝发育

从本周开始，曾经的“胚芽”已经开始是一个五脏俱全、粗具人形的小人儿了，也就是“胎儿”，也可以称之为“胎宝宝”。

现在，胎儿大约有25毫米，胎儿在胚胎期的小尾巴已经消失了，胳膊长出来了，在腕部两手呈弯屈状，并在心脏区域相交。腿在变长而且脚已经长到能在身体前部交叉的程度。这周宝宝的生殖器官已经在生长了。

准妈妈的身体变化

随着胎儿的成长，准妈妈的子宫已经有拳头大了，但体形仍变化不大，因为此时期是胎宝宝器官组织的分化期，还不是你长肉增重的时候。此时，乳房更加膨胀，乳头和乳晕色素加深。阴道分泌物增加，容易便秘和腹泻。你可能会感觉头发很厚、有光泽、或者油腻、薄、柔软。

健康问答

Q 孕9周时噪音对胎儿听力影响大吗？

A 怀孕9周，短时间的噪音对胎儿影响不是太大，但建议你们还是要严密观察，以后尽量避免此类活动，做好孕产期保健。

第10周

晨起的恶心感有点不好受

胎宝宝发育

本周末，胎宝宝的身长会达到40毫米了，体重大约10克。从形状和大小来说，都像一个扁豆荚。

胎宝宝颈部的肌肉正在不断变得发达起来，以支撑住自己硕大的脑袋。上牙床和上腭开始形成，两个肺叶长出许多的细支气管。与此同时，味觉也开始形成，胃已经被放置到正常位置，胎宝宝在为自己离开母体后吃奶做准备了。

准妈妈的身体变化

你的身体开始变形了，子宫大概有一个大橙子那么大了，胎盘已经成熟。肚子开始突起，体重快速增加，腰更粗了，胸更大了。乳头上可能会长出白色的小微粒，这些微粒内含有白色的润滑剂，提早为母乳喂养做好准备。你的胃口可能会有变化，原来一直吃的东西却不爱吃了，一直不想吃的东西倒想尝一尝。鼻子变得敏感，有时会对平时没有任何反应的食品或做饭的气味，感到一阵阵的恶心、想吐，尤其以晨起为重。

第11周

胎宝宝有草莓那么大了

胎宝宝发育

现在，胎儿身长达到45 ~ 63毫米，体重达到14克，他（她）的生长速度加快，已经在你的子宫内开始做吸吮、吞咽和踢腿的动作。在此期间，许多细微之处开始表露出来，像手指甲、绒毛状的头发等。本周已能够清晰地看到胎儿脊柱的轮廓，脊神经开始生长。同时，胎宝宝的骨骼细胞发育加快，肢体加长，随着钙盐的沉积，骨骼变硬。

准妈妈的身体变化

这段时期，想必你已经注意到自己腰变粗了。胎宝宝已经大得充满了你整个子宫，如果你轻轻触摸你的耻骨上缘，你的手会感到子宫的存在。阴道分泌物也较前略有增多，呈无色或淡黄色、浅褐色，属于妊娠生理反应，是正常的。但是，分泌物的量如果增加得太多并有异味时，应马上告诉医生。

准爸爸须知

这时候，准爸爸和准妈妈可以猜想一下，胎宝宝会长得像谁，哪些部位像妈妈，哪些部位像爸爸。还可以用爸爸妈妈的照片合成一下，选取优点，摒除缺点，给胎宝宝合成一张照片，一定很有趣。

第12周

可时常感觉到胎宝宝的存在

胎宝宝发育

胎儿现在身长大约有65毫米，为了适应出生后的生活，胎宝宝已经在忙着锻炼身体了，一会儿伸伸胳膊，一会儿踢踢腿，看上去好像在跳水上芭蕾舞。此时，胎宝宝头部的生长速度开始放慢，而身体其他部位的生长速度则逐渐加快。在本周，胎儿维持生命的器官已经开始工作，如肝脏开始分泌胆汁，肾脏分泌尿液到膀胱。胎儿身体的姿势变得不那么弯曲而是更直了，他（她）可以做出打哈欠的动作!

准妈妈的身体变化

在这一周，大多数孕妈妈孕吐已缓解，疲劳嗜睡阶段也已经过去。与前段时间比，你会感到精力已经恢复了。也许你的皮肤会有些变化，比如脸和脖子上不同程度地出现了黄褐斑，你还可能注意到小腹部的妊娠纹渐渐变成黑褐色，不用担心，这是孕期的正常特征，待小宝贝出生后，它们就会逐渐消退。

此时，你胃部的肌肉开始消退，大便更硬、更干燥且体内充满气体。你会明显感觉到臀部变宽，如果你白天基本上都是坐着，你会觉得尾骨有些疼痛。你胸罩的尺寸要比平常再大一号了。

孕早期营养饮食

孕早期的关键营养素

关键营养素	推荐每日摄入量	作　用	补充方法
蛋白质	70g	构成胎宝宝身体各种细胞的基础物质。	食补，鱼类、肉类、蛋类、奶类、豆类。
脂　肪	25g	胎宝宝构建细胞膜、神经组织、激素等的主要物质。	食补，橄榄油、花生油、大豆油、葵花子油等植物油脂。
碳水化合物	150g	参与胎宝宝身体每一个细胞的构建。	食补，大米、面粉、甘薯、土豆、蔗糖等。
维生素 A	0.8 mg	促进胎宝宝的皮肤、胃肠道、肺部的健康发育。	食补，鱼籽、牛奶、动物内脏、禽蛋、芒果、柿子、黄绿色蔬菜、鱼肝油等。
维生素 B_6	1.9 mg	促进胎宝宝中枢神经系统发育，缓解准妈妈孕吐症状。	食补，糙米、大米、燕麦、蛋黄、鸡肉、鱼类、动物内脏、酵母、麦芽糖等。
维生素 C	100 mg	增强免疫力，维持口腔健康。	食补，番茄、南瓜、胡萝卜、青椒、花菜、油菜、大枣、草莓、苹果、樱桃、柑橘、猕猴桃等。
叶　酸	0.4 ~ 0.8 mg	预防胎宝宝神经管畸形。	叶酸补充剂、含叶酸的食物，所有含有维生素 C 的食物都含有叶酸。
镁	300 ~ 350 mg	促进胎宝宝身高、体重、头围的良性发育。	食补，小米、玉米、紫菜、海米、豆类食品、蘑菇、核桃、花生、芝麻、杏仁等。

维生素 B_6 可缓解孕早期呕吐

食欲不振是早孕反应的表现之一，另一个表现是妊娠呕吐。为促进孕妇食欲、减轻呕吐，应注意补充足够的维生素 B_6。维生素 B_6 参与女性身体内蛋白质、脂肪、碳水化合物以及某些激素的代谢。对于各种病因引起的呕吐，尤其是妊娠呕吐的疗效最佳。

维生素 B_6 在麦芽糖中含量最高，每天吃 1 ~ 2 匙麦芽糖不仅可以防治妊娠呕吐，而且可使孕妇精力充沛。富含维生素 B_6 的食品还有香蕉、土豆、黄豆、胡萝卜、核桃、花生、菠菜等植物性食品。动物性食品中以瘦肉、鸡肉、鸡蛋、鱼等含量较多。

在这里，特别推荐孕妇多吃些土豆。据测定：马铃薯不仅富含粗纤维素，可以防止便秘，而且含有丰富的维生素 B_6、维生素 C，对缓解孕早期厌油腻、呕吐均有良好的防治作用；还含有多量的钾、钙、铁、镁、碘等矿物质以及碳水化合物等，也是妊娠中、晚期防治妊娠高血压的食疗保健品。值得强调的是，土豆适宜放在干燥、避光的地方贮藏。如果发现土豆外皮变绿，哪怕是很浅的绿色都不要食用。因为土豆变绿是有毒生物碱存在的标志，如果食用会中毒。

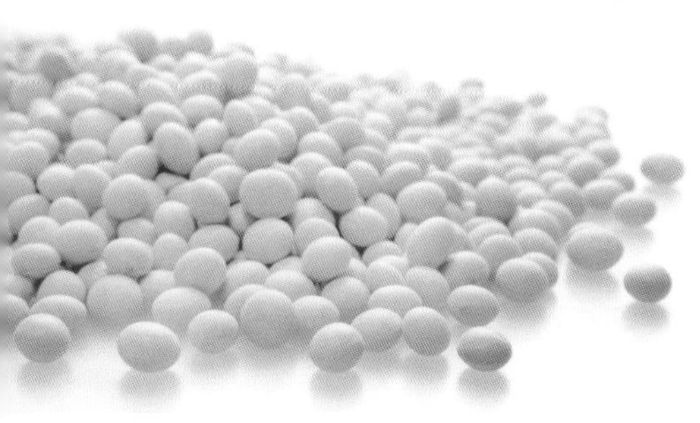

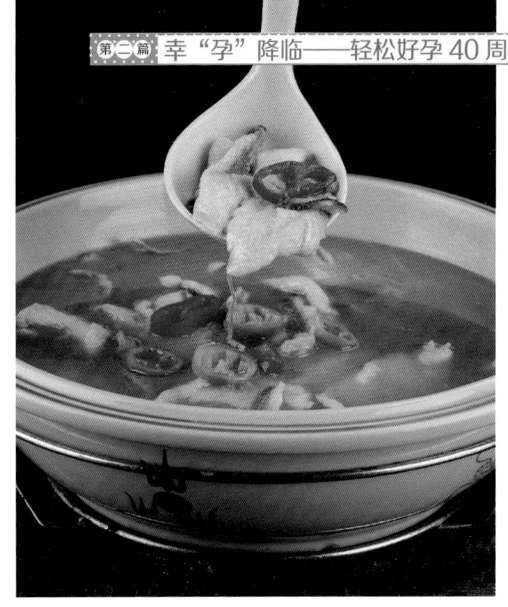

孕妇吃鱼可促进胎宝宝大脑发育

鱼肉中含有的大量 DHA，是一种不饱和脂肪酸，即俗称的“脑黄金”，具有很强的促进脑细胞、特别是脑神经传导和神经突触生长发育的功能。胎儿从发育开始，就通过母体获取 DHA，因此，母体的 DHA 含量能影响胎儿大脑的形成和发育。

烹调鱼时，搭配豆腐可以让营养价值得到更大发挥，提高蛋白质和钙的吸收率。另外，加些蒜和醋，可以灭杀鱼身上的嗜盐菌，同时可以析出鱼体内更多的钙和磷，有利于营养的吸收。

鱼身上含 DHA 最多的是鱼眼周围和鱼油部分，所以吃鱼补脑的时候，这两个地方的美味不要错过。

但是，需要注意的是，在孕期不要吃生鱼片。生鱼片没有经过高温处理，其上的寄生虫和细菌残留严重，进入母体后，不但不补脑，还有可能会危害胎宝宝的健康和安全。

此外，被汞污染过的鱼类，如鲨鱼、方头鱼、金枪鱼、鲈鱼、剑鱼、梭子鱼、鳟鱼等不要经常吃，每周食用不要超过1次，以免体内汞过量，伤害胎宝宝神经发育。而且食用鱼的种类最好经常更换，不要经常吃一种鱼。

多吃坚果为胎宝宝健康加分

坚果的种类很多，其中核桃、栗子都是不错的健脑食品，特别是核桃，由于蛋白质、矿物质以及各种维生素含量充分，被很多脑力劳动者所钟爱，而孕妇怀孕期间食用栗子也有与核桃相同的功效。特别是这些坚果由于本身有外壳保护，因此在生长以及加工过程中受到的污染较少，可以说是纯天然的绿色食品。

与之类似的诸如葵花子、南瓜子、松仁、榛子、花生等都是不错的健脑食品，只是孕妇在食用的时候一定要适量，由于这些坚果本身油脂含量丰富，因此过度食用会给肠胃带来负担，引起孕期消化道方面的疾病。

将花生、松仁等拿来做菜也是不错的选择，这样可以有效弥补三餐中营养物质的不足，又可以积极促进胎儿大脑的发育，同时由于热加工后，坚果内的油脂会有所减少，口味较清淡，更适合孕妇食用。

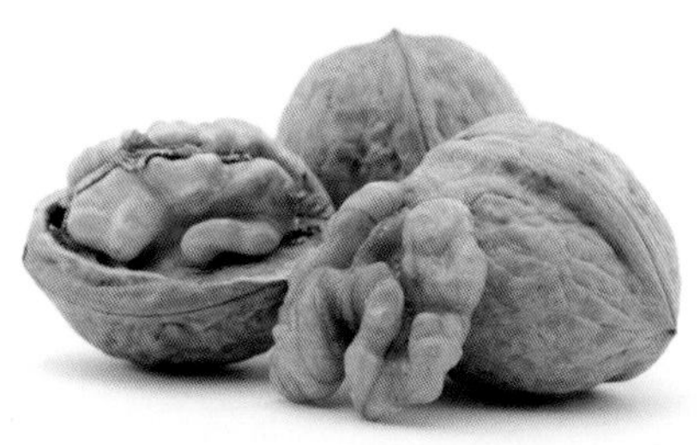

孕妇奶粉并不是非喝不可

孕妇奶粉是配方奶粉，根据孕期需要添加了各种营养素，而且容易消化吸收，所以喝孕妇奶粉对准妈妈和胎宝宝有好处。但孕妇奶粉也并不是非喝不可，只要自己的饮食结构合理，营养摄入全面，不喝也没有任何不良影响。如果难以决断，最直接的方法是去医院做个营养素测定，测一下营养状况，如果有欠缺就喝一些，无营养欠缺不喝也不妨。

怀孕的各个阶段喝孕妇奶粉都有好处，甚至在孕前就可以喝了。孕早期喝可以改善因为食欲不佳造成的营养吸收不良状况。孕中期和孕晚期的准妈妈对营养需求量增大，喝孕妇奶粉就是一种很好的补充了。不过，如果在孕早期，准妈妈对孕妇奶粉的味道反感，就不要强迫自己了。

选择孕妇奶粉，主要关注点应该在它的配方上，可以选那些营养全面、搭配合理的。另外，营养测定结果表明比较欠缺哪方面的营养素，就可以选择对这种营养素进行了强化的孕妇奶粉。

孕早期正确饮水方法

孕早期多喝水可避免脱水，还可以降低血液中能引起孕吐的激素浓度。不过，准妈妈的饮水量还要根据自己活动量的大小、体重等多种因素来酌情增减。

对准妈妈们来说正确的饮水方法应该是：在怀孕早期每天摄入的水量以1000～1500毫升为宜。饮水方法应该是每隔2小时喝1次水，一天保证8次，共1600毫升的饮水。

孕妇嗜酸辣要有节制

准妈妈口味变化的一个特点就是喜欢酸或辣。嗜酸是因为激素变化导致胃酸分泌量减少，从而影响食欲和消化功能，而吃酸味食物能刺激胃酸分泌；嗜辣味食物，则多是准妈妈平时喜欢吃辣，孕期被限制了，从而更想吃而已，不是常见现象，跟怀孕没有必然关系。

喜吃酸食的孕妇，可以选择既有酸味又营养丰富的番茄、樱桃、杨梅、石榴、海棠、橘子、酸枣、葡萄、青苹果等新鲜水果，这样既能改善胃肠道不适症状，也可增进食欲，增加营养，一举多得。但人工腌渍的酸味食物含有较多量的致癌物质亚硝酸盐，过多地食用显然对母体、胎儿健康有害，对孕妇来说不合适。

如果准妈妈一直吃辣椒，在孕期少吃一点也没有多大关系。因为准妈妈孕期身体负担较重，吃太多辛辣刺激的食物，容易引起消化不良、便秘、痔疮等，身体不舒适，妈妈会更辛苦，胎宝宝的成长也会受到一定的影响，还是要有所节制。

不做偏食的孕妈妈

很多在孕前有着各种饮食偏好的准妈妈，怀孕后可不能继续"我行我素"了。怀孕之后，妊娠反应较重，进食更少，更加缺乏营养。母体连自身的营养需要都不能保证，更不能满足胎儿生长发育的需要了。情况严重时，不仅准妈妈本人体重轻，还往往会导致早产，使胎儿机体功能低下，或者发育受限、畸形，甚至流产或胎死宫内。有些即使足月生产，孩子的体重也较同龄儿轻。这样的孩子长大后易患高血压、冠心病等疾病。

因此，有偏食、挑食习惯的准妈妈，为了自己和宝宝的健康，一定要改掉偏食、挑食的不良习惯，把自己的饮食结构调整到最佳状态，做到粗细搭配、荤素搭配。

孕早期准妈妈的营养食谱推荐

刚刚知道自己怀孕了，准妈妈一定很高兴，可在高兴之余对于孕早期的饮食都安排好了吗？其实，在孕早期，早孕反应会使孕妇吃不下太多东西，这时应该在不影响营养的情况下，尽量照顾好孕妇的喜好。

豌豆胡萝卜烩菌菇

材料：豌豆30克，胡萝卜、鸡腿菇各60克，食盐、料酒、食用油各适量

做法

1. 将豌豆洗净，入沸水锅中焯水后捞出；胡萝卜去皮、洗净，刻出花片；鸡腿菇去蒂、洗净待用。
2. 锅中放入少许油烧至七成热，倒入鸡腿菇、豌豆、胡萝卜片一起翻炒。
3. 注入少许清水烧开，调入食盐、料酒煮至熟，起锅盛入碗中即可。

营养分析：

这道菜中有一种许多蔬菜缺乏的麦淄醇，它可转化为维生素D，促进体内钙的吸收，并可增强孕妈妈抵抗疾病的能力。

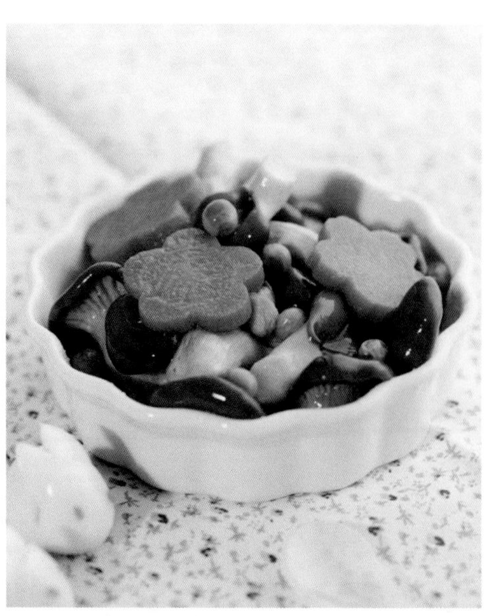

豌豆土豆泥

材料：土豆80克，豌豆60克，牛奶100毫升

做法

1. 将土豆去皮、洗净，放入锅中煮熟后，压成泥状。
2. 将豌豆洗净，放入锅中煮熟后、去皮，压成泥状。将牛奶分别与土豆泥、豌豆泥搅拌均匀，再用
3. 模具按出六角星的形状即可。

营养分析：

豌豆含有蛋白质、脂肪、糖、钙、磷、铁等多种成分，可以帮助孕妈妈增强食欲。

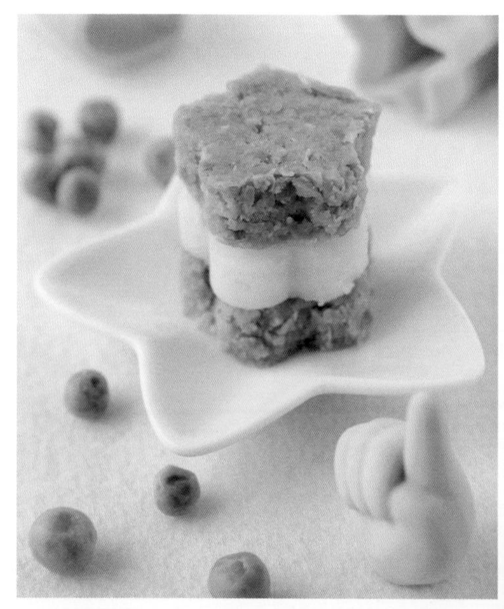

蛤蜊蒸蛋

材料：蛤蜊8只，鸡蛋1个，食盐、料酒、葱花各适量

做法

1. 提前将蛤蜊用盐水浸泡2个小时以上，让其吐尽泥沙，用刷子将蛤蜊表面清洗干净。
2. 锅中放入适量水，倒入料酒烧开，将蛤蜊放入，煮至开口立即捞出待用。
3. 将鸡蛋打散，加入适量食盐、凉至温热的蛤蜊水调匀，鸡蛋液和蛤蜊水的比例是1：1。
4. 将鸡蛋液倒入放好蛤蜊的蒸盘中。
5. 蒸锅中加入水煮开，放入蒸盘，大火蒸10分钟左右即可出锅，再撒上葱花。

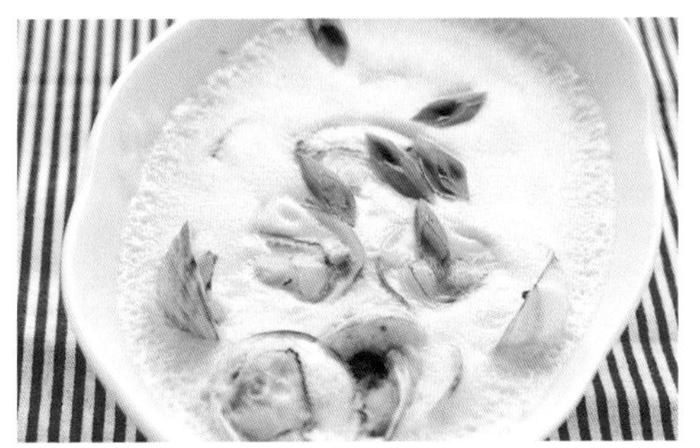

鱼头豆腐汤

材料：鱼头500克，嫩豆腐200克，生菜50克，葱10克，食盐5克，食用油适量

做法

1. 把嫩豆腐洗净，生菜洗干净，葱洗净。
2. 把鱼头洗干净，从中间劈开，控干鱼头表面的水分；豆腐切块，葱切末。
3. 煎锅中倒入油，待七成热时，放入鱼头，用中火双面煎黄，将鱼头摆在锅的一边，用锅中的油爆香葱后，倒入足量开水没过鱼头，盖上锅盖，大火炖煮50分钟左右。
4. 最后放入豆腐、生菜继续煮3分钟，调入食盐即可。

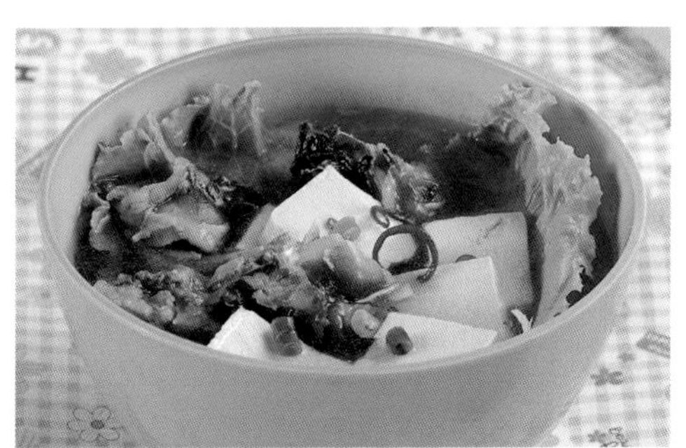

豆芽丸子汤

材料：猪肉300克，黄豆芽200克，鸡蛋1个，姜粒、食盐、胡椒粉、生粉各1大匙，胡椒粉、葱花各适量

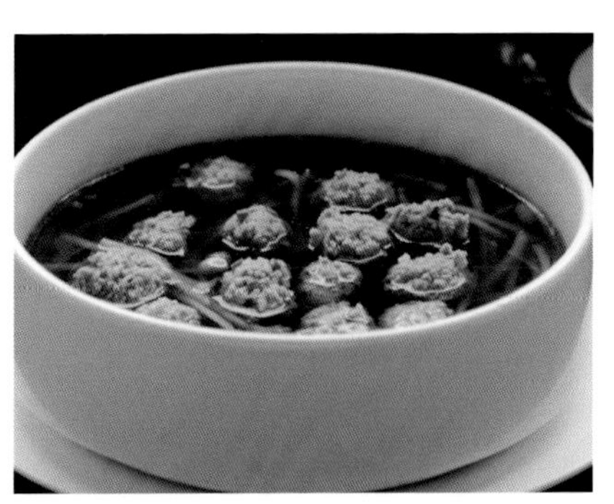

做法

1. 黄豆芽洗净备用；猪肉剁碎；鸡蛋取蛋清，连同姜粒，少许食盐、胡椒粉和生粉一起加入猪肉中，并用筷子朝一个方向搅拌。
2. 锅中烧水，水开后，放入洗净的豆芽，烧开后，改小火。用手将搅拌好的肉泥，挤成大小均匀的肉丸，放入锅中。
3. 用勺子撇去汤水表面的浮沫，当肉丸浮起断生，放少许食盐调味，撒上葱花，即可起锅。

孕早期生活保健

准备几套漂亮得体的孕妇装

准妈妈的身材很快就要显山露水了，普通的衣服穿不下，需要准备几套漂亮得体的孕妇装。

孕妇装的面料很重要，以纯棉、麻、丝为好，以免让敏感的皮肤不舒适。颜色最好是淡色。职场准妈妈要照顾到职业形象，所以选择孕妇装时，款式不要太繁复夸张或太可爱，尽量简约、简单，颜色单纯，大小合身，以洋装和套装为宜。

购买孕妇装时，要考虑到自己的腹围和胸围最终会达到的尺寸，不要买得太小，以免过一段时间还需要再重新购置，造成不必要的浪费。早期穿着嫌大时，可以配一条柔软的腰带。

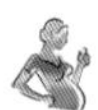

准妈妈要慎用化妆品

爱美是女人的天性，美容化妆已成为现代女性的一种时尚，孕妇也不例外。尤其是妇女一旦怀孕，以前娇美的面容、白皙的皮肤就会发生变化，面部出现黄褐色或暗棕色的斑块（黄褐斑），影响容颜，更需通过化妆打扮加以弥补。

但是，对于准妈妈来说，化妆应以淡雅为宜，尽量少用化妆品。怀孕初期由于脸色不好，化妆时可略加重色彩，所用化妆品除粉底外，脸颊可涂上淡淡的胭脂，使脸色看

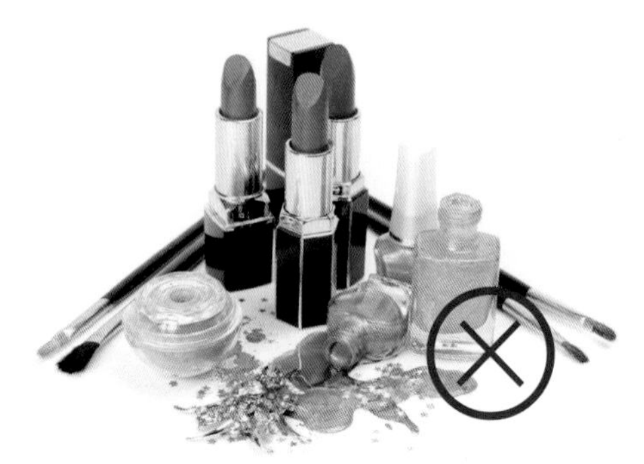

起来红润些。同时这些制品也可阻挡紫外线，以免加快黄褐斑的形成和发展。如果外出也可以搽一些防晒霜。当然也可以画眉画眼线。

总之，准妈妈用化妆品以无香料、低酒精、无刺激性霜剂或奶液为最佳，但是为了确保安全，这些化妆品绝对要禁止使用：口红、染发剂、冷烫精等。

暂时和高跟鞋说再见吧

追求时尚的女性大都喜欢穿高跟鞋，因为穿高跟鞋不但能增加身高，弥补个子矮的缺点，而且还可以使人挺胸收腹，显得精神。但是，如果你是准妈妈，为了自己和胎宝宝，还是暂时和高跟鞋说再见吧。

女性怀孕后，腹部一天一天隆起，体重增加，身体的重心前移，站立或行走时腰背部肌肉和双脚的负担加重，如果再穿高跟鞋，就会使身体站立不稳，容易摔倒。另外，因孕妇的下肢静脉回流常常受到一定影响，站立过久或行走较远时，双脚常有不同程度的

水肿，此时穿高跟鞋不利于下肢血液循环。

因此，准妈妈不宜再穿高跟鞋，最好穿软底布鞋或旅游鞋。这些鞋有良好的柔韧性和易弯曲性，还有一定的弹性，可随脚的形状进行变化，所以穿着舒适，行走轻巧，可减轻孕妇的身体负担，并可防止摔倒等不安全的因素发生。

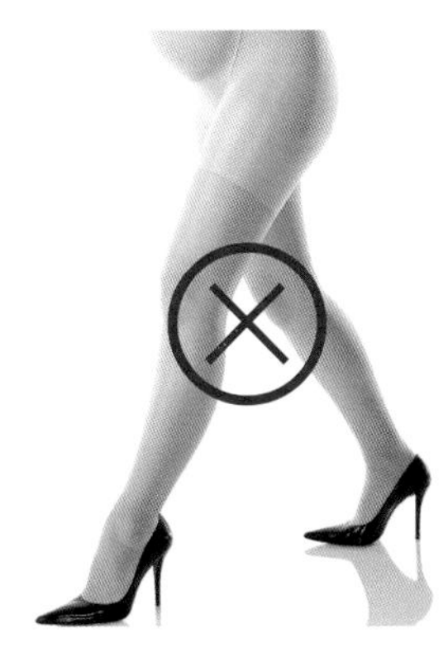

孕早期尽量避免进行性生活

孕早期是胎儿最不稳定的时期，为了“稳住”胎儿，让他安心在你的体内继续住下去，你在刚怀孕的 3 个月里要尽量避免房事。尤其是高龄产妇及有过流产史的孕妈妈，一定要暂时休止房事，以免宝宝出事。

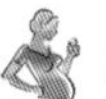

孕妇不宜用香皂洗乳房

现代医学认为，乳房上有皮脂腺及大汗腺，乳房皮肤表面的油脂就是乳晕下的皮脂腺分泌的。妇女在怀孕期间，皮脂腺的分泌增加，乳晕上的汗腺也随之肥大，乳头变得柔软，而汗腺与皮脂腺分泌物的增加也使皮肤表面酸化，导致角质层被软化。此时，如果总是用香皂类的清洁物品，从乳头上及乳晕上洗去这些分泌物，对妇女的乳房保健是不利的。

因此，要想充分保持乳房的卫生，最好还是选择温开水清洗。

准妈妈要远离电磁辐射

生活中有很多电磁辐射，比如：电脑、手机、电磁炉、微波炉……你总是置身于一个处处都有辐射的环境中。如果你是准妈妈，就需要对这个问题更加在意了。孕早期还是胚胎期，孕妇如果遭受强电磁辐射可能造成胎儿肢体缺损或畸形对于如何防辐射的问题，最好的防辐射方法就是远离辐射源，像电脑、手机、电磁炉等辐射较大，准妈妈应该尽量少使用。

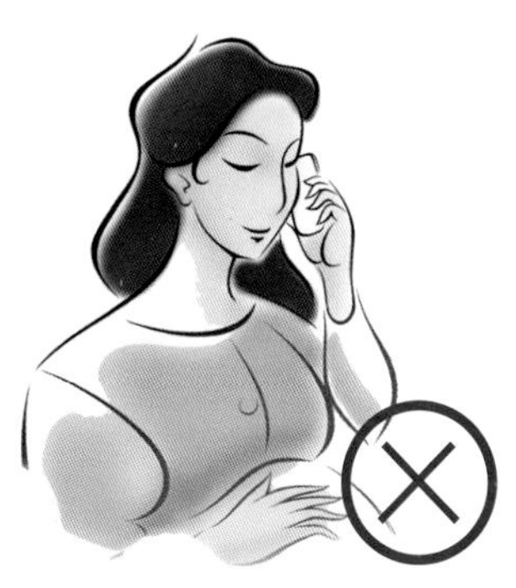

北京、上海等大城市的准妈妈在上班的时候，如果选用地铁作为交通方式，还会面临 X 射线安检，准妈妈可以绕行安检仪器，向工作人员说明已经怀孕，并打开包配合工作人员检查。

准妈妈还可以每天喝 2 ～ 3 杯淡绿茶，降低辐射危害；橘子也有类似的效果，可以每天上午吃 1 个。也可以在家里摆上一些绿色植物，吸收辐射，同时净化空气。

准妈妈最好不要开车

准妈妈中有不少是上班族，有时还要开车上班。开车时，长时间固定在车座上，准妈妈盆腔和子宫的血液循环都会比较差。开车容易引起紧张、焦虑等不良情绪，不利于胎儿的生长发育。如果遇到紧急刹车，方向盘容易冲撞腹部，引起破水。

怀孕期间，准妈妈的反应会变得比较迟钝，开车容易发生危险。所以，准妈妈最好不要开车。如果必须开车，注意以下几点：

1. 时速请勿超过 60 公里。
2. 避免紧急刹车。
3. 每天沿熟悉的路线行驶，而且连续驾车不要超过 1 个小时。
4. 不要在高速公路上开车。
5. 开车时请系好安全带。

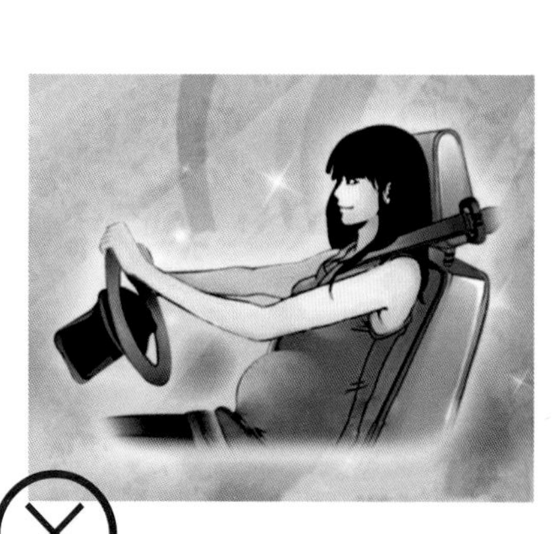

孕早期以慢运动为主

在这个时期，由于胚胎正处于发育阶段，特别是胎盘和母体子宫壁的连接还不紧密，很可能由于动作的不当使子宫受到震动，使胎盘脱落而造成流产。所以应尽量选择慢一些的运动，像跳跃、扭曲或快速旋转这样的运动千万不能做。

适合孕早期妈妈的运动有散步、慢跑、台球等。散步和慢跑可以帮助消化、促进血液循环、增加心肺功能；而打台球是调节心情的运动方式。

准爸爸须知

准爸爸最好时常陪准妈妈运动，这样可以增加夫妻间的交流，培养对胎儿的感情。

孕早期不适合外出旅行

孕早期由于胚胎发育并不完全，容易有意外流产的机会，因此不适合旅游。如果实在是闷得慌，可以在附近散散步。最好选择绿色植物较多、尘土和噪声较低的地点，这些地方空气清新，氧气含量高，是散步的最佳场所。如果没有以上条件，可去车辆相对较少的街道散步。

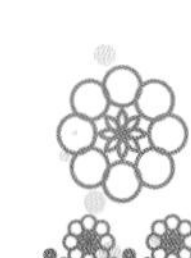
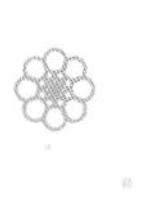
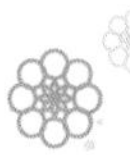
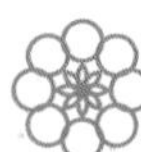
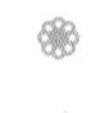
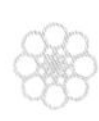
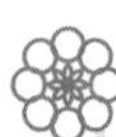
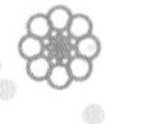

孕早期产检

时 间	产检要点	温馨提示
0～5周	确定妊娠	当女性发现每个月固定要来的月经一直迟迟没来，而且开始出现恶心、呕吐、胃口不佳等情形时，就要怀疑自己是否怀孕了。建议你先去药店购买市售的早孕试纸自行测试一下，或直接去妇产科，请专科医师为你检查。
5～6周	B超看胚胎数	通过超声波检查，大致能看到胚囊在子宫内的位置。怀孕女性若无阴道出血的情况，仅需看看胚囊着床的位置。若有阴道出血时，通常是“先兆性流产”。另外，还可以看到胚胎数目，以确定准妈妈是否孕育了双胞胎。
6～8周	听胎心	做超声波检查时，可看到胚胎组织在胚囊内，若能看到胎儿心跳，即代表胎儿目前处于正常状态。此外，在超声波的扫描下，还可以看到供给胎儿12周前营养所需的卵黄囊。
9～11周	绒毛膜采样	准妈妈若家族本身有遗传性疾病，可在孕期9～11周做“绒毛膜采样”。由于此项检查具有侵入性，常会造成孕妇流产及胎儿受伤。因此，目前做这方面检查的人不多。
12周	量体重、血压等	在孕期第12周时，要去医院“建档”，正式开始进行第1次产检了。由于此时已经进入相对稳定的阶段，医院会给妈妈们办理“孕妇健康手册”。

爱心小贴士

准妈妈在孕前期要选择一家信赖的医院进行产检建档，之所以叫“建档”，是因为医院会给每位孕妇建立一个档案，记录你整个孕期每次身体检查情况。

孕早期胎教方案

研究发现，受过良好胎教的宝宝日后更聪明、更健康、更灵敏，在婴儿期情绪稳定，较容易安抚；性格活泼，容易与人相处；身体的各个技能也发育得较早，比如语言能力、运动与感觉能力、对事物的敏感性都高人一等。

情绪胎教：快乐是最好的胎教

当准妈妈快乐时，胎宝宝也会感觉到快乐；当准妈妈沮丧或暴躁时，胎宝宝也会情绪低落或烦躁不安。这是因为情绪可以改变体内血液和激素的状态，而胎宝宝正是通过这两项来感受外界的。因此，保持快乐的情绪就是最好的胎教。

在孕早期，当情绪特别差的时候，可以尝试练习微笑，不妨每天晨起后对着镜子给自己一个微笑，同时告诉自己，胎宝宝在继续长大，美好的一天又开始了。

研究发现，一个微笑的动作可以影响心情，在情绪特别低落的时候，试着微笑，慢慢就会感觉心情真的变好了。这让宝宝受益无穷。

音乐胎教：孕妈妈的情绪调适剂

声音是宝宝聆听这个世界的最初渠道，每一个准妈妈都可以通过声音把爱传输给宝宝，而最动听、最优美的胎教音乐就是送给宝宝最适合的礼物。

若要细分，音乐胎教分为两个部分，一个部分是给准妈妈听，放松准妈妈的心情，从而为胎宝宝提供良好的生存环境；另一部分是给宝宝听的，用来开发宝宝的潜能。孕早期的音乐胎教主要是第一个部分。

因此，孕早期的胎教音乐是以准妈妈的感受为主的，但并不是说准妈妈喜好什么音乐就多听什么，喜欢的不一定是适合的。悲情音乐让人心情压抑，胎宝宝也会烦躁不安；摇滚、爵士、交响乐会让准妈妈太过兴奋，也使情绪上有较大起伏，不适合。应以能给准妈妈带来好心情，能安抚焦躁感觉，有助于身心放松的积极向上的音乐为好，准妈妈听了之后感觉呼吸通畅、胸闷消失、身体放松的就是好音乐。

学会冥想胎教，保持心情愉悦

冥想胎教不仅可以帮助妈妈保持愉悦的心情，还能更早期的发掘妈妈与宝宝的心灵契合度。

做冥想胎教，最好固定一个时间，黎明和黄昏最适合。然后固定一个幽静的环境，稳定地坐下来，头、颈、背舒展挺直，手臂以舒服为准，自然放置，开始冥想。

冥想的内容主要集中在宝宝身上，可以想象胎宝宝在子宫里是什么样子、正在做什么、拥有什么性格、什么模样等。这样的冥想可能激发胎宝宝的潜意识，并按照准妈妈冥想的样子塑造自己。也许在一开始，你并不能想象出宝宝的样子，但反复的次数多了，就会体会到宝宝的样子。靠精神与宝宝交流，是除了准妈妈以外，其他人做不来的。

刚开始做冥想胎教，最大的障碍是心绪纷乱，这时采用缓慢而深沉的呼吸，把注意力集中在呼吸上，可以帮助准妈妈安静下来，顺利进入状态。准妈妈坐好以后，用鼻子慢慢吸气，边吸气边在心里数数，数到5，开始呼气，数10个数后开始下一个循环。在吸气的时候，让自己感觉气体被储存在腹中，呼气时感觉气体从腹中缓缓逸出。一般用这样的方式反复呼吸1～3分钟，心情就会平静下来，头脑清醒，可以开始冥想了。

散步是孕早期最好的运动胎教

孕早期最适宜做的胎教运动是散步。因为孕妈妈在这一时期进行湿度散步对提高胎宝宝神经系统，心、肺的功能以及促进新陈代谢有很大的帮助。同时进行有节律而平静的步行对孕妈妈身心健康也很有好处，但在进行散步时并非无所顾及，还是应该注意以下几点内容：

选一个合适的环境，这个环境要求安静、清新，远离噪声大、空气污染严重的地方，比较适合的地方就是小区里的人行道。另外，散步的地方一定要路面平坦，不能有沙石，以免重心不稳摔倒。

散步速度不能太快，以免心率过快，情绪不能平复，失去散步的大部分意义。而且，

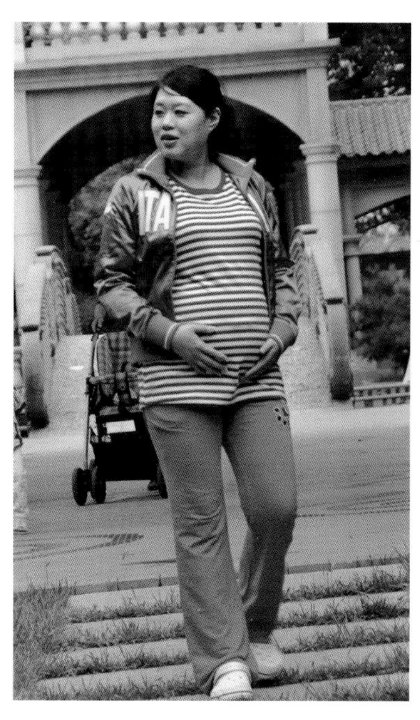

走太快也容易发生危险。另外，散步的时间不要太长，一般一次散步10～20分钟，每天做2～3次即可。

书写日记也是一种胎教

在决定怀孕的时候，孕妈妈可以准备一个精美的日记本动手写怀孕日记。文字往往能够让人进入到更加深刻的思维层次中，很多女性的怀孕日记甚至在最开始的时候都会涉及自己为什么怀孕，以及对于怀孕这件事的看法。

当然，写怀孕日记更多的是一种纪念，纪念这段人生的特殊时刻带给孕妈妈心理上的感受，同时它也是母亲送给日后长大成人的孩子的最好礼物。看到妈妈用爱心写成的日记，日后孩子也会很感动并且内心充满力量。

建议孕妇在写日记的时候尽量将文笔变得优美一些，注意措辞的同时，要有意识地将

自己向更加深刻的思考方向引导。其实这也是一个认识自我、超越自我的学习过程，这会让我们拥有的每一天都比昨天进步，也会让孩子的明天变得更加美好。何乐而不为呢?

和胎宝宝一起做“胎教操”

从怀孕第7周起，小家伙就开始活动了，小至吞咽、眯眼、握拳头，大至伸展四肢、转身、翻筋头，都可以做到。孕妈妈和准爸爸可以通过动作和声音，与胎宝宝沟通信息，这样做，会令其有一种安全感，感到舒服和愉快，出生后也愿意同周围的人交流。在母腹中进行体操锻炼，胎宝宝的肌肉活动力增强，出生后翻身、抓、握、爬、坐等各种动作的发展，都比没有进行过体操锻炼的要早一些。

你可以每天在固定的时间给胎宝宝一个信号：孩子，快来和妈妈做操。孕妈妈躺在床上，全身尽量放松。在腹部松弛的情况下用双手捧住胎儿，轻轻抚摸，然后用一个手指轻轻一压再放松，这时胎儿便会做出一些反应。如果此时胎儿不高兴，就会用力挣脱，或者蹬腿反对，你就要停止。在刚开始的时候，胎儿只做出响应，过几个星期后，胎儿对母亲的手法熟悉了，一接触妈妈的手就会主动要求“玩耍”。

爱心小贴士

准妈妈和宝宝一起做“胎教操”，给予宝宝适当的物理刺激，将有助于宝宝的大脑发育。

孕妈妈多动脑，宝宝更聪明

在怀孕期间，孕妈妈的思想活动对于胎儿大脑发育的影响至关重要。专家发现：母体与胎儿之间有着天然和密切的信息交流，肚里的宝宝虽小，却能感知母亲的思想。因此，妊娠期间，如果孕妈妈能在保护眼睛和保证休息的前提下，适量地读书学习、勤于动脑，并对生活和工作充满积极的热情，那么，胎儿也将能从母体获取到这些积极的信息，从而促进他的大脑成长发育，形成良好的进取向上的求知精神。

风靡的数独游戏

1783年，瑞士数学家莱昂哈德·欧拉发明了一种当时称作“拉丁方块”的游戏，这个游戏是一个n×n的数字方阵，每一行和每一列都是由不重复的n个数字或字母组成的。1984年，一家日本游戏杂志提出了“独立的数字”的概念，意思就是“这个数字只能出现一次”或者“这个数字必须是唯一的”，并将这个游戏命名为“数独”，从此，这个游戏开始风靡全球。

数独游戏规则

1. 数独游戏在9×9的方格内进行，分成3×3的小方格，被称为“区”。

2. 数独游戏首先从已经填入数字的格子开始。

3. 每个格子只允许有1个数字，最后保证每个区、每一列、每一行都是这9个数字，不能重复，即每个数字在每一行、每一列和每一区都只能出现一次。

孕早期胎教故事二则

孕早期胎教故事一：月亮花

夜睡着了。月亮花开了。

只有这个时候，她才肯开。因为，她不愿惊动任何人。是啊，夜睡着了。一切都睡着了。她静悄悄地开了。

她一开，那满天的星星便围拢过来。那些星星是一颗颗灿灿的露珠，滴落在她的花瓣上。

星星们落在草丛里，草地就湿了。

星星们落在水面上，没有睡着的鱼儿们就会变得不安分起来了。整夜水面上"泼剌泼剌"的声音不断，那是鱼儿吞咽的声音。

可是，满河里都是星星，怎么能吃得完呢?

月亮花开了。她是跳着舞，一路轻盈而来的。跳过山头，跳过树梢，跳过屋顶，她来了。她在光滑的窗玻璃上跳舞的时候，孩子们已经睡着了。

不过，在梦里可以感觉到。看见窗上的冰花，孩子们就知道，那是月亮花的脚印。月亮花开了，她的香气飘满了整整一夜。蟋蟀闻着了，于是整夜整夜在墙角咳嗽。太香了，太香了，实在是太香了。

月亮花是世界上最美的花儿。可惜，她的花期太短了，只开一夜就凋谢了。当她的花瓣纷纷落地的时候，地上就又开满了花。花开花落多有意思啊。

孕早期胎教故事二：墨鱼不是鱼

鲨鱼是大海里的霸王。他发出命令：所有的鱼儿，在他生日那天，都得来送礼祝寿。

鲨鱼的命令谁敢违抗呢？到时候，鱼儿们一个个乖乖地来了，恭恭敬敬献上礼物。查查名册，鲨鱼发现墨鱼没有来，十分恼怒。他马上把墨鱼找来，杀气腾腾地说："你为什么不来送礼？"墨鱼顶了他一句："我又不是鱼，当然不来送礼！"鲨鱼气得跳起来："你叫墨鱼，怎么不是鱼？"墨鱼平静地说："虽然我的名字叫墨鱼，也和鱼一样用鳃呼吸，但是鱼有脊椎，我却没有；鱼用鳍游泳，而我靠头部下的漏斗喷水推动自己前进。我和鱼不是同类。"鲨鱼冷笑一声："哼，你不是鱼是什么？"

墨鱼说："海里的牡蛎，河中的蛤蚌，陆上的蜗牛，他们才是我的亲戚。"鲨鱼凶狠地追问说："牡蛎他们身上都有坚硬的贝壳，你为什么没有？"墨鱼从容地说："我能快速游泳，用不着那笨重的贝壳来保护自己。我们的祖先原来也有贝壳，以后慢慢退化了，变成外套膜里支持身体的'主心骨'。""哼，不是鱼我也不能饶你！你不送礼，我就把你当点心吃了！"说着，鲨鱼恶狠狠地扑了过来。"嗤……"的一下，墨鱼喷出墨汁似的黑水，飞快地向大海深处游去。

鲨鱼什么也看不清，只好在那里干瞪眼。

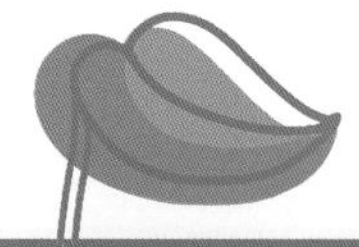

孕中期

孕中期胎儿和孕妈妈的变化

第13周

孕吐消失，胃口大开

胎宝宝发育

此时，胎宝宝身长大约有76毫米，体重比上周稍有增加。他（她）的眼睛在头的额部更为突出，手指上出现了指纹，两眼之间的距离拉近了，嘴唇能够张合，脖子完全成形，并能支撑头部运动。胎宝宝的神经元迅速增多，条件反射能力加强，手指开始能与手掌握紧，脚趾与脚底也可以弯曲，眼睑仍然紧紧地闭合。这时，如果准妈妈用手轻轻在腹部碰触，肚子中的宝宝就会蠕动起来，但因力薄气小你无法感知。

准妈妈的身体变化

经历了前3个月的磨难，孕中期的妊娠反应已经没那么激烈了。从这周开始，准妈妈痛苦的孕吐渐渐消失，你是否觉得胃口大开、食欲旺盛、食量猛增？

你的腹部开始隆起，乳房正迅速地增大，由于腹部和乳房的皮下弹力纤维断裂，在这些部位会出现暗红色的妊娠纹，有些准妈妈在臀部和腰部也出现了妊娠纹。这些都是孕期的正常现象，你不必为此感到烦恼，以轻松的心情享受这段美好时光吧！

健康问答

Q 孕早期已经过去了，为什么还是会呕吐？

A 大多数准妈妈的孕吐都会在11～12周减轻，然后消失。但是个别准妈妈还会持续，甚至持续整个孕期。这跟个人体质有关。需要注意的是要排除心理因素导致的孕吐。体会一下，要是没有想到孕吐，就没有感觉，一想到就恶心，这就是心理因素导致的了，尽量不去想就会慢慢缓解了。

第14周

胎宝宝开始皱眉做鬼脸了

胎宝宝发育

此时，胎宝宝的身长有76～100毫米，重达28克。胎宝宝的皮肤上覆盖有一层细细的绒毛，他(她)的头发也开始迅速地生长。

这一周，胎宝宝身体的所有基本构造都已形成，胎儿头重脚轻的状况也逐步得到改善，身体部分开始生长得比头部快。现在，胎儿已相当活跃，会做皱眉、做鬼脸等好玩的动作了，科学证明这些动作可以促进大脑的成长。

现在，在B超下可清晰地看到他（她）的活动，不过准妈妈还感觉不到宝宝在子宫里的活动。同时，这周也是宝宝胎心率最快的时期，可高达180次/分钟。从性器官看已经能完全区分胎儿的性别。

准妈妈的身体变化

第14周，准妈妈的子宫增大，体重会有些增加，乳房大小和形状有所改变，身材也不如从前，皮肤偶尔会有瘙痒的症状出现，但不会出现肿块或损害。体内雌激素水平较高，盆腔及阴道充血，阴道分泌物增多，这些都是正常现象，你要更加注意卫生习惯，勤换内裤。

此外，尽管现在离分娩的时间还很久，但有些准妈妈的乳头可以挤出乳汁来，看上去像刚分娩后分泌的初乳。

第15周

胎宝宝会练习打哈欠、打嗝了

胎宝宝发育

胎宝宝现在的生长速度很快，身长有110～120毫米，与上周相比，体重增加了不少，达到50克左右。在接下来的几周中，小家伙的身长和体重会发生更大的变化，增长1倍甚至更多。

本周胎宝宝最大的变化，就是开始在子宫内打嗝了，这是胎儿开始呼吸的前兆，遗憾的是你无法听到这个声音，主要的原因是胎儿在这时候气管中充斥的不是空气而是流动的液体。胎宝宝的腿长超过了胳膊，手的指甲完全形成，指部的关节也开始运动了。

准妈妈的身体变化

准妈妈的血容量逐渐增加，血液循环速度加快，加上孕期体温较高，所以此后准妈妈的肤色看上去好很多，显得红润而有光泽。

在本周，准妈妈的小腹虽还没有明显突出，但穿上以往的衣服会显得紧绷绷的，很不舒服，需要换宽松的衣服了。

另外，此时的准妈妈尿频现象更严重了，而且会频繁起夜，有可能比白天还多，这是胎宝宝的代谢能力加强、代谢物增多导致的。准妈妈不要因为怕起夜而不敢喝水，此时喝水是很必要的。

子宫继续升高，本周子宫底高度约在肚脐下2～3指宽的地方。

第 16 周

能够感受到胎动了

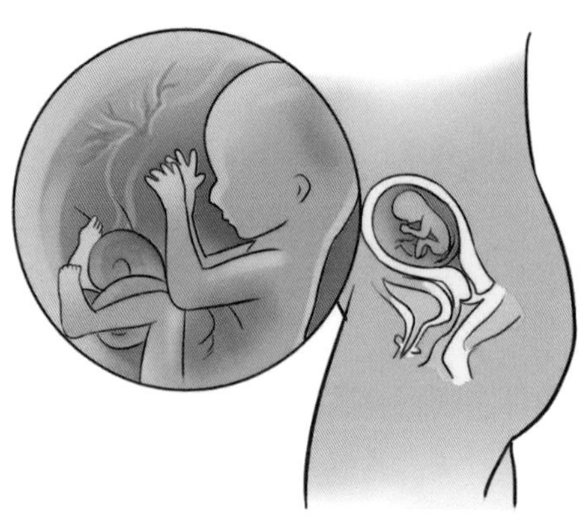

胎宝宝发育

此时，胎宝宝身长大约 120 毫米，体重约 150 克，大小正好可以放在你的手掌里。他（她）的“本事”可不少，自己会在子宫中玩脐带了。另外，胎儿的循环系统和尿道也进入了正常的工作状态，可以不断地吸入和呼出羊水了。

准妈妈的身体变化

准妈妈可能会感觉腹部下坠，常常有心慌、气短的感觉，甚至便秘。还可能会有腰部沉重感、便秘、头痛、痔疮及下肢、外阴静脉曲张等现象。你的体重可能已经增加了 2 ~ 4.5 千克，子宫约 250 克，羊水也继续增加，约有 250 毫升。血量和羊水的增加、胎盘和胎儿的支撑系统以及变大的胸部使你的体重大大增加。此时，你可能会感觉到“第一次胎动”，赶紧记录下来吧！

第 17 周

腹部可能有些轻微触痛

胎宝宝发育

此时，胎宝宝大约有 130 毫米长，重约 170 克。此时胎宝宝的骨骼都还是软骨，可以保护骨胳的“卵磷脂”开始慢慢地覆盖在骨髓上。

现在，胎宝宝变得非常顽皮，他（她）特别喜欢用手拉或抓住脐带，有时抓得特别紧，紧到只能有少量的氧气输送。不过别着急，胎宝宝不会做得太过分，他（她）知道保护自己不受损伤。

准妈妈的身体变化

到孕 17 周，准妈妈的体重最少长了 2 千克。小腹更加突出，可能会感到行动有些不方便。另外，乳房变得更加敏感、柔软，甚至有些疼痛。有时你会感到腹部一侧有轻微的触痛，那是因为子宫在迅速地增大，子宫两边的韧带和骨盆也在生长变化以适应胎儿成长，这些感觉是正常的，但如果持续几天一直疼痛的话，则需要去医院找医生咨询。

健康问答

Q 怀孕 17 周肚子大了，上厕所的时候要注意什么？

A 不要长时间蹲着，容易挤压宝宝，而且很容易头晕，要小心起身和姿势。

第18周

开始频繁地胎动了

胎宝宝发育

怀孕18周时，胎宝宝身长大约有140毫米，体重约200克，骨骼几乎全部是类似橡胶似的软骨，以后会变得越来越硬。此时，胎宝宝的小胸脯一鼓一鼓的，这是他（她）在呼吸，但这时的胎宝宝吸入呼出的不是空气而是羊水。如果是女孩，她的阴道、子宫、输卵管都已经各就各位；如果是男孩，宝宝的生殖器已经清晰可见，当然有时因宝宝的位置的不同，小小的生殖器也会被遮住。

准妈妈的身体变化

这一时期，你可能感觉没有过去那么累了，精力逐渐恢复，性欲逐渐增强。你的腿、尾骨和其他肌肉会有些疼痛。当你坐着或躺着，如果起身太快会让你感到有点眩晕，这是因为在怀孕中期，孕妇的血压可能会比平时低一些。

健康问答

Q 腹形是不是真的跟胎宝宝的性别有关？

A 传统认为不同的腹形代表不同的胎宝宝性别，但这种说法没有科学根据，可以说，胎宝宝的性别不会表现在腹形上。

第19周

孕妈妈动作越来越笨拙

胎宝宝发育

这一周，胎宝宝身长大约有150毫米，重220克左右。胎宝宝在本周最大的变化就是感觉器官开始按照区域迅速地发展。在脑部，分管触觉、味觉、嗅觉、视觉和听觉等神经细胞正在分化。胎宝宝此时开始能够吞咽羊水，肾脏已经能够制造尿液。为了防止长期浸泡在羊水中的皮肤被腐蚀，胎宝宝的腺体开始分泌出了一种黏稠的白色油脂状物质，这就是胎儿的皮脂，具有防水作用。他（她）现在也许能够听到周围发生的事情，回应的方式就是变得更加活跃。

准妈妈的身体变化

孕19周，准妈妈的子宫继续增大、体重继续增加、腹部隆起更加明显。此时，你也许会出现水肿、血压升高、心跳加快的情况。有的孕妈妈可能会有一些皮肤的变化，上唇、面颊上方和前额周围可能出现暗色斑块。但也有相当部分的孕妇皮肤上没有出现任何异样。如果你皮肤上出现暗色斑块，不必过虑，这是孕期很常见的现象。对大多数女性来说，这种暗色斑在分娩后不久就会消退。但你现在仍然需要做一些防护工作，比如尽量避免受到阳光的暴晒等。

第 20 周

胎儿开始有脑部记忆功能

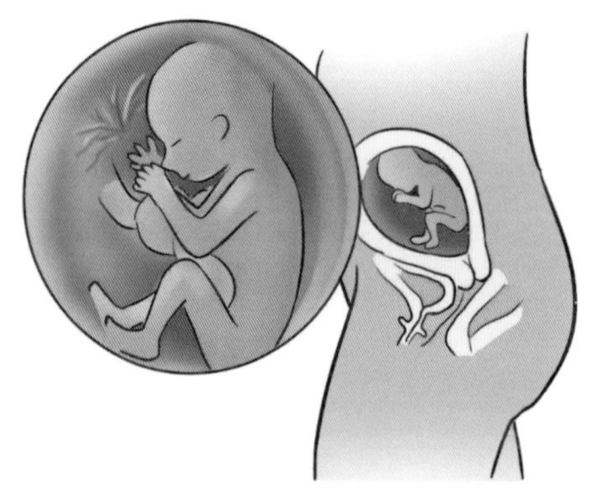

准爸爸须知

准爸爸可以跟准妈妈一起参加孕妇的课程，很多孕妇学校的课程是需要准爸爸和准妈妈一起去的。还有一些课程是分娩的，需要两个人配合。如果你能在百忙之中抽时间和爱妻一起去听课，一来学了知识，二来也是体现自己对爱妻“心理支持”的有力行动。

胎宝宝发育

在这一周，胎宝宝的身长约 140 ～ 165 毫米，体重约 250 克，有时会在不停地运动，做一些翻滚的动作，四肢已发育良好，头发也在迅速地生长。

胎宝宝现在经常喝羊水，吸收营养，在羊水里呼吸和尿尿。别担心羊水会被宝宝的尿液弄脏，羊水池每 3 小时就会更新一次。胎儿的眉毛和眼睑完全发育成熟了，虽然眼睑依然闭着，但是眼睛很活跃，可以移动了。味蕾正在形成，免疫抗体通过母亲的血液转送给胎宝宝，在出生后的最初一段时间内，它可帮助宝宝抵抗疾病。

健康问答

Q 不小心撞了一下腹部，但感觉不重，会不会影响胎宝宝发育？

A 如果感觉不重，也没有腹部、阴道出血等异常症状，就不用担心。腹部遭到撞击一般不会导致胎宝宝肢体畸形、身体发育不良等问题，因为羊水有很好的缓冲作用，会给他很好的保护。

准妈妈的身体变化

准妈妈的子宫顶部现在已经达到了肚脐的位置，整个子宫如成年人头部般大小，宫高约 160 ～ 200 毫米，羊水约 400 毫升，体重约增长 4.5 千克。从现在起，预计每周你会平均增重 450 克左右。现在，子宫日渐增大，将腹部向外挤，致使肚子向外鼓胀。由于子宫增大，压迫盆腔静脉，会使孕妇下肢静脉血液回流不畅，可引起双腿水肿、足背及内、外踝部水肿尤多见，下午和晚上水肿加重，晨起减轻。由于子宫挤压胃肠，影响胃肠排空，你可能会常常感到饱胀、便秘。

第21周

孕妈妈呼吸变得急促

胎宝宝发育

胎宝宝现在可以称得上是个运动小健将了，平均1个小时要动50次，差不多是1分钟就要动1次呢！本周他（她）的身长可达到170～185毫米，体重约298克。从现在起，胎宝宝的主要任务就是增加体重！胎宝宝在身体发育时，也逐步变成有意识、有感觉、有反应的人了。如果他（她）正在睡梦中，大声的声音会把他（她）吵醒。当他（她）醒着时，听到了喜欢的音乐，他（她）会做出反应。为了适应子宫外的生活，胎宝宝开始用胸部做呼吸运动了。

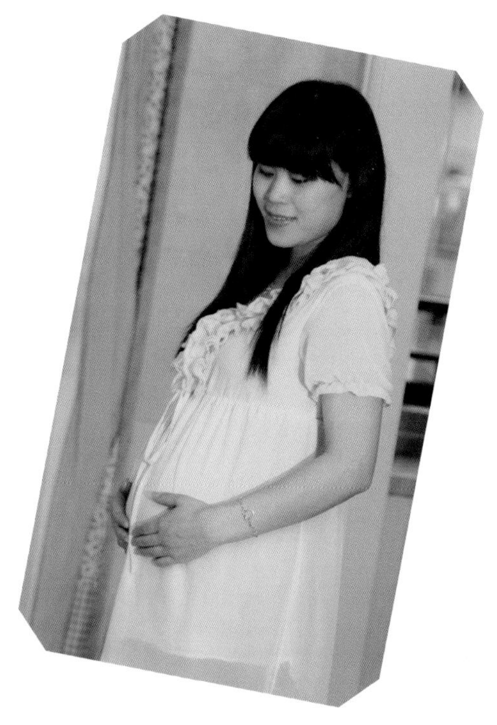

准妈妈的身体变化

这一周，准妈妈的体重增加了约5千克。子宫在平脐的位置，从趾骨算起约220毫米。由于日益增大的子宫压迫了你的肺部，所以你会感觉到有些气短、呼吸急促，尤其是在爬楼梯或一些不太剧烈的运动后，而且随着子宫的增大，这种状况也更加明显。由于准妈妈身体的重心发生了变化，突出的腹部使重心前移，为了保持平衡，你不得不挺起肚子走路。

由于孕激素的作用，你的手指、脚趾和全身关节韧带变得松弛，也会使你觉得不舒服，行动有点迟缓和笨重，这是正常的，不必担心。你的分泌物也在增加，如果你感到阴道周围红肿和刺痛，有酵母味道的分泌物，要考虑有可能是细菌感染。双腿水肿可能会加重，要避免长时间的站立。

健康问答

Q 白天的胎动不多，为什么到了晚上反而频繁？很影响睡眠。

A 白天胎动少，晚上胎动多，这说明胎宝宝还没有和准妈妈的作息规律形成一致的步调，过一段时间就会好一些。而且到那时候，准妈妈会适应胎宝宝在夜间的活动，少了反而会不习惯。

第 22 周

胎动更频繁

胎宝宝发育

胎宝宝现在看起来像一个“小人儿”了，只是他（她）的皮下脂肪尚未产生，皮肤皱巴巴、红红的，头上、脸上布满了胎毛，像个小老头。他（她）现在有 190 毫米长，350 克了。现在，血液正在以每小时约 6.5 千米的速度穿过脐带，用氧和营养物质支持他（她）的成长。胎宝宝的脑部开始迅速生长，尤其是位于大脑中心的生发基质，它负责产生脑细胞。

胎宝宝正在制造一种黑黑的、黏糊糊的物质，这就是胎粪。它会暂时寄居在宝宝的肠内，在宝宝出生后的几个小时内，它会被排出去。胎宝宝清醒的时间越来越长，他（她）喜欢听来自外界的音乐、谈话。当然了，让他（她）百听不厌的一定是准妈妈温柔的声音。

准妈妈的身体变化

从孕 22 周起，准妈妈体重大约以每周 250 克的速度在迅速增长。子宫也日益增高，压迫肺部，由于骤然增加的体重和增大的子宫，使孕妇的体重越来越重。同时，妊娠激素的分泌会导致手指、脚趾和其他关节部位变得松弛。你的肚脐可能不再是凹下去的，它可能是平的，也可能很快会凸出来。

除了越发严重的妊娠纹，另一种在孕期你可能会注意到的皮肤变化，是一种被称为蛛形血管瘤的东西。它们是一些微红凸起的、带有细小分支的小块。通常会出现在脸、脖子、胸的上部和胳膊上，它们是由孕期增高的雌激素引起的，通常会在生产后自然消失。

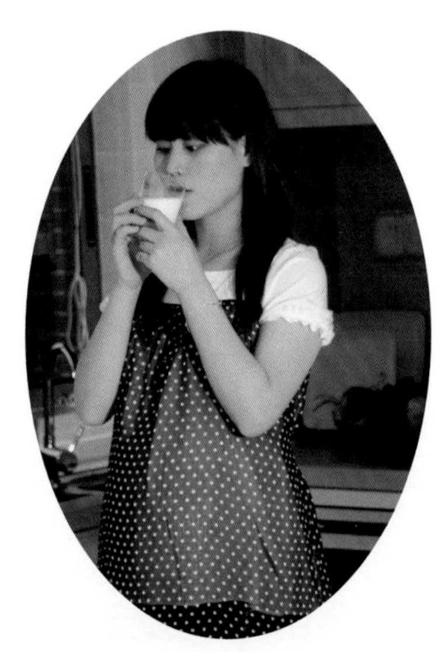

准爸爸须知

现在，妻子的身体状况相对稳定了很多，如果准爸爸时间空闲，不妨利用这段时间陪妻子到处走一走。即使不出去旅游，只是和妻子一块儿为未来的宝宝购物、一起讨论细节，再一起做决定也是非常幸福的事情。

第23周

真正的“大肚婆”

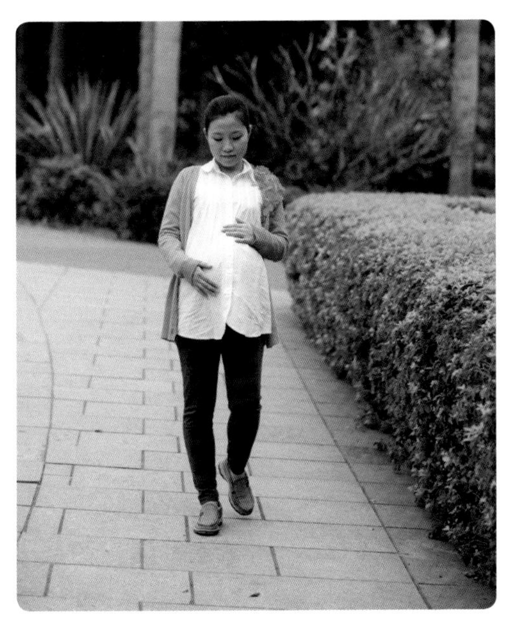

胎宝宝发育

此时，胎宝宝真的像一个婴儿了！他（她）的骨骼、肌肉已经长成、身材也很匀称。他（她）现在大概有200毫米长，重450克左右。他（她）皮肤上布满了皱褶，这是为了给皮下脂肪的生长留有余地。现在，胎宝宝肺部的组织及血管正在发育中，肺是宝宝最后发育完善的器官，还需要再过几个月他（她）的肺部才能完全发育。

胎宝宝的嘴唇、眉毛和眼睫毛都已经长好了，并且非常清晰。视网膜也已形成，具备了微弱的视觉。宝宝每天大量地喝羊水，过滤后通过尿液排出，但是宝宝并不拉屎，要等到出生后才会拉第一次便便！

准妈妈的身体变化

进入孕23周，准妈妈的子宫已经到脐上约38毫米的位置，宫高约230毫米，体重增加了约7千克。当身体膨胀时，你可能开始疼痛。由于腹部的隆起，你的消化系统会感觉不舒服，曾经在孕早期出现的胃灼热，现在又来困扰你了。每餐不要吃得过饱，少食多餐会令你舒服一些，饭后散步将有助于消化。

准爸爸须知

准爸爸要注意劝慰妻子不要因妊娠反应、体形改变、面部出现色素沉着而怨恨腹中的宝宝。要多让妻子看一些激发母子感情的书刊或电影、电视，引导妻子爱护胎儿。准爸爸要同妻子一起想象胎儿的情况，描绘胎儿的活泼、漂亮、可爱，对增进母子感情是很重要的。

当身体臃肿时，要观察钠的吸收情况，它会使你水肿。另外，有些准妈妈会感到腹部、腿、胸部、背部变得瘙痒难耐，或瘙痒与黄疸同时共存。如果出现这种情况，一定要到医院就诊，这有可能是妊娠期肝内胆汁淤积症。

第 24 周

胎宝宝 1 斤重了

胎宝宝发育

胎宝宝现在大概有 260 毫米长，500 克重了。虽然他（她）看起来比较瘦，但很快就会增加脂肪了。这个时候，胎宝宝在准妈妈的子宫中占据了相当大的空间。他（她）看起来在不停地运动，你可能会感觉到他（她）在你的子宫里跳跃，这是因为他（她）在一阵阵地打嗝。他（她）踢腿或者用小手捅你的子宫，那是他（她）在对外面的声音和触摸做出回应呢！胎宝宝现在能听到外界一些大的噪音，比如吸尘器的声音，很大的音响声，邻家装修时的电钻声，这些都会使胎儿躁动不安，要尽量避免。

现在，胎宝宝的皮肤色素沉淀，变得不那么透明了。但因为他（她）的身体产生皮肤的速度比制造脂肪衬垫皮肤的速度更快，因此他（她）看起来还是皱皱的。

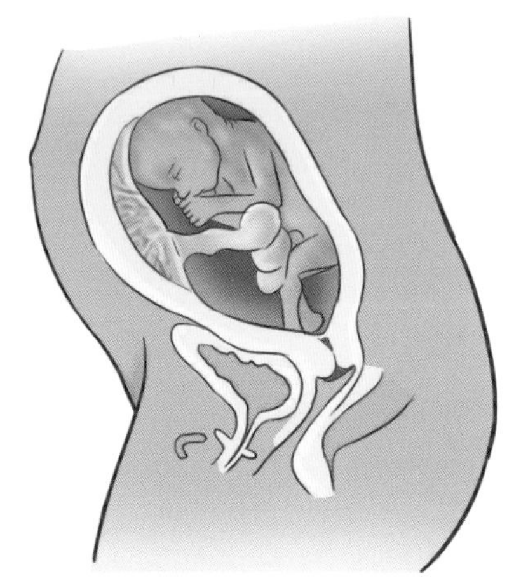

准妈妈的身体变化

进入孕 24 周，准妈妈的子宫现在约在肚脐上 38 ~ 51 毫米的位置，从趾骨联合量起，约有 240 毫米，凸痕非常明显，很难隐藏了。随着体重的大幅增加，支撑身体的双腿肌肉疲劳加重，隆起的腹部压迫大腿的静脉，使身体越来越沉重。有些准妈妈会感到腰部和背部容易疲劳，甚至腰酸背疼。

有时，准妈妈还会感觉眼睛发干、畏光，这些都是正常的现象，不必担心。如果经常感觉头晕，就要告诉医生，这可能是贫血的征兆。

准爸爸须知

准爸爸现在不妨自己动手布置一间婴儿房。也可以把你们的卧室布置得更温馨一些，如把窗帘全部换掉，整体色彩应以淡色、温馨为基调。当然，具体该怎么做，还请尊重妻子的意见。

第25周

孕妈妈身体越来越沉重

胎宝宝发育

孕25周，胎宝宝的体重大约增加到570克了。这周，他（她）的皮肤已经舒展开来。25周的胎宝宝舌头上的味蕾正在形成，所以他（她）在这时候已经可以品尝到食物的味道了。

此时，他（她）第一次睁开了眼睛，可惜子宫就像个城堡，除了灰色，他（她）什么也看不到。如果准妈妈用手电筒照自己的肚皮，胎儿就会对光亮做出反应。

准妈妈的身体变化

本周，准妈妈的子宫又变大了不少，从侧面看，肚子大得更明显了，子宫底上升至脐上三横指处。由于胎儿的增大，腹部越来越沉重，腰腿痛因而更加明显。

由于你体内男性激素的增加，你身上的体毛会更粗、更黑了。你会感觉头发增多了，浓密并且有光泽。

Q 25周时宝宝臀位会不会影响分娩？

A 不会。此时子宫里供宝宝活动的空间还很大，胎宝宝自己也在不断运动。这一时段是臀位，下一时段就可能是头位了。

第26周

胎宝宝的关节渐渐灵活

胎宝宝发育

这周，胎宝宝的体重大约有750克了。本周是胎宝宝听力和视力发育的一个重要里程碑，他（她）的听力系统（耳蜗和外耳感觉末端器官）已经完全形成了，对声音越来越敏感。外界的声音通过你的子宫传进宝宝的耳朵，帮助他（她）的耳朵发育。

现在，胎宝宝的肺部尚未发育完全，他（她）继续在羊水中小口地呼吸，这是他（她）在为出生后第一次呼吸空气打基础。

准妈妈的身体变化

现在，准妈妈子宫的高度大约已经到了肚脐上60毫米的位置，从耻骨联合量起约为260毫米。在腹部和乳房处皮肤，部分准妈妈会长出妊娠纹，可以通过按摩和使用滋润乳液进行预防和缓解。另外，如果你的背部近来有点疼，就是孕期激素在起作用了，它会松弛你的关节和韧带，为分娩做准备。

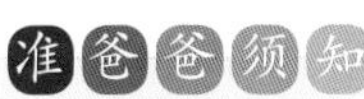

为了胎儿和妻子的健康，准爸爸最好能在这段时间做好护花使者，每天开车接送妻子上下班。即使不能开车接送，也要嘱咐妻子打出租车，虽然会多花一点钱，但相对来说要安全舒适些，这样花钱也值得了。

第 27 周

胎动像波浪一样

胎宝宝发育

胎宝宝现在正以平稳的速度每周增加身高和体重。他（她）现在的身高约 380 毫米，体重大约有 900 克。此时，胎头上已经长出了短短的胎发，眼睛一会儿睁开、一会儿闭上，他（她）的睡眠周期非常有规律。如果你怀的是女宝宝，她的小阴唇已开始发育，而男宝宝的睾丸现在还没有降下来。

胎宝宝的大脑活动在这一周已非常活跃。大脑皮层表面开始出现特有的沟回，脑组织快速增长。你可能感觉到胎宝宝的一些有节奏的运动，这是因为他（她）会经常打嗝，每一次通常只持续几分钟，准妈妈不用担心他（她）会因为打嗝而不舒服！

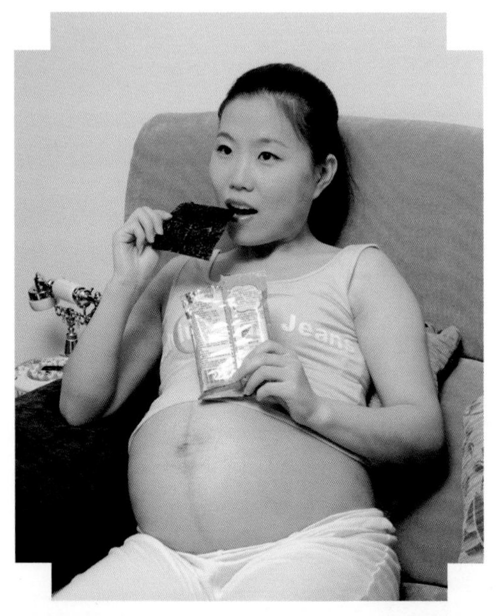

健康问答

Q 27 周了，这段时间分泌物特别多，会不会有问题？

A 这是正常现象。怀孕后期由于生产的需要，孕妇会分泌比平时更多的分泌物来润滑产道，为宝宝出生做准备，但是你还没到生的时候，而且分泌物应该是浅黄色或者乳白色，没有异味，并且比较稀。

准妈妈的身体变化

胎宝宝的重量使准妈妈的后背受压，引起下后背和腿部的剧烈疼痛。孕中期末，子宫约在肚脐以上约 70 毫米的位置，如果从耻骨联合量到子宫底部，大约 270 毫米。

在本周，你的羊水量下降了一半。当宝宝踢腿和转身时，你甚至可能看见胎宝宝骨骼较大的膝盖和肘部从你的腹部鼓起一个小包，现在你还可能出现胸部和腹部的萎缩纹。

这一时期内，准妈妈会连自己洗脚、系鞋带都很困难。同时，你的腿部抽筋很可能会越来越严重。腿部抽筋一般发生在晚上，但在白天也有可能发生。你可以伸展小腿肌肉，脚趾向前伸直，然后向胫骨处勾脚，能够起到一定的缓解作用。

第28周

孕妈妈有点喘不过气

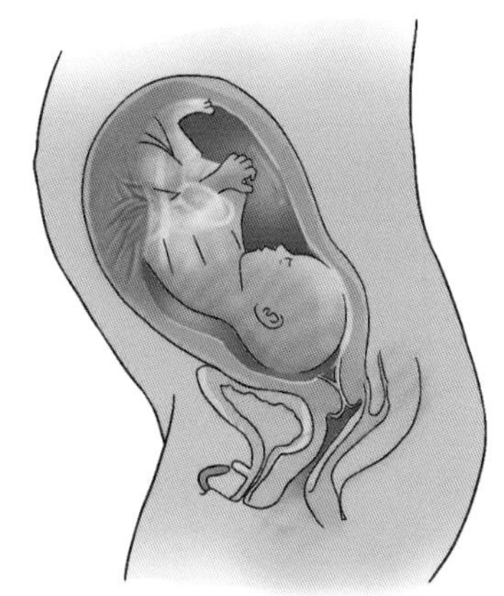

胎宝宝发育

到这一周，胎宝宝坐高约260毫米，体重约1200克。这时，胎宝宝的肺部还没有发育完成，可万一发生早产，胎儿在器械帮助下也可以进行呼吸。最有趣的是，胎儿会把自己的大拇指或其他手指放到嘴里去吸吮。

此时，他（她）的脂肪层在继续积累，体内的脂肪大约占2%～3%，为出生后在妈妈子宫外的生活做准备。

准妈妈的身体变化

准妈妈的子宫现在已经到了肚脐的上方大约80毫米的位置。如果从耻骨联合量到子宫底部约280毫米。子宫快速增长向上挤压内脏，因而你会感到胸口憋闷、呼吸困难。因为腹部沉重，如果平躺会让你感觉喘不过气，最好侧卧。

脚面、小腿水肿现象严重，站立、蹲坐太久或腰带扎得过紧，水肿就会加重。如果水肿不伴随高血压和蛋白尿，则属于怀孕后的正常现象。心脏的负担也在逐渐加重，血压开始增高，静脉曲张、痔疮、便秘这些麻烦也接踵而至地困扰着准妈妈。

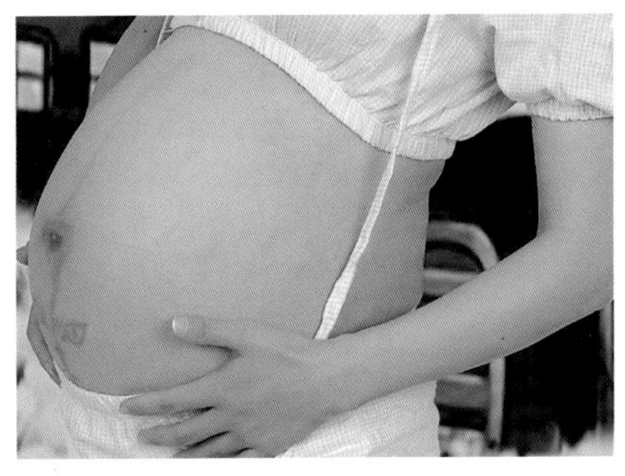

健康问答

Q 咳嗽很严重，可以吃药吗？

A 在孕中、晚期咳嗽，用药是应该的。可以使用西瓜霜、川贝枇杷露、甘草合剂等止咳。如果咳嗽长时间得不到缓解，容易增加腹部压力，可能导致早产。

孕中期营养饮食

孕中期的关键营养素

关键营养素	推荐每日摄入量	作　用	补充方法
锌	20㎎	促进宝宝神经、大脑发育，增加分娩宫缩力量。	食补，生蚝、牡蛎、肝脏、芝麻、赤贝等。
碘	175μg	促进甲状腺发育，从而促进神经系统和大脑功能发育。	用碘盐，多吃鱼类、贝类、海藻等海鲜。
维生素D和钙	维生素D10μg；钙1200㎎	促进胎宝宝骨骼和牙齿发育、钙化。	食补，服用钙剂、晒太阳。
铁	3㎎	增强胎宝宝供氧，促进发育，预防贫血。	食补，服用铁剂。

补碘利于胎宝宝的甲状腺发育

孕14周左右，胎宝宝的甲状腺开始起作用，自己制造激素。碘对甲状腺有着重要的调节作用，母体如果碘摄入不足，会导致胎宝宝的甲状腺功能低下、身体发育迟缓，还会影响他的中枢神经系统尤其是大脑的发育。所以准妈妈还要注意碘的摄入。

食用盐中一般都加入了碘，常人正常吃盐就可以补充足够量的碘，但是准妈妈孕期不宜多吃盐，需要控制在每天5克以下，所以需要再吃些含碘比较丰富的食物。含碘比较丰富的食物一般都是海产品，如鱼类、贝类、海藻等，妈妈每周可以吃2次海产品。

另外提醒一点，碘遇热容易挥发，所以做菜最好在菜熟后，即将出锅时加盐。还有，碘如果过量，也会引起甲状腺功能减退，对身体同样存在危害，所以不建议服用碘制剂。而有些地区本身并不缺碘，也不需要额外补充，包括加碘盐，也不需食用。

含糖量高的水果要少吃

准妈妈吃水果每天最多不能超过500克，含糖量高的水果更要少吃。

含糖量高的水果有：蜜枣、葡萄

干，含糖量70% ~ 80%；甘蔗，含糖量20% ~ 30%；香蕉、桂圆、荔枝、柿子，含糖量14% ~ 16%，这些都要少吃。

含糖量中等的水果有：葡萄、樱桃、橙子、橘子、枇杷、梨、桃子、李子、石榴、柠檬、柚子、杨梅、苹果、菠萝，含糖量小于12%，可以少吃些；西瓜、香瓜，含糖量为4% ~ 5%，只要不吃太多就可以。

有些水果具有的食疗作用，适合准妈妈孕期吃。例如：秋梨炖熟吃，润喉降压，止渴生津；柿子可帮助降压，患有妊娠高血压的准妈妈可以每天吃1个；西瓜利尿，每天吃1 ~ 2块，有助于防止水肿，不要吃太多，吃多了容易导致脱水；无花果可防止痔疮，也可以适当吃一些。

控制每日食盐摄入量

准妈妈饮食宜清淡低盐，但不是说要绝对无盐，而是适当少吃盐。如果完全忌盐，容易导致体内钠不足，同样会影响准妈妈健康和胎宝宝的发育。

研究表明，身体健康的准妈妈每天吃的食盐量以5 ~ 6克为宜，如果已经吃了一些含有食盐的加工产品，如火腿、咸鱼等，则需要减少食盐的量。而已经患有严重水肿、高血压等疾病的准妈妈则需要忌盐，每天吃盐不得超过1.5 ~ 2克。

口味向来比较重的准妈妈刚开始很难适应低盐食品，可以在饭菜里适当加一些不含盐的提味物质，如新鲜番茄汁、无盐醋渍小黄瓜、柠檬汁、醋、无盐芥末、香菜、洋葱等增加饭菜的香味。

鸡蛋并不是吃越多越好

有的家庭认为鸡蛋是完美的孕产期食品，每天给孕妇吃很多鸡蛋，有的多达10 ~ 20个，这种做法很不可取。鸡蛋虽然是营养的理想食品，但并不是多多益善。孕妇吃鸡蛋应适度，如果每天吃太多的鸡蛋，或基本依赖于鸡蛋提供营养，非但不会对身体有利，反而会有害，不仅会增加孕妇胃、肠的负担，不利于消化吸收，而且会造成蛋白质利用率降低。蛋白质没有被充分消化吸收，其实是一种浪费。

另外，鸡蛋虽然营养丰富，但毕竟没有包括所有的营养素，不能取代其他食物，也不能满足孕妇在整个孕期对多种营养素的需求。

爱心小贴士

按照人体对蛋白质的消化、吸收功能，一般每人晚上吃上1 ~ 2个鸡蛋就可以了。

孕妈妈最好别吃宵夜

很多女性怀孕之后，最关心的莫过于胎儿的健康。因为担心自己吃得不对，营养不够而影响宝宝的生长与健康，于是除了三餐丰富的饮食之外，可能还外加点心与宵夜，期待给宝宝最佳的营养。其实不然，孕妇吃宵夜弊大于利。

☆影响睡眠：依照人体生理变化，夜晚是身体休息的时间，吃宵夜之后，容易增加肠胃道的负担，让肠胃道在夜间无法得到充分的休息。有些孕妇到了怀孕末期，本身就容易产生睡眠的问题，如果再吃宵夜，则更

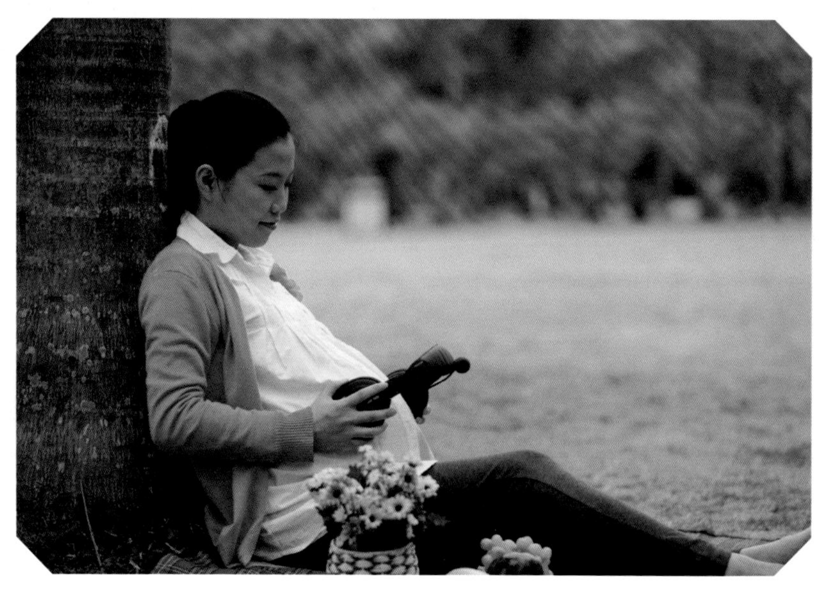

加会影响其睡眠质量。

☆导致肥胖：夜间身体的代谢率会下降，热量消耗也最少，孕妈妈因摄取过多的热量，容易将多余的热量转化为脂肪堆积起来，造成体重过重的问题，导致产后恢复能力变差。

☆无助胎儿营养：有些孕妇认为要多吃，才能给宝宝更充足的营养，但调查表明，在怀孕末期有高达85%的孕妇都过胖，却有94%的胎儿体重都没有相对增加。

爱心小贴士

如果孕妇纯粹是因为肚子饿想吃宵夜，建议最好在睡前2～3小时吃完，且避免高油脂高热量的食物，像是油炸物、披萨、各式的零食、垃圾食物等。因为油腻的食物会使消化变慢，加重肠胃负荷，甚至可能影响到隔天的食欲。

不要盲目服用鱼肝油和钙质食品

有些孕妇为了使胎儿健康活泼，盲目地大量服用鱼肝油和钙质食品。其实这样对体内胎儿的生长是很不利的。

因为长期大量食用鱼肝油和钙质食品，会引起食欲减退、皮肤发痒、毛发脱落、感觉过敏、眼球突出，血中凝血酶原不足及维生素C代谢障碍等。

同时，血中钙浓度过高，会出现肌肉软弱无力、呕吐和心律失常等，这些对胎儿生长都是没有好处的。

有的胎儿生下时已萌出牙齿，一个可能是由于婴儿早熟的缘故；另一个可能是由于孕妇在妊娠期间，大量服用维生素A和钙制剂或含钙质的食品，使胎儿的牙滤泡在宫内过早钙化而萌出。

因此，孕妇不要随意服用大量鱼肝油和钙制剂。如果因治病需要，应按医嘱服用。

准妈妈如何从饮食上避免营养过剩

人们总是说孕期的饮食是“一人吃，两人补”，准妈妈如果真按照这个原则进补，肯定是会营养过剩的。孕期吃得太好，大量进补，除了会导致胎宝宝巨大、准妈妈肥胖，引起妊娠高血压、妊娠糖尿病等常见的妊娠合并症，还容易诱发或加重胰腺炎。

从饮食结构上讲，避免孕期营养过剩要注意两点：一点是避免脂肪摄入过量。含脂肪多的食物要少吃，尤其是动物脂肪，像肥肉、猪油最好不吃；还有一些增加食物风味的奶油、黄油等，也不能经常吃，摄入的脂肪尽量是植物性的。肉类食物尽量吃脂肪含量少的，如鸡肉、鱼肉等。如果已经肥胖，喝鸡汤、骨头汤等时还需要将上面的油汤撇除。

另外一点是避免糖摄入过量，过量糖进入身体，消耗不完仍然会转化为脂肪存留在体内，导致准妈妈或胎宝宝肥胖。因此，精制糖和含糖丰富的主食类食物要控制摄入，甜食（如冰激凌、蛋糕、果酱）要少吃，主食每天摄入400～500克即可。

爱心小贴士

从饮食方式上讲，避免营养过剩也有一点需要注意：零食不能无节制地吃。千万不要为了口腹之欲而随心所欲地吃。

体重过重或过轻的准妈妈怎么吃

对于体重过重或过轻的准妈妈，医生都会建议调整饮食。

体重过重的准妈妈要考虑减少碳水化合物的摄入，用蔬菜和水果补足。为预防碳水化合物摄入过度，准妈妈可以在进餐时先进食蔬果，将碳水化合物含量丰富的谷类等食物放后。另外，还要注意不要吃太多甜食。

体重过轻时各类营养素都要适当均衡地增加摄入量，食量较小的准妈妈可以减少些蔬果的摄入，以碳水化合物和蛋白质补足。另外，可以增加一些零食，坚果和牛奶都是比较好的选择，还可以适当喝些孕妇奶粉。实在吃不下饭的准妈妈需要遵医嘱补充药用维生素、微量元素及宏量元素等。

需要提醒的是，体重过重的准妈妈不能用节食的方法控制体重，而体重不够千万不要靠吃甜食增重。

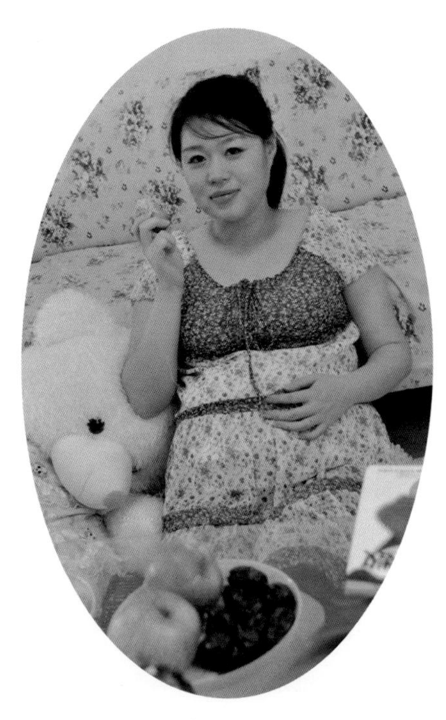

孕中期准妈妈的营养食谱推荐

孕中期是胎儿生长发育的重要时期，所需营养要求较高，所以应当不失时机地调整饮食，补充营养。那么有哪些值得参考的孕妇中期食谱呢？

虾皮烧冬瓜

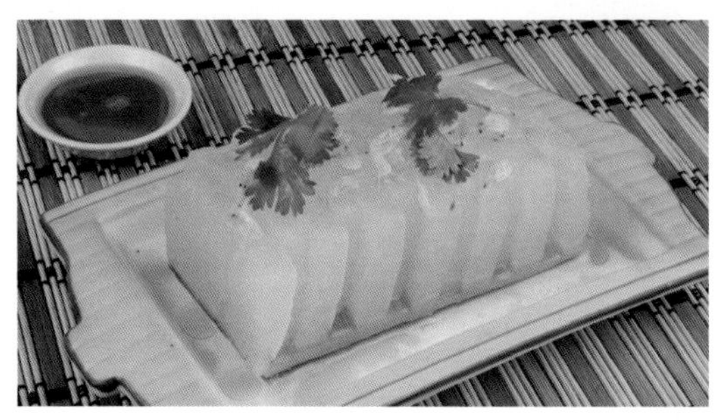

材料：冬瓜 250 克，虾皮 3 克，植物油、食盐各适量

做法

1. 将冬瓜去皮，切成小块；虾皮用清水洗一下。
2. 锅置火上，放油烧热，下冬瓜块翻炒，然后加入虾皮和食盐，略加清水，调匀，盖上锅盖，烧透入味即成。

黄豆炖猪手

材料：黄豆 100 克，猪手 500 克，食盐 5 克，姜片、料酒 3 毫升，鸡精 3 克

做法

1. 猪手洗净，斩块，焯一下；黄豆洗净。
2. 将黄豆、猪手块、姜片、料酒加水煮约 2 小时。
3. 加食盐、鸡精调味即可。

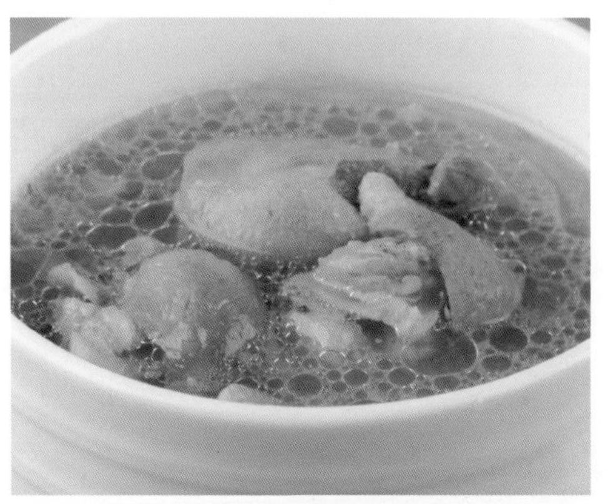

西洋参炖乳鸽

材料：乳鸽 1 只，西洋参片 30 克，食盐 3 克，鸡精 2 克

做法

1. 乳鸽治净，砍成小块，下入沸水锅中焯去血水，捞出；西洋参片洗净，备用。
2. 将乳鸽块和西洋参片一起装入炖盅，再加适量水。
3. 开大火炖至熟，再加食盐、鸡精调味即可。

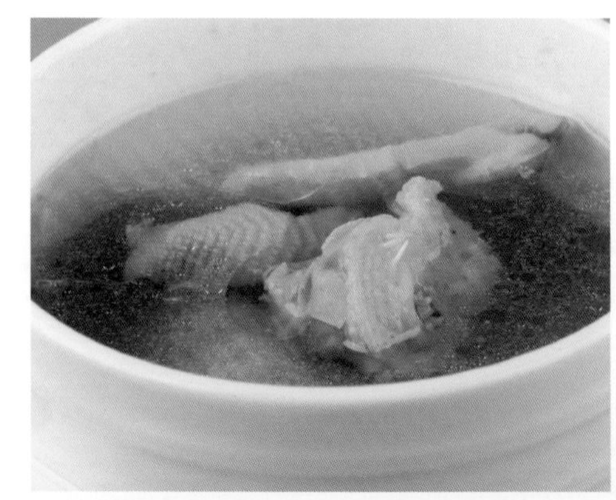

西蓝花炒鲜鱿鱼

材料：鲜鱿鱼200克，西蓝花100克，食盐5克，鸡精3克，食用油适量

做法

1. 把西蓝花在盐水中泡一会儿后，捞出来洗干净，再掰成小朵。
2. 将鱿鱼洗净后，撕去上面的黑衣，然后切薄片。
3. 取一个干净的锅加水烧开，下入西蓝花烫至变色，然后加入食盐在水中再蒸，待菜身颜色稍变即可捞起过冷水。
4. 鱿鱼片先用水焯一下，然后捞出来。
5. 热锅入油，放入鱿鱼炒片刻，然后再下入西蓝花炒，期间可以适量加些水，最后调入鸡精、食盐即可。

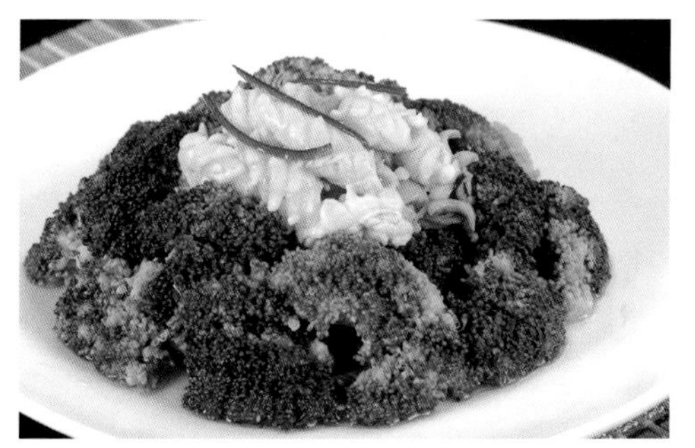

蒜蓉冬瓜酿海参

材料：冬瓜400克，海参150克，荷兰豆50克，肉末30克，食盐3克，鸡精2克，大蒜5克，香油适量，淀粉5克，食用油适量

做法

1. 冬瓜去皮，洗净，切成块，再掏空；海参洗净，切段；荷兰豆洗净；大蒜去皮，洗净，剁成蓉。
2. 油烧热，下入蒜蓉、海参段、肉末、荷兰豆翻炒至熟后，加食盐、鸡精调味，盛出放在冬瓜盅中。
3. 再上锅蒸至熟后，淋上香油，用淀粉水勾芡即可。

营养分析：

这款汤集滋补、美容双重功效于一身，最适合爱美的孕妈妈食用。

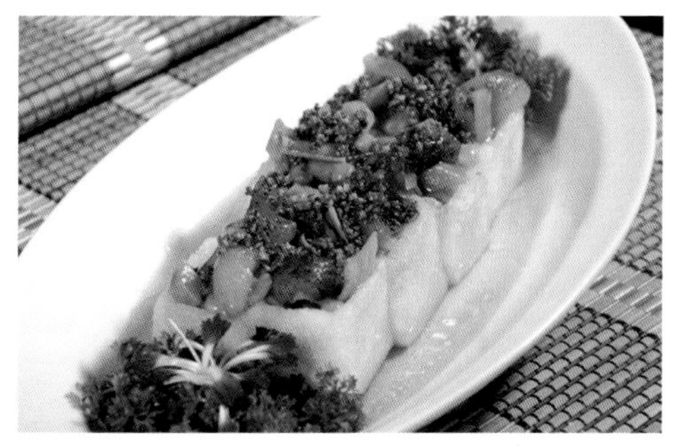

紫菜豆腐羹

材料：豆腐300克，紫菜40克，西红柿1个，小米面50克，食盐、食用油各适量

做法

1. 紫菜洗净沥干；豆腐、西红柿洗净切丁。
2. 油烧热，放西红柿丁略炒，加清水烧沸，加豆腐丁和紫菜。
3. 小米面加水调成糊，入锅边煮边搅，最后加食盐调味即可。

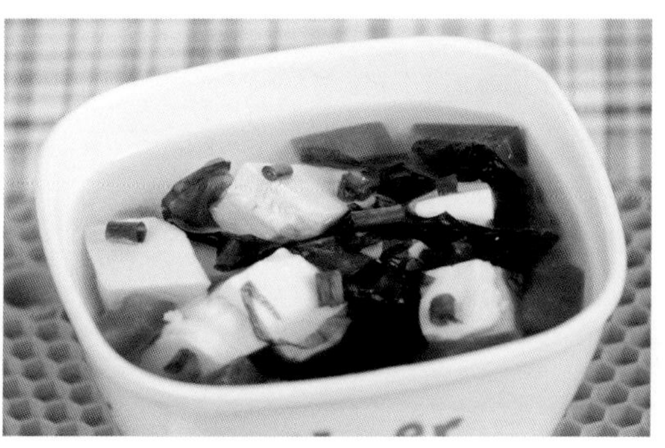

孕中期生活保健

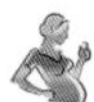

孕中期可以适度过性生活

怀孕中期，胎盘已形成，妊娠较稳定，早孕反应也过去了，性欲增加，此时可以适度地过性生活了。国内外的研究表明：孕期夫妻感情和睦恩爱，孕妇心情愉悦，能有效促进胎儿的生长和发育，生下来的孩子反应敏捷，语言发育快且身体健康。但性生活也不是多多益善，须合理安排，对性交姿势与频率要加以注意，避免对胎儿产生不良影响。

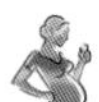

准妈妈孕期如何洗澡洗头

浴室经常湿滑滑的，是家中最容易滑倒的地方。准妈妈行动不便，洗澡也成了一件大事。所以孕妇在浴室最重要的就是要注意安全。

☆洗澡时卫生间的门不要上锁，关上即可，方便不适或发生意外时，有人可以进来帮忙。

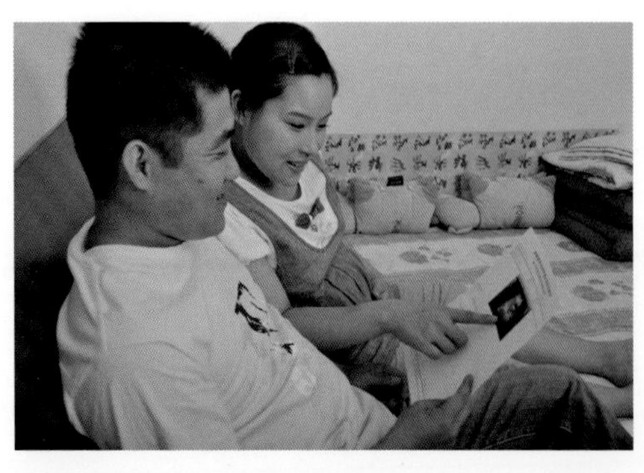

☆淋浴间确保空气正常流通，最好在洗澡时也保留一个通气孔畅通，以免缺氧引起不适。

☆带一个凳子进淋浴间，这样在感觉劳累或者头晕目眩时可以坐下来休息，或者干脆坐在凳子上洗澡。

☆将电话线接入淋浴间，装一个分机，万一家里无人，在洗澡时发生意外时可以及时拨打电话求助。

如果单独洗头，可以坐在椅子上，头向后仰，请准爸爸帮忙冲洗。洗干净后不要忘了将头发吹干。最好的方法是带着自己的洗发用品到理发店洗，清洁、按摩、吹干一条龙服务，很舒适，只要要求理发店近便，干净卫生、环境好。

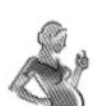

准妈妈小腿抽筋时怎么办

大多数的孕妇都会出现小腿抽筋的现象，这个是正常的，准妈妈不需要太紧张。

孕期的抽筋，一般都是因为缺钙造成的，孕期缺钙主要表现就是夜晚小腿抽筋，这个时候就要注意补钙了，虽然钙质是属于胎宝宝主动摄取的营养物质，也就是说，无论准妈妈是否缺钙，宝宝都会按需摄取，但是一旦缺钙严重，宝宝还是会跟着一起缺钙，所以不能够掉以轻心。

缺钙除了服用钙片，还应该注意食补，最好是每天坚持喝牛奶或者豆浆，吃一些豆制品或者深海鱼虾，有助于补充钙质，另外很多蔬菜和菌类含钙丰富，所以增加蔬菜和菌类摄入也是好办法；除此之外，天气好的时候应该多出门晒晒太阳，阳光有助于钙质的吸收和沉积，对准妈妈和宝宝都是大有裨益的。

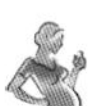

孕妇不宜长时间使用空调和风扇

孕妇的新陈代谢十分旺盛，皮肤散发的热量也有所增加，在炎热的夏季出汗很多，因此常常借助电风扇或空调纳凉，这是必要的。但如果孕妇用电风扇久吹不停，或空调温度设定过低、时间过长，就会出现头晕头痛、疲乏无力、饮食下降等不适反应。

孕妇出汗多时，更不要马上吹电风扇或直吹空调，因为这时全身皮肤毛孔疏松，汗腺大开，邪风极易乘虚而入，轻者伤风感冒，重者高烧不退，给孕妇和胎儿的健康造成危害。

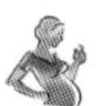

准妈妈不要忽视睡午觉

准妈妈的睡眠时间应比平常多一些，如平常习惯睡8小时，孕期可以睡到9小时左右。增加的这一个小时的睡眠时间最好加在午睡上。即使在春、秋、冬季，也要在午饭后稍过一会儿，躺下舒舒服服地睡个午觉。睡午觉主要是可以使孕妇神经放松，消除劳累，恢复活力。

午睡时间长短可因人而异、因时而异，半个小时到1个小时，甚至再长一点均可，总之以休息好为主。平常劳累时，也可以躺下休息一会儿。午睡时，要脱下鞋子，把双脚架在一个坐垫上，抬高双腿，然后全身放松。特别是感到消化不良或血液循环不好时，可以任意选择睡姿，不要害怕压坏或影响胎儿。

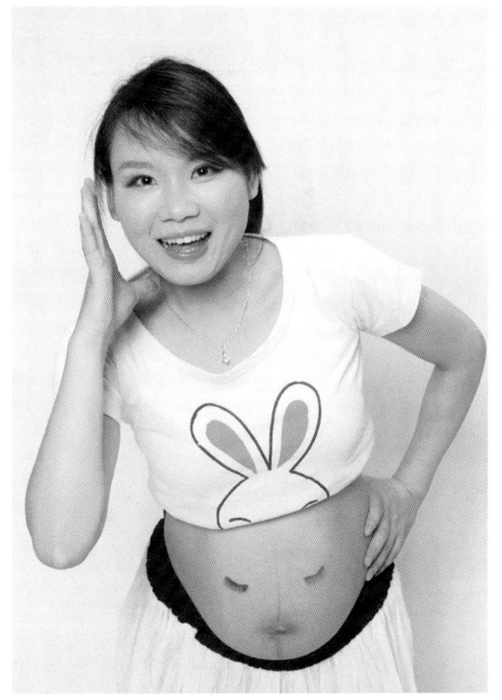

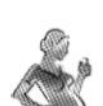

孕中期运动不宜过于剧烈

孕妇适当运动和活动可以调节神经系统的功能，增强心肺活力，促进血液循环，有助消化和睡眠，也有利于胎儿生长发育。但孕妇一定要禁止参加过量的活动和剧烈的运动。

不宜肩挑重担，不要提举重物和长时间蹲着、站着或弯着腰劳动。这样过重的活动会压迫腹部或引起过度劳累，导致胎儿不适，造成流产或早产。

常骑自行车的孕妇，到妊娠6个月以后，不要再骑自行车，以免上下车不便，出现意外。

不要参加跑步、举重、打篮球、踢球、打羽毛球、打乒乓球等体育运动，这些运动不但体力消耗大，而且伸背、弯腰、跳高等动作幅度太大，容易引起流产。

妊娠8个月以后，孕妇肚子明显增大，身体笨重，行动不便，有的孕妇还出现下肢水肿以及血压升高等情况，这时应尽量减少体力劳动，不宜干重活，只能做一些力所能及的轻活。在家务劳动中，要注意不做活动量大的活，更不要使劳动时间过长，使身体过于疲劳。

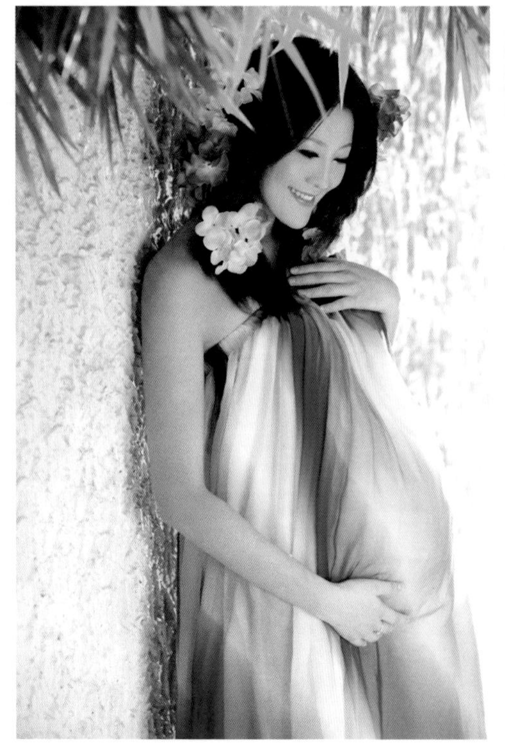

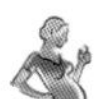

孕中期可选择短途旅游

怀孕中期比较适合出游，因为怀孕初期的不适及疲累已渐消失，而末期的沉重、肿胀等现象尚未开始。此外，怀孕初期的易于流产以及末期的可能早产，也是原因之一。孕期旅行，要安排充裕的时间表，最好能免则免。以免动了胎气发生意外，但是只要妥当处理准备，孕妇也是可以享受旅游的，不过孕妈妈需要注意：

◎最好选择短途旅游，避免过度疲劳。

◎避开过热的旅游景点，而选择人少的旅游地区，比如自然风景区、度假村就是很好的去处，去海边度假还可以让“宝宝”进行日光浴，达到自然补钙，既可避免拥挤意外，也防止人多口杂使孕妇发生感冒。

◎了解旅游点的气候和天气，勿去蚊蝇多、卫生差或者传染病发病率高的地带，比如泰国，以免机体抵抗力弱的孕妇得上传染病。

◎如有条件最好选择“双飞旅游”可以保证有充分的时间用来休息。

爱心小贴士

出行前一定要听医生的建议，做好各方面的准备；一定要有人陪伴，不要一个人出游；不要去海边享受海水浴。因为海水温度较低，孕妈咪身体受凉后，子宫收缩，不能够提供适合胎儿的环境，容易发生意外。

孕中期产检

时 间	产检要点	温馨提示
16 周	唐氏症筛检、羊膜穿刺	从第二次产检开始，准妈妈每次必须做基本的例行检查，包括：称体重、量血压、问诊及看宝宝的胎心音等。准妈妈在 16 周以上，可抽血做唐氏症筛检（但以 16 ~ 18 周最佳），并看第一次产检的抽血报告。
20 周	详细 B 超、胎动	准妈妈在孕期 20 周做超声波检查，主要是看胎儿外观发育上是否有较大问题。医师会仔细量胎儿的头围、腹围、看大腿骨长度及检视脊柱是否有先天性异常。
24 周	妊娠糖尿病筛检	大部分妊娠糖尿病的筛检，是在孕期第 24 周做。先抽取准妈妈的血液样本，来做一项耐糖试验，此时准妈妈不需要禁食。
28 周	乙型肝炎抗原、梅毒血清试验、德国麻疹	如果准妈妈的乙型肝炎两项检验皆呈阳性反应，一定要让小儿科医师知道，才能在准妈妈生下胎儿 24 小时内，为新生儿注射疫苗，以免让新生儿遭受感染。而曾注射过德国麻疹疫苗的女性，由于是将活菌注射于体内，所以，最好在注射后 3 ~ 6 个月内不要怀孕，因为可能会对胎儿造成一些不良影响。

Q 医院是不是越有名越好？

A 现在很多孕妇都选择在一些知名度很高的医院做产检或者生产，大医院在应急能力方面自然是更好一些，但怀孕本身是一件自然的事情，如果身体健康、年龄不大，没有必要盲目选择大医院，因为综合性大医院同时也接受其他各种患者，准妈妈患上感冒或者其他感染性疾病的可能性也会增加。

孕中期胎教方案

胎宝宝在这个时期，神经系统、感觉系统开始变得发达，细小肌肉开始会动，头部可左右摆动，开始有吸吮手指的动作。此阶段的胎宝宝对抚触的敏感度和1岁孩子一样，同时，他（她）对音乐或声音也会有所反应。

抚摸胎教，好玩的踢肚游戏

准妈妈与胎宝宝玩互动游戏，让胎宝宝能清晰地感知到妈妈对他（她）的关注，同时可以刺激胎宝宝的运动积极性和动作灵敏性，踢肚游戏和轻轻拍打胎宝宝都是好玩的互动游戏。

当胎宝宝每次踢准妈妈肚皮时，准妈妈可以迅速地轻轻拍打一下被踢的部位，然后静静地等待胎宝宝的第二脚。一般在一两分钟后，胎宝宝会再踢一下，这时候就再轻拍一下。

这样往复几次后，稍停一会儿。准妈妈接下来要试着改变拍的位置（注意要离原来胎动的位置近一些）。神奇的事情发生了，胎宝宝会向着准妈妈拍的地方踢过来。

这种游戏可每天进行2次，在晚上胎宝宝活跃时进行效果最好，每次5分钟左右。

爱心小贴士

为了增加踢肚游戏的趣味性，准爸爸也可以加入进来，在胎宝宝积极地踢准妈妈的肚皮时，准爸爸也轻拍一下，并对他说："宝宝，猜猜哪只手是爸爸的？"或是干脆把耳朵贴在准妈妈的肚皮上，如果小宝宝踢中了爸爸耳朵的位置，准爸爸别忘了夸奖胎宝宝。

对话胎教，说什么都可以

进行过对话胎教的宝宝，出生后情绪稳定，视、听能力强，比较容易被逗笑。准妈妈如果将聊天胎教延续到出生以后的对话早教，将来宝宝在语言、认知、情绪和行为能力等方面的发展，将远远超过未进行过对话刺激的胎宝宝。

准妈妈或准爸爸对胎宝宝说什么内容都可以，可以是亲切地打个招呼，也可以是美好的祝愿。从生活的大情小事到工作、学习、娱乐乃至天文、地理等都可以跟胎宝宝聊一聊。

例如早晨起床后，你可以轻抚腹部对胎宝宝说："宝宝，咱们起床了，和妈妈一起去散步好不好？""宝宝，昨天睡觉你梦见什么了，总踢妈妈。"如果你有兴趣可以一边吃早餐，一边向胎宝宝介绍好吃的食物；做晚餐时，你一边洗菜、淘米，一边向胎宝宝介绍蔬菜的形状、颜色、味道；出去散步时，讲一讲路边的漂亮植物、和其他人打招呼等。

在现实生活中，你熟悉的事物你讲起来肯定会更轻松，更容易讲得绘声绘色。比如说，你喜欢动物，就给胎宝宝讲动物的故事；如果你喜欢植物，不妨给胎宝宝讲讲世上漂亮的花花草草吧。

爱心小贴士

在怀孕的第6～10个月，是对话胎教的关键时期，准妈妈们千万别错过。还有，对话胎教的效果取决于准妈妈和准爸爸对胎宝宝的态度。准父母切不可认为胎宝宝什么都不懂，不顾言行，像应付差事。当着胎宝宝吵架就更不对了。而是应该把胎宝宝当作一个大孩子一样，养成和他（她）对话的习惯，尤其是在他（她）活动时，要随时与他（她）交流。

美学胎教，陶冶宝宝的情操

美学胎教主要指音乐美学、形体美学和自然美学。音乐美学要求乐曲安静、悠闲，同于音乐胎教；形体美学要求准妈妈的形体优美，要多注意保持外在美感，包括穿着颜色温和、合适得体的孕妇装、干净利落的头发、干净明亮的脸色等。研究证实，孕期爱美的准妈妈生下的孩子更活泼聪明。自然美学则建议准妈妈多到大自然中饱览美景，陶冶情操、放松心情，使精神境界得以升华。

其实，“生活不缺乏美，只是缺乏发现美的眼睛”，准妈妈如果能在孕期练出一双善于发现美的眼睛，到处都是美。准妈妈常常沉浸在美好的感觉体验中，相信胎宝宝也能感觉愉悦，并逐渐形成一种乐观积极的性格。

另外，准妈妈可以做一些手工，做漂亮的布贴画、可爱的玩偶、美丽的插花等，都能得到美的熏陶，从而让胎宝宝生活的环境充满美。亲手为宝宝做个玩偶空闲又精神良好的时候，准妈妈可以亲手为即将出生的宝宝做个爱心玩偶。做玩偶动手动脑，对准妈妈是很有益的锻炼，也能让宝宝心灵手巧。

音乐胎教时莫伤胎儿的听力

在孕早期让准妈妈听音乐这种胎教方式主要是让准妈妈情绪平静、愉悦，并将这种好的感受通过大脑传达给胎儿，从而实现胎教的目的。其实真正的音乐胎教是从这个时候开始的，此时，外界的声音会对胎宝宝产生一定的影响，准妈妈可以选择合适的音乐与胎宝宝一起倾听。

可以在固定的时间给胎宝宝上音乐课，最好是在每天空闲的时候，如下班后、睡觉前，要坚持不懈。准妈妈躺下来或者坐好，用手轻轻拍击或按压三下胎宝宝肢体，唤醒胎宝宝，让他明白开始做胎教了，要集中精神学习。胎宝宝有反应了，就可以开始放音乐或唱歌。听音乐时，准妈妈也要集中精神，认真体会乐曲中的美好情境。唱歌的时候，可以想象孩子将来睡在小床上的可爱模样。

需要注意的是，适合胎教的音乐频率为

2000 赫兹，如果频率在 5000 赫兹以上就会对胎宝宝的大脑和听觉造成伤害。另外，给胎宝宝听音乐要慎选传声器。传声器传出的音乐透过母体腹壁、皮下组织、子宫壁、羊水、胎宝宝头骨等，经过反射、折射、散射、吸收等复杂作用，最终出现在胎宝宝耳中的是声波，音乐是严重失真的，而且声波的分量比常人听到的多且复杂，可能会对胎宝宝的听力造成伤害。

孕期必听的十首胎教乐曲

1. 普罗科菲耶夫的《彼得与狼》——做个勇敢的宝宝。

2. 德沃夏克的 e 小调第九交响曲《自新大陆》第二乐章——抚平焦躁的心情。

3. 约纳森的《杜鹃圆舞曲》——特别适合在早晨睡醒后倾听。

4. 格里格的《培尔·金特》组曲中《在山魔王的宫殿里》——感受力度与节奏。

5. 罗伯特·舒曼的《梦幻曲》——感受清新与自然。

6. 约翰·施特劳斯的《维也纳森林的故事》——感受春天早晨的气息。

7. 贝多芬的 f 大调第六号交响曲《田园》——在细腻的乐曲中享受宁静。

8. 老约翰·施特劳斯的《拉德斯基进行曲》——激情澎湃中感受无限活力。

9. 勃拉姆斯的《摇篮曲》——妈妈无尽的爱，在乐曲声中与小宝宝说说话。

10. 维瓦尔第的小提琴协奏曲《四季·春》——体验春季盎然的感受。

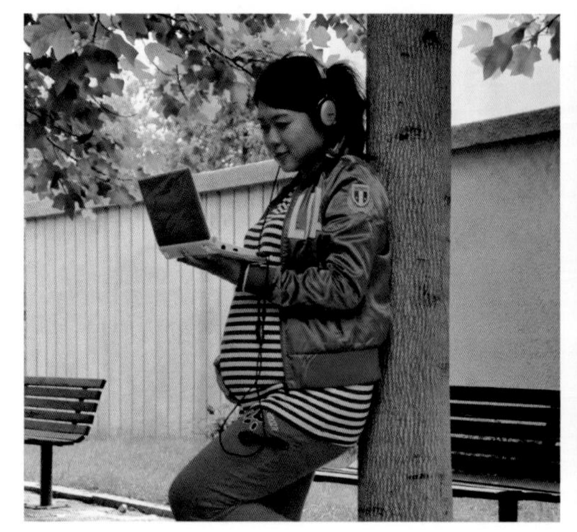

色彩胎教有益胎宝宝的视觉发育

色彩通过视觉对人体发生作用，做色彩胎教，胎宝宝最能受益的就是视觉。如何进行色彩胎教，可以通过三个例子来说明：

准妈妈赏花，不要忘了让胎宝宝参与。看见花描述一下颜色，这种颜色能给人什么感觉，以及有什么形容这种花的诗句等都可以给胎宝宝说一下。

水果也是五颜六色的，也可以拿来给胎宝宝做色彩胎教。苹果是什么颜色，不同苹果有不同的颜色，自己最喜欢吃什么颜色的苹果等都跟胎宝宝讲讲。

欣赏画的时候，除了欣赏其意蕴、形象、线条，当然也要欣赏色彩，告诉胎宝宝一幅画里都用了什么颜色，什么颜色跟什么颜色搭配得好，哪两种颜色融合可以形成第三种颜色，这种颜色有什么特点等。

当然，这些色彩不是说说看看就算了，最好能在自己的脑海里形成印象。不要忘了，只有准妈妈用心跟胎宝宝沟通，胎宝宝才能有所感受。

光照胎教要配合宝宝的作息时间

胎宝宝的视网膜大约在25周时发育完全，眼睛时睁时闭，对光线的变化非常敏感。从B超上可以看到，当光射进子宫时，正在活动的胎宝宝会安静下来，但眼球活动次数增加，当光一闪一灭时，心率还会出现变化，这时最适合进行光照胎教。正确的光照胎教可刺激胎宝宝视觉通道，促进视觉系统和大脑视觉中枢，使之发育得更好，对胎宝宝以后的视觉、思维、想象以及视觉敏锐性、协调性和专注性都能产生良好的影响。

在胎宝宝醒着的时候，可以用手电筒对准孕妈妈腹部胎头所在的位置照射，开始时每次照射30秒左右，然后逐渐延长时间，但不要超过5分钟。在结束之际，将手电筒连续开关几次，加强刺激。光照的同时配合对话。当打开手电筒的时候，告诉胎宝宝:“妈妈把手电筒打开了，是不是感觉明亮了很多，暖洋洋的，这就是白天的样子，是玩耍的时间，不要偷懒，玩一会儿吧。”当手电筒灭掉的时候，告诉胎宝宝:“现在妈妈把手电筒灭掉了，这就是黑夜的样子，黑夜让人感觉宁静，正适合睡觉，不能再贪玩了。”这样可以让胎宝宝正确认识昼夜，形成和成人一样的作息规律。

要注意的是，不要在胎宝宝睡觉的时候做光照胎教，以免打扰胎宝宝休息，扰乱了胎宝宝正常的生理周期和发育速度。

光照胎教开始时不要太频繁，可以每周做3次。在孕8月以后就可以每天做1次。

爱心小贴士

光照胎教不能用强光源或热光源（如强光灯、热能灯），这些光源刺激太强，会让胎宝宝不安，也可能会伤害胎宝宝的视觉神经，所以不适合胎教用。普通的手电筒是最合适的。

提高胎教效果的胎教呼吸法

来学习一种呼吸法吧，这种呼吸法对准妈妈稳定情绪和集中注意力非常有效。在做呼吸练习法时，场地可以自由选择，可以坐在床上，也可以是沙发上，甚至平静地站着。衣服尽可能穿得宽松，关键是腰背舒展，全身放松，微闭双眼，手可以放在身体两侧，也可以放在腹部，总之你觉得舒服就好。

准备好以后，用鼻子慢慢地吸气，在心里默默地慢数5下（大约5秒钟时间）。吸气时，要让自己感到气体被储存在腹中，然后慢慢地将气呼出来，用嘴或鼻子都可以。总之，要缓慢地、平静地呼出来，呼气的时间是吸气时间的2倍。这样做会让准妈妈感到心情平静、头脑清醒，有利于宝宝的生长发育。

准妈妈可以边做家务边胎教

孕妈妈在开始做家务前，可以先抚摸一下腹部，跟胎宝宝说:“宝宝，现在我们开始做家务了。”然后，做好必要的防护措施，比如戴上胶手套、口罩、穿上防滑鞋等，再开始做家务。

在你洗碗时，你可以边洗边告诉胎宝宝你们今天吃了什么菜，这些菜对身体有什么好处，怎样洗碗才能更干净更卫生等；打扫房间时，你可以跟宝宝讲一讲家里是什么样子，你在家里的感受等。

总之，只要你觉得说给宝宝听很快乐，那么就让这种快乐继续，千万不要勉强自己一直说，如果你觉得说累了，不妨停下来，要知道，勉强的语气会降低胎教效果。

当你的家务活做起来不那么枯燥时，你和老公不妨为你们每周的家务活制定一个合理的计划，这样你的孕期生活将会更规律更舒适，还能在家务活上节省很多时间来做其他的事情。

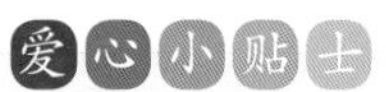

你可以将计划制定成表，当看着这张表时，你心里会觉得满满的都是充实的日子，感到踏实和安全。

让胎宝宝感受来自爸爸的触感刺激

希望与孩子建立亲密关系首先要从胎教开始，在选择胎教内容上，准爸爸一定要注意尽可能向孩子传递积极健康的信息，尽可能将自己心灵深处爱的力量以及对孩子到来之后的美好设想表达出来，这样对于妻子腹中胎儿的成长极其有利。

丈夫帮助妻子做腹部按摩也能够增进准爸爸与胎儿的亲密关系。比较典型的就是对

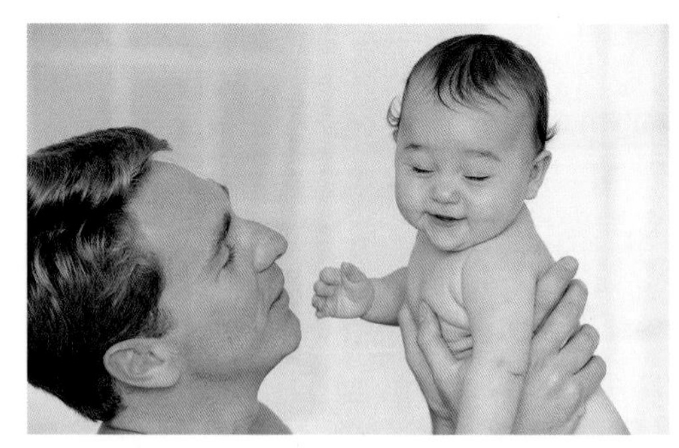

孕妈妈腹部的抚摸按摩，并伴有轻轻的拍打，同时最好配以相应的语言提示，比如告诉胎儿你和妻子现在在干什么，或者向他描述一下房间的布置以及今天的天气情况。准爸爸的抚摸一定要尽量缓慢和轻柔，力道的掌握非常重要，但太过小心翼翼也没有必要，最重要的是多跟妻子进行交流，随时了解她的感受，这样在帮助妻子按摩的过程中就能做到恰到好处。

此时，需要注意的就是孕妈妈的座椅是否足够宽大舒适，周围的环境是否干净清洁，并且在为妻子按摩之前，准爸爸一定要洗手。如果平时有吸烟的习惯，那么最好设法将烟味去除掉，同时为孕妈妈按摩的时间也不宜过长，因为那会让妻子和胎儿都感觉到疲劳。

来自于父亲触觉、听觉的刺激是对胎儿脑部发育的最佳促进因素，这也是一个人最基本、最原始的感觉。自生命孕育之初就向其传递自己伟大的父爱，对孩子出生后相关人格的塑造极其有利，而对于准爸爸和孕妈妈本身，也是一次次很好的情感体验，从对孩子的胎教中也会有很多关于人生的收获，会重新思考一些原本可能被看轻的问题，从而意识到家庭才是自己生命中最重要的财富。

和胎宝宝一起做游戏

孕妈妈怀孕7～8个月时是胎动最明显的时候，所以可在此时进行游戏胎教；宝宝一般而言需要8～12小时的睡眠，所以如果在饭后1～2小时陪宝宝玩耍，母亲可以明显的感受到胎动，宝宝的手脚也会随着母亲的动作，而产生不同的反应。

游戏胎教最好是在团体中、有音乐的良好环境中进行，以不危险、有趣味性为原则。

下面给准爸妈们列举几种游戏以作参考：

☆用一只手压住腹部的一边，然后再用另一只手压住腹部的另一边，轻轻挤压，感觉宝宝的反应。这样做几次，宝宝可能有规则地把手或脚移向妈妈的手，宝宝感觉到有人触摸他，就会踢脚。

☆以有节奏性的东西拍打肚子，感觉宝宝的反应，通常重复几次下来，宝宝会有反射动作。

☆用两、三拍的节奏轻拍腹部，如果你轻拍肚子两下，宝宝会在你拍的地方回踢两下，如果轻拍三下，宝宝可能会回踢三下。

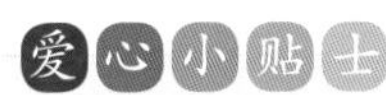

游戏胎教对宝宝很有好处，借着听音乐、运动、游戏对宝宝有好的刺激，可以增加宝宝动作的敏感度。另外，还可以透过游戏胎教，使宝宝的胎动明显，以此来判断宝宝健康于否，如果宝宝不爱动、不活泼，就要特别注意。

孕中期胎教的注意事项

☆胎宝宝的生长环境拒绝噪音。胎宝宝的耳蜗在6个月以后虽说发育趋于成熟，但还是很稚嫩，尤其是内耳基底膜上面的短纤维极为娇嫩，如果受到高频声音的刺激，很容易受损伤，这对胎宝宝的伤害是无法挽回的。所以，孕妈妈不要经常处于噪音环境中。

☆不要让胎教干扰了胎宝宝的睡眠。胎教并不是越多越好，胎宝宝绝大部分时间都在睡眠中度过，因此，为了尽可能不打搅胎宝宝的睡眠，胎教的实施要遵循胎宝宝生理和心理发展的规律，不能随意进行。准爸爸和孕妈妈应遵循定时胎教的原则，且要在胎宝宝睡醒时进行胎教。

☆准妈妈的不良情绪牵动着宝宝的神经。虽然准妈妈和宝宝的神经系统没有直接联系，但存在着血液循环及内分泌的联系。准妈妈情绪变化时，会引起体内某些化学物质的变化。当准妈妈生气、焦虑、紧张不安或忧愁悲伤时，体内血液的激素浓度也会发生改变，胎儿就会立即感受到，也会表现出不安和胎动增加。

孕中期胎教故事二则

山大王和小小鸟

山大王是个怪物，最喜欢吃小动物。

冬天，山大王又背上弹弓去打猎。他一只动物也没打到。山大王看见湖里有一条小鱼，因为别的大鱼都被山大王吃光了。山大王又看见树林里有一只小小鸟。

“算了，他太小，不吃他了吧。”山大王回到家里，摸出口袋里的半个面包。山大王哭了起来：“我多么可怜，又饿、又冷、又孤单。”

小小鸟从窗户的破洞里飞了进来。小小鸟也哭着：“我也饿，我也冷，我也孤单。”山大王说：“别哭了，这些面包屑给你吃吧。”

小小鸟衔起面包屑，飞了出去。山大王觉得奇怪，跟了出去：“小小鸟要去哪里呢？”小小鸟把面包屑丢进水里去。

山大王这才明白：“原来，小小鸟是把面包屑留给湖里的小小鱼呀。”山大王跑回家，捧来一只大盆。他把小小鱼接进盆里，跑回家去。

山大王说：“请你们在我的破屋里，和我一起过冬天，行吗？小小鸟和小小鱼都说：“行。”山大王开始烤面包。他想：“从此以后，我要和小小鸟、小小鱼一起吃面包。”山大王再也不吃小动物了，他也不再感到孤单了。

小兔学长跑

小兔灰灰跟着马老师学习长跑。马老师带着灰灰一边跑一边讲解，他们穿过了一片小树林，又越过了一座小山坡，不久灰灰就累得汗流浃背了。他多么希望能够停下来，好好休息一会儿啊。

灰灰渐渐落后了，一不小心被一根树枝狠狠地绊倒在了地上。这一下可摔得不轻，连新裤子都磕破了，灰灰痛得大声哭了起来。马老师听到哭声马上返了回来，说：“灰灰，坚持才能胜利，碰到一点困难就退缩肯定不行。”

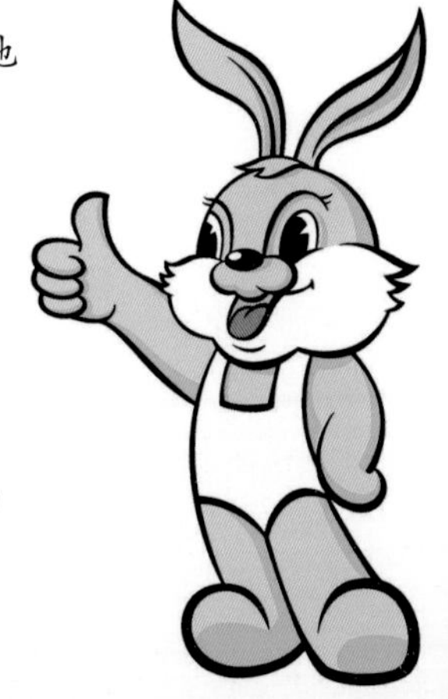

灰灰听了老师的话，从地上站了起来，树上的小鸟也鼓励道：“灰灰，加油！你一定会成功的。”灰灰点了点头，擦干眼泪继续向前跑。后来呀，哭鼻子的小兔灰灰在森林运动会上赢得了长跑冠军，他可兴奋啦！

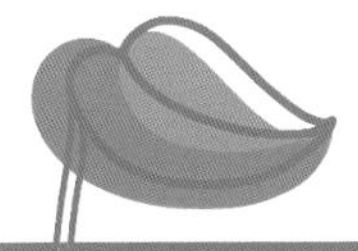

孕晚期

孕晚期胎儿和孕妈妈的变化

第29周

不规律宫缩开始变得频繁

胎宝宝发育

胎宝宝现在有1300克了，如果他（她）能够站起来，应该有430毫米高了。和过去相比，胎宝宝看上去胖了很多，这是因为他（她）的皮下脂肪已初步形成。他（她）的肌肉和肺部正在继续成熟，他（她）大脑的神经元细胞正在飞速地生成，因此，胎宝宝的头部也在继续增大。由于脑波运动，胎宝宝甚至能够做梦了。

每度过1周，胎宝宝出生时健康强壮的可能性就越大。他（她）的脑部能指引有规律地呼吸和控制体温，即使这时早产，宝宝也不太需要呼吸协助。

准妈妈的身体变化

孕29周，准妈妈子宫高度比肚脐高76～102毫米，从耻骨联合处量起约290毫米。现在，子宫所在的位置会对膀胱造成压力。你可能感觉又回到了孕期的头3个月，频繁地上厕所，总感觉膀胱里的尿排不净。甚至在笑、咳嗽或者轻微运动时，也会有尿排出。

当你走路多或者身体疲劳时，你会感到肚子一阵阵地发紧，这是正常的不规律宫缩。当你仰躺时，你会感到头晕，心率和血压会有所变化。如果从仰躺变为侧躺，症状就会消失。在孕期的最后3个月，大多数孕妈妈都会有鼻塞或者鼻出血的情况，这种情况很正常，一旦分娩，就会痊愈的，不会有后遗症。

健康问答

Q 怀孕29周胎动频繁正常吗?

A 怀孕28～32周是胎动高峰期，孕38周后又逐渐减少。孕妇应从28孕周起测胎动。每日早、中、晚各1次，每次1小时。孕妇可取坐位或侧卧位，将两手轻放腹壁上体会胎动。正常胎动为3～5次/小时。

第30周

身体越发沉重

胎宝宝发育

现在，胎宝宝大概长440毫米、重1500克。从现在到分娩，每个胎宝宝增加体重的比率会不一样。

这一周，胎宝宝的重要器官——脑部在继续快速的发育，大脑和神经系统已经发达到一定的程度，大脑的发育非常迅速，皮下脂肪继续增长。如果是男宝宝，他的睾丸这时正在从肾脏附近的腹腔沿腹沟向阴囊下降的过程中，如果是女宝宝，那么这时她的阴蒂已突现出来，但并未被小阴唇所覆盖。

这周，胎宝宝的眼睛可以开闭自如，大概能够看到子宫中的景象，还能辨认和跟踪光源。

准妈妈的身体变化

孕30周，准妈妈的子宫约在肚脐上方100毫米处，从耻骨联合处量起，子宫底高约300毫米。这时候，准妈妈会感到身体越发沉重，肚子像个大西瓜，行动吃力、呼吸困难并且胃部感到不适。再过几周，随着胎儿头部开始下降，进入骨盆，不适感会逐渐减轻。

催乳素数值在体内上升，有些准妈妈的乳房甚至会开始分泌初乳。肚子上的肌肉已经撑大并且松弛了，所以当你躺着的时候，不要像过去那样快地起身，而要慢慢地起身。

准爸爸须知

这个时期，妻子会经常觉得腰酸背痛，所以，睡前丈夫为妻子揉揉后背、揉揉肩，按摩一下腿和脚，对妻子来说，既是身体的需要，也是心理的需要。

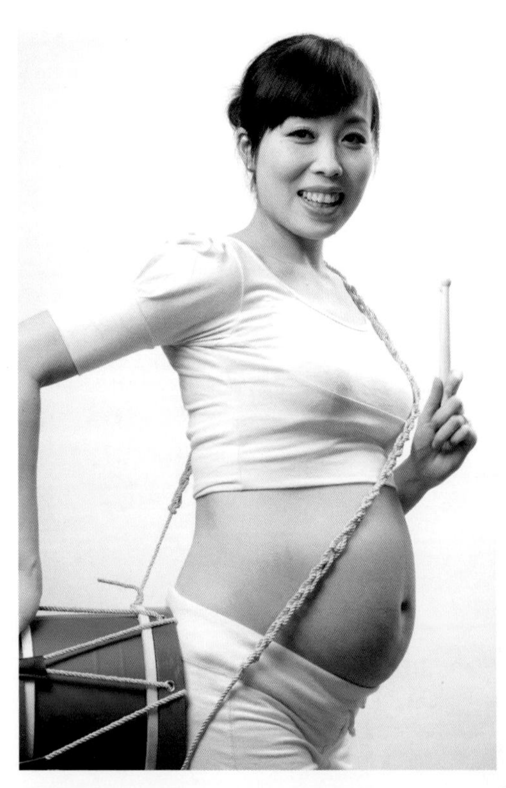

第35周

行动变得更为艰难

胎宝宝发育

胎宝宝的身长达到了500毫米左右，体重2500克。他（她）皮下脂肪增多，身体圆滚滚的。

这个时候，胎宝宝从脚趾到头发，已经完成了大部分的身体发育。他（她）的两个肾脏已经发育完全，肝脏也能够代谢一些废物了。他（她）的神经系统和免疫系统仍然在发育，体内的脂肪也在增加。你可能会感到他（她）的活动量少了，这是因为宝宝的身体逐渐增大，现在已经不是在羊水里漂浮着了，也不太可能再拳打脚踢了。

准妈妈的身体变化

本周，从肚脐量起，准妈妈子宫底部高度约150毫米，从耻骨联合处量起约350毫米，体重约增加了11～13千克。现在，你的子宫壁和腹壁已经变得很薄，当胎宝宝在腹中活动的时候，你甚至可以看到宝宝的手脚和肘部。因胎宝宝增大并逐渐下降，很多准妈妈会觉得腹坠腰酸，骨盆后部肌肉和韧带变得麻木，有一种牵拉式的疼痛，使行动变得更为艰难。

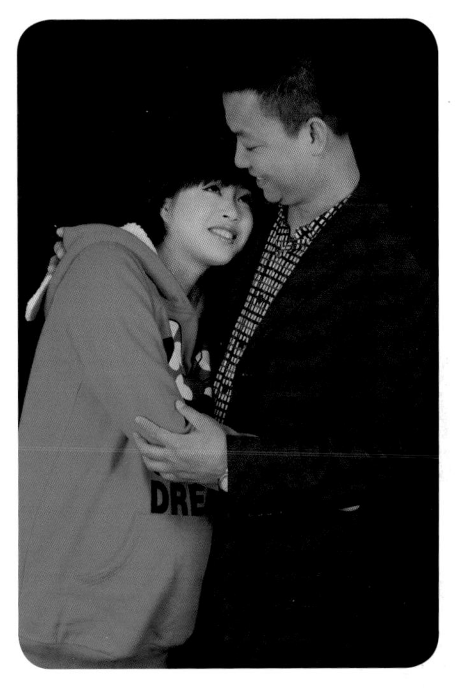

准爸爸须知

现在，丈夫陪妻子分娩已经不是一件新鲜事了。丈夫陪产对产妇是种莫大的支持，但陪产前丈夫必须有充足的心理准备。妻子怀孕生产的过程是夫妻感情最容易出现危机的时候，如果丈夫能陪产，能感受到妻子的艰辛而更加爱护妻子，是对夫妻感情一次有益的促进。现在，你不妨征求妻子的意见，是否需要你的陪产呢？

第 36 周

下腹坠胀，胎儿要出来的感觉

胎宝宝发育

本周，胎宝宝大约已有 2800 克重了。

胎宝宝的肺已经完全成熟，但仅靠自身的力量还不能呼吸。覆盖宝宝全身的绒毛和在羊水中保护宝宝皮肤的胎脂正在开始脱落，皮肤变得细腻柔软，胎宝宝也变得越来越漂亮了。

胎宝宝的四肢会自由地活动，手碰到嘴唇时，会吸吮自己的小手，已经有了很好的吸吮能力，还会自由地把眼睁开或闭上。

胎宝宝的骨骼已经很坚硬了，为了能够顺利地通过产道，胎宝宝的头骨保持着很好的变形能力，会根据需要调整自己的头形。

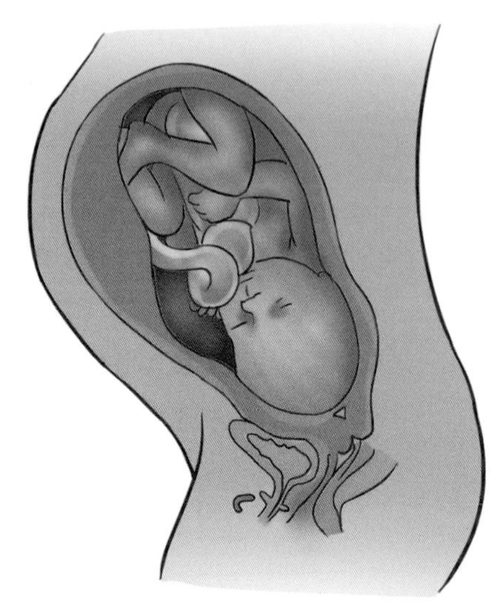

准妈妈的身体变化

本周，如果胎宝宝已经下沉到骨盆，准妈妈的肋骨和内脏器官可能会有轻松的感觉。你可能会发现自己烧心的情况会有所好转，呼吸也会变得更容易了。但是你可能比以前更频繁地去卫生间，压力的变化会让你感到腹股沟和腿部非常疼。

这时你的肚子已相当沉重，肚子大得连肚脐都会明显突出来，起居坐卧颇为费力。有些准妈妈会感觉下腹部坠胀，甚至会时时有宝宝要出来的感觉。

健康问答

Q 怀孕 36 周，突然出现褐色分泌物，是否正常？

A 突然出现褐色分泌物，有可能是临产先兆，建议去医院做产前检查，如果有异常情况医生可以及时处理。

第 37 ~ 38 周

放松心情，减少产前焦虑

胎宝宝发育

胎宝宝现在有 3000 克左右了。他（她）体内的脂肪增加约 8%，到出生时约 15%。如果现在胎宝宝胎位不正，那么他（她）转为头位的可能性已经很小了。

现在，胎宝宝的指甲已经长到了手指和脚趾的末端，头发长到了 2 厘米左右。这时候宝宝的发质与遗传的关系不大，主要是和孕妈妈孕期的营养有关。

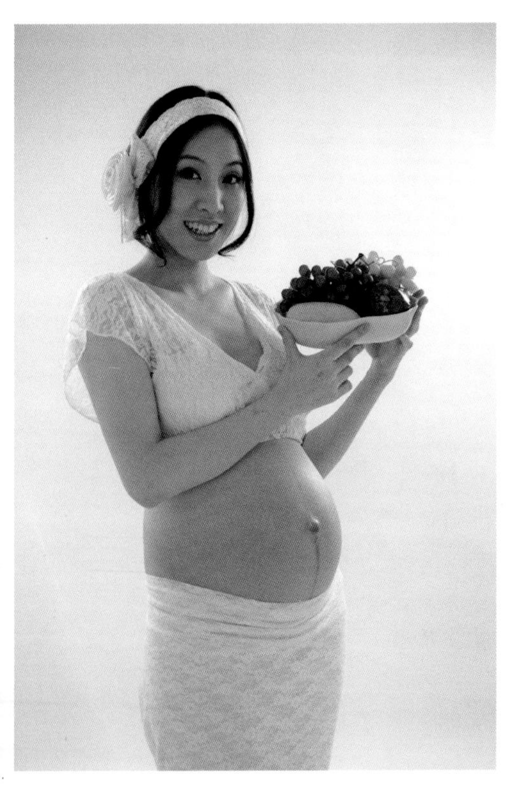

胎宝宝身上原来的一层细细的绒毛和大部分白色的胎脂逐渐脱落，这些物质及其他分泌物也被胎宝宝随着羊水一起吞进肚子，形成胎便。

准妈妈的身体变化

这时，胎宝宝在母体中的位置不断下降，所以准妈妈小腹坠胀的感觉更加明显，不规则宫缩的频率也有所增加。在孕期的最后几周，你的脚还是会非常肿胀，这都是正常的，会在分娩后消失。

等待分娩的日子会使你感到很焦虑，你也会开始一天天地数日子。其实，只有 5% 的孕妇在预产期分娩。多数孕妇都在预产期前后两周分娩，都是正常的。

准爸爸须知

妻子随时都有可能分娩。你现在需要帮妻子做一个全面的检查，以免妻子破水临产需要马上送她到医院时出现故障。如果是打出租车去医院，为了防止在紧急的时候，你的大脑记忆短路，你需要在脑袋里仔细的再强化一遍从你家到医院最便捷的路线。

第 39 ~ 40 周

小天使随时都会降生

胎宝宝发育

现在体重有 3300 ~ 3400 克，身上储备了很多脂肪，将会有助于他（她）出生后的体温调节。

胎宝宝的身体现在已经做好了一切的出生准备。他已经不再像以前那么热衷于挥拳、踢腿的动作了，转而变成集中精力向下运动，压迫妈妈的子宫颈，想把头伸到这个世界上来。

运动减少，体重却在不断增加，增多的主要是脂肪，这些脂肪将在胎宝宝出生后帮助调节体温。此时，羊水逐渐由透明变成乳白色，胎盘的功能开始逐渐退化。如果过了预产期还没有分娩迹象，就属于过期妊娠，医生会建议终止妊娠，采取催产手段或施行剖宫产让胎宝宝分娩。

准爸爸须知

准爸爸可以向有着顺利分娩经验的人请教，并把这些消息告诉妻子，还可以常和她一起想象宝宝有多可爱，用精神上的美好想象来克服孕妈妈的焦虑和不安。

准妈妈的身体变化

越接近临产期，准妈妈越觉得日子漫长，处于紧张的备战状态，整天心神不宁。建议准父母好好享受一下最后的二人世界，一起待在家里听听音乐、看看电影，尽量放松心情。

现在要特别注意胎膜早破。正常情况下，当宫缩真正开始，宫颈不断扩张，包裹在胎宝宝和羊水外面的胎膜才不会在不断增加的压力下破裂，流出大量羊水，胎宝宝也随之降生。如果宫缩还没有正式开始，胎膜就破了，胎宝宝就面临着被细菌感染的可能，非常危险。为预防胎膜早破，不要给子宫任何外力压迫，性生活则要绝对避免。

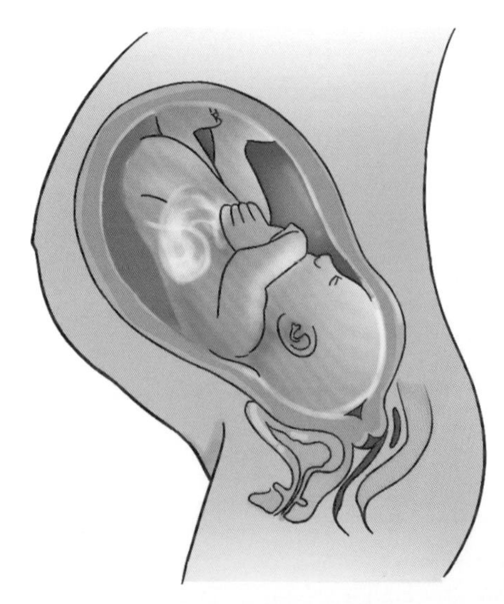

孕晚期营养饮食

孕晚期的关键营养素

在孕晚期，胎宝宝的生长发育速度快，因而准妈妈的新陈代谢比较快；另外，胎宝宝此时开始在体内储存营养。因此整体上来讲，此时准妈妈对营养的需求特别大。这个时期准妈妈需要摄入的关键营养素有哪些呢？

关键营养素	推荐每日摄入量	作　用	补充方法
锌	20 mg	增强子宫有关酶的活性，促进子宫收缩，促使胎儿驱出子宫腔，以帮助准妈妈顺利地自然分娩。	多吃含锌食物，如肉类、海产品、豆类、坚果类等。
维生素K	14 mg	可在分娩时防止大出血，也可预防新生儿因缺乏维生素K而引起的颅内、消化道出血等。	多吃菜花、白菜、菠菜、莴笋、干酪、肝脏、谷类等。
钙	1500 mg	胎儿宝宝牙齿的钙化速度在孕晚期增快，如果此阶段饮食中钙供给不足，就会影响今后宝宝牙齿的生长。	多吃含钙食物，如牛奶、蛋黄、海带、虾皮、银耳、大豆等。
铁	35 mg	若缺铁会导致准妈妈缺铁性贫血，出现头晕、无力、心悸、疲倦等，分娩时会子宫收缩无力、滞产及感染等，并对出血的耐受力差。	多吃含铁食物，也可以用铁制剂补充。
蛋白质	80～100g	在孕晚期，准妈妈和胎宝宝都在自己体内储存蛋白质，储存的总量达到400多g。	摄入优质蛋白质如肉食类以及大豆类食品。

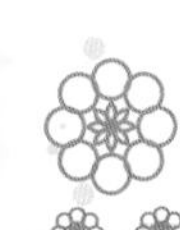
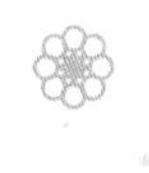
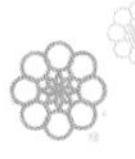
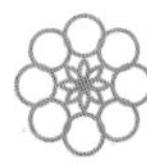
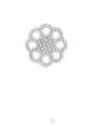
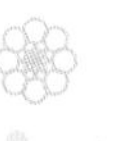
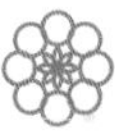
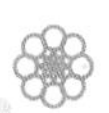

孕晚期饮食要丰富多样

进入孕晚期，除满足胎儿生长发育所需外，孕妇和胎儿体内还要储存一些营养素，所以对营养素需求量增加。要增加每日进餐次数和进食量，使膳食中各种营养素和能量能满足孕妇和胎儿需要。一般来说，准妈妈每天吃 20 种以上的食物就能基本保证营养需求。

20种食物听起来很多，吃够是很容易的，举个例子就可以明白。每天吃 4 种以上粮食类食物：

早上吃燕麦片、1 个鸡蛋，搭配凉拌芹菜等绿色蔬菜，再加 1 包牛奶或酸奶；

上午加餐吃面包、1 个苹果或其他水果、1 杯酸奶；

中午吃米饭，配菜是烧茄子、排骨萝卜汤或者肉片丝瓜汤；

晚上吃豆面面条，面条里煮几棵油菜、2 个鹌鹑蛋，另外再搭配 1 个苹果或其他水果。

油脂类，各种植物油脂，做菜的时候自然会用到；调料如葱、姜、蒜、花椒、八角、食盐、糖、醋等，每天的饮食中都会至少添加 4 种。另外再选一种坚果，花生、葵花子、西瓜子、核桃、榛子、栗子、杏仁、松子等任选一种即可。

此外，水也算一种食物。各种水交替，白开水、纯净水、矿泉水都可以喝，但不要长期只喝一种水。

当然，食物的种类是越多越好的，如果每天的食物种类能够达到 35 种以上，就更好了。

巧饮食预防妊娠纹

据统计，约 90% 的准妈妈在首次怀孕时会出现妊娠纹。若想保持美丽、抑制妊娠纹，准妈妈要注意以下两点：

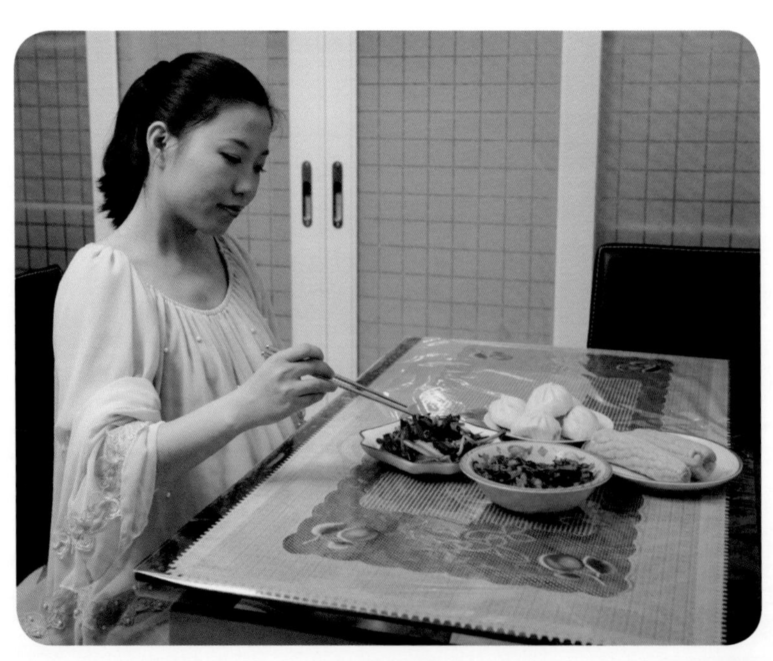

首先，做好预防工作。避免摄取过多的甜食和油炸食品，改善肤质，增加皮肤弹性；多吃一些对皮肤内胶原纤维有利的食品，比如猪手；控制糖的摄入，少吃色素含量高的食物。

其次，要控制体重增长。多吃富含维生素 C 的食物，如柑橘、草莓、蔬菜等，以及富含维生素 B_6 的牛奶制品。番茄、西蓝花、猕猴桃、三文鱼、猪手、海带、黄豆，都是有助于预防妊娠纹的食物。

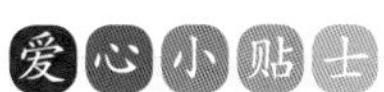

孕妇每天早晚喝 2 杯脱脂牛奶，吃纤维丰富的蔬菜水果，以及富含维生素 C 的食物，可以增加细胞膜的通透性和皮肤的新陈代谢功能。

补充维生素 C 可降低分娩危险

研究表明，孕妇在妊娠期间如果加量服用维生素 C，可以降低在分娩时遇到的危险。胎儿羊膜早破为孕妇常见问题，羊膜过早破裂会给孕妇带来危险。专家认为，维生素 C 能够帮助加固由胶原质构成的羊膜，在怀孕前和怀孕期间未能得到足够维生素 C 补充的孕妇容易发生羊膜早破。

在怀孕期间，由于胎儿发育占用了不少营养，所以孕妇体内的维生素 C 及血浆中的很多营养物质都会下降。专家建议，在孕妇的饮食中加强维生素 C 的补给能够防止白血球中的维生素 C 含量下降，孕妇不仅要增量服用维生素 C 药丸，同时还应当多吃一些含丰富维生素 C 的水果和蔬菜，如橙子和西蓝花。250 毫升橙汁的维生素 C 含量通常能达到 100 毫克，每天喝 1 杯橙汁就很不错。

补铜和补镁可预防早产

研究发现，补铜和补镁可以降低早产率。

从孕 30 周起，胎宝宝对铜的需求量急剧增加，较此前大约增加了 4 倍，如果不注意补充，容易造成母子双双缺铜。补铜的途径最好为食补，多吃含铜食物，如动物肝脏、水果、海产品、紫菜、巧克力等，这些食物都含有较丰富的铜。另外，粗粮、坚果和豆类也是较好的铜来源，可以经常食用。

镁除了可以降低早产率之外，还能减少体重过轻的新生儿比例。准妈妈可以多吃花生或花生酱补镁；如果吃腻了，还可以吃一些含镁丰富的其他食物，如黄豆、芝麻、核桃、玉米、苹果、海带等。但是，因为每天从身体中排出的镁超出 300 毫克，而从一般食物中摄取的只有 270 毫克，另外再加上膳食中植酸、草酸的影响，能被身体吸收利用的镁可能更少，所以，准妈妈有可能无法从食物中摄入足量的镁，这时候就需要通过制剂来补充，补充时需要咨询医生。

爱心小贴士

研究发现，妊娠 34 ~ 37 周的“后期早产儿”罹患多种疾病的概率，远远高于满 37 ~ 42 周的“足月产儿”。所以，孕妈妈应该注意补铜和补镁，尽量避免早产。

减轻“烧心”感的饮食法

到了怀孕晚期，很多准妈妈夜间都会有“烧心”的感觉，也就是胃灼热。准妈妈胃灼热的主要原因，是孕期内分泌发生变化，胃酸返流，刺激食管下段的痛觉感受器，引起灼热感。此外，妊娠时巨大的子宫、胎儿对胃有较大的压力，加之胃排空速度减慢，胃液在胃内滞留时间较长，也容易使胃酸返流到食管下段，使准妈妈感觉不适。这种症状在分娩后会自行消失，所以不需要专门治疗。不过，从饮食方面采取一些措施可以帮助准妈妈缓解这种不适。

☆少吃酸味食物，如柚子、橘子、番茄、醋等。

☆少吃辛辣食品，如胡椒粉或辣椒等。

☆饭后 2 ~ 3 小时再上床。

☆精肉类和低脂肪食品、油腻食物（如薯条）能引起胃灼热感，要尽量少吃。

☆避免喝咖啡、可乐、碳酸饮料，少吃巧克力、薄荷、芥末等。

☆每餐不要吃得太饱。

☆进食速度不要太快。

☆睡觉以前尽量少吃零食。

☆晚上嚼嚼口香糖，刺激唾液生成，中和一下胃酸。

☆记录所有“触发”胃灼热感的食品和事件，以后尽量避免。

勿吃易导致早产的食物

到了孕晚期，子宫膨胀已经达到一定的程度，受不了较强烈的刺激，准妈妈要远离对子宫有强烈刺激作用的食物，以免早产。

1. 有活血化瘀功效的食物可以加快血液循环速度，不利于胎宝宝的稳定，要少吃。这类食物有黑木耳、大闸蟹、甲鱼等。

2. 性质滑利食品，如薏苡仁、马齿苋，这类食品可以刺激子宫肌，使子宫产生明显的兴奋反应，而且薏苡仁会影响体内雌激素水平。总之，不利于胎宝宝稳定，可导致早产，所以必须少吃。

3. 吃大量山楂后可以引起明显的子宫收缩，导致早产，所以山楂不能吃太多。

4. 木瓜含有雌激素，容易扰乱体内激素水平。尤其是青木瓜，吃多了容易导致早产，尽量不吃。

5. 芦荟目前没有发现致人早产的证据，但是有研究表明可以引发动物早产，所以为安全起见，准妈妈也不要吃芦荟。

准妈妈如果听说了其他的可能导致早产的食物，也要尽量避免，宁可信其有，以防意外。

多吃可提升产力的食物

有没有一些可以很好的帮助妈妈们顺利地完成分娩的食物呢？下面就共同来看一下可帮助顺利完成分娩的食物。

◎巧克力：在生产之前孕妇可以适量的食用一些巧克力，因为巧克力中所含的糖分在产妇的体内可以转化为热能，可以增强产妇的体力，帮助顺利的分娩。

◎水果粥：如蜂蜜水果粥、香蕉百合银耳汤、水果沙拉等，这些粥水中含有丰富的膳食纤维，具有清心润肺、消食养胃润燥的作用，适合食欲不振的孕妇食用。

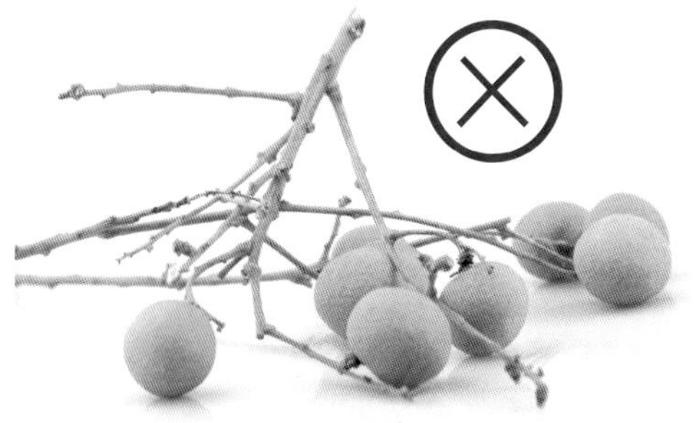

◎牛奶：产妇可以在平时的饮食中就适量的喝些牛奶，因为牛奶是给妈妈们补充钙质的，如果不喜欢喝牛奶的话，也可以喝些酸奶、奶粉或者是奶酪等。

爱心小贴士

产前不要吃桂圆，桂圆有使子宫乏力之嫌。

每天吃多少水果最合适

水果一向被认为是健康食品。于是，很多孕妈妈陷入了吃水果的误区，以为越多越好，甚至有的准妈妈把水果当正餐。健康专家研究表明：孕妇过量吃水果容易难产。

一般水果含丰富的碳水化合物、水分、纤维素以及少量的蛋白质、脂肪、维生素A、维生素B和矿物质。但是，粗纤维素含量及其特殊营养成分不如根茎绿叶类蔬菜，并缺少维生素B_{12}，所含的氨基酸也不全面。长期依赖水果作为唯一的营养来源会产生不少弊病，如贫血等，对妇女来说尤为突出。

孕妇一定要跳出超量吃水果的误区，每天饭后吃1个水果，保证营养摄入量就够了。孕妇过量食用水果除容易引发高脂血症外，还有导致妊娠期糖尿病上升的趋势。

如何为顺利分娩储备能量

准妈妈在临产前，为了给分娩储备能量，更应注意营养的补足。如果能量储备不足，很容易出现宫缩无力、产力低下，迫不得已时，需要借助助产工具或者施行剖宫手术才能完成分娩。为避免这种情况出现，准妈妈在怀孕的最后阶段一定要合理安排饮食，为分娩储备些能量。提供能量的主要物质是蛋白质和碳水化合物，所以准妈妈的饮食里要包括足够的碳水化合物和蛋白质。

但是，储备能量不代表可以无限制地多吃。在这个时期如果摄入过量的热量，很容易出现巨大儿，造成难产。碳水化合物每天不要超过500克；蛋白质尽量优质，鸡蛋、牛奶、瘦肉、鱼类、豆制品都可以适当食用，蛋白质每天总摄入量最好不超过100克。

正确饮食让准妈妈睡得更香

准妈妈腹部越来越大，难以找到合适的睡眠姿势，进而会影响睡眠质量。合理安排饮食，可以让准妈妈睡得更香。

◎不喝含咖啡因的饮料，如汽水、咖啡、茶。实在想喝可以在清晨或午睡后少喝一点。

◎睡前不喝太多的水或汤，早饭和午饭多吃点，晚饭少吃点，也有利于睡眠。

◎牛奶中加一点蜂蜜，也有助于入睡，但要提前2小时喝。

◎睡前不要做剧烈运动，可以放松一下神经，比如泡15分钟温水澡，喝1杯热的、不含咖啡因的饮料（加了蜂蜜的牛奶）等。

孕晚期准妈妈的营养食谱推荐

在怀孕的最后3个月，宝宝非常迅速的发育，准妈妈逐渐改善自己的饮食结构是非常有必要的，来看看孕晚期的营养食谱吧。

南瓜粥

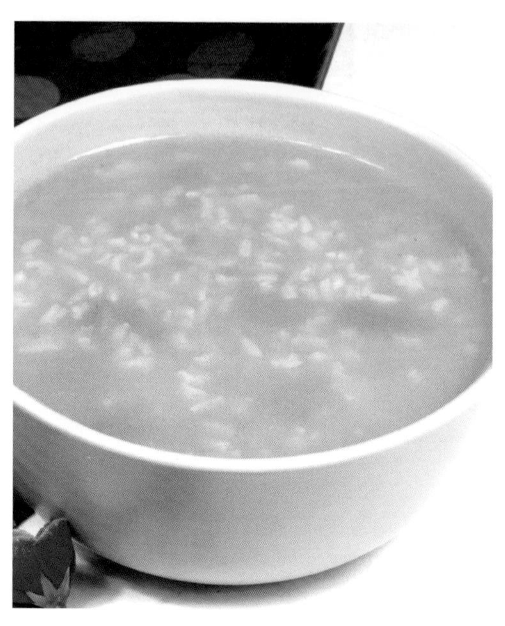

材料：大米120克，南瓜80克，食盐、胡椒粉各3克，鸡精2克

做法

1. 将大米洗净，冷水浸泡半个小时；南瓜洗净，去皮，切成薄片。
2. 取锅，放适量水，大火烧开，将大米、南瓜片一同放入锅内熬煮。
3. 待南瓜粥煮成，调入食盐、胡椒粉、鸡精，关火。

营养分析：

南瓜营养丰富，含有淀粉、蛋白质、胡萝卜素、维生素B、维生素C和钙、磷等成分，能防治妊娠水肿和高血压。

冰糖银耳炖木瓜

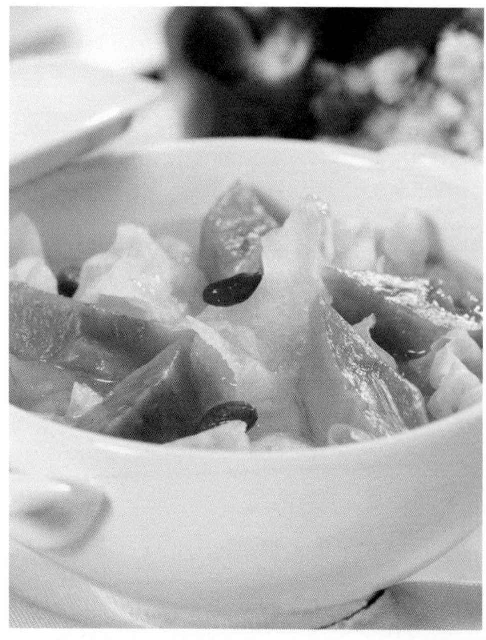

材料：木瓜1个，银耳25克，冰糖适量

做法

1. 将木瓜去皮、去子，洗净，切成小块；银耳泡发，洗净，摘成小朵。
2. 将木瓜块和银耳一起放入锅中，加适量水，开大火熬煮。
3. 再转小火炖至黏稠，下冰糖煮融化即可。

营养分析：

木瓜可帮助消化、抗菌解热，银耳则能滋阴润肺、养胃生津。木瓜银耳羹的透明晶莹、浓甜味美，是传统的营养滋补佳品，无论冷吃或热吃都一样有滋味。

山药排骨

材料：山药300克，排骨450克，食盐4克，姜片10克，生抽10毫升，葱花5克

做法

1. 山药去皮，洗净，切成小块。
2. 排骨洗净，切成小块，下入沸水锅中汆去血水后，捞出沥干。
3. 将排骨块和山药块、姜片下入锅中，加水烧开，再转小火炖至熟烂，加食盐、生抽、葱花调味即可。

营养分析：

此汤不但可开胃，还能补充体力，缓解孕妇体虚力乏的症状。

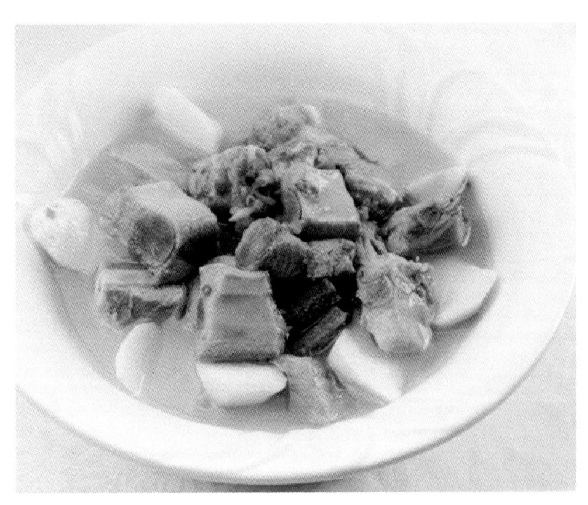

核桃莲子紫米粥

材料：紫米60克，核桃仁100克，莲子80克，冰糖适量

做法

1. 将紫米洗净，清水浸泡30分钟；核桃仁洗净；莲子洗净，去心备用。
2. 取锅，放适量水，将泡好的紫米、核桃、莲子一起放入锅内，大火熬煮，适当搅拌。
3. 当锅中紫米已经煮开花，再换中火煮20分钟即可；待凉一会儿，调入冰糖。

营养分析：

该粥有补气益血的功效，益于营养不良、体质虚弱的准妈妈。

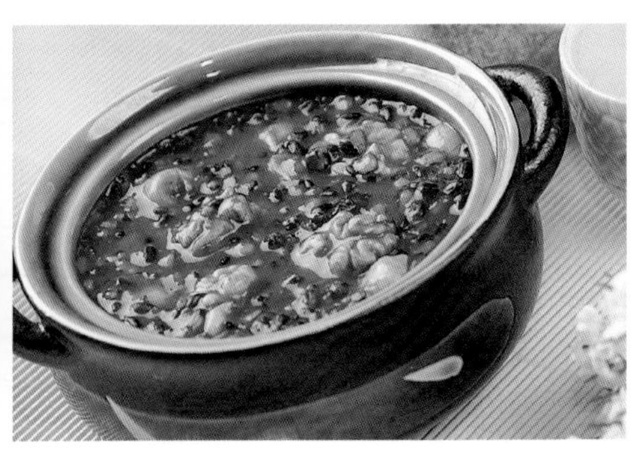

萝卜丝煮鲫鱼

材料：鲫鱼2条，白萝卜200克，食盐3克，鸡精2克，葱10克，料酒6毫升，胡椒粉、植物油各适量

做法

1. 将鲫鱼治净，加食盐、料酒腌渍入味；白萝卜去皮，洗净，切成细丝；葱洗净，切段。
2. 锅中加植物油烧热，下入鲫鱼煎至两面金黄色时，加适量水烧开。
3. 然后下入萝卜丝煮至汤汁变浓时，加食盐、鸡精、胡椒粉调味，最后撒上葱段即可。

营养分析：

白萝卜是热量极低又富含丰富植物纤维素的食物，与鲫鱼搭配，可以促进孕妈妈对营养的吸收。

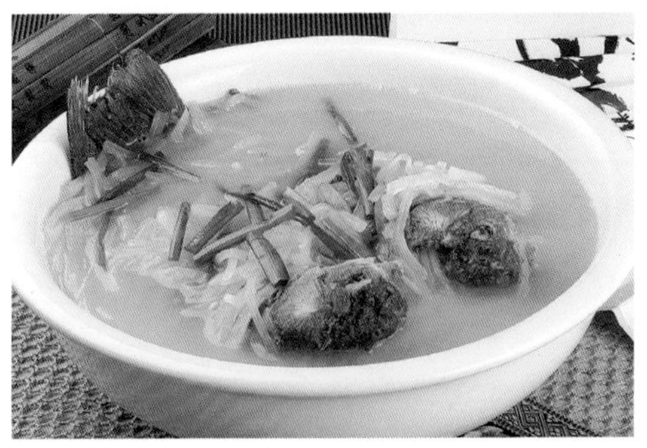

孕晚期生活保健

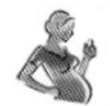

测测你是否得了产前抑郁及克服方法

开始为分娩做准备的准妈妈又成了产前抑郁青睐的对象。下面就来测测你是否得了产前抑郁吧。

测试要求：在与自己实际相符的选项后面标注“是”，不相符选项后面标注“否”，最后统计“是”的个数。

1. 感觉没精神，对什么都不感兴趣，觉得什么事都没意义。
2. 做事不能集中精力。
3. 睡眠质量差，有时睡得过多，有时睡得过少。
4. 持续的情绪低落，没有原因地想哭。
5. 不停地吃东西或对食物毫无食欲。
6. 非常容易疲劳或有持续的疲劳感。
7. 情绪起伏很大，喜怒无常，常为一点小事发脾气。
8. 莫名的内疚感，感觉自己没用，看不到未来。
9. 感觉每天有些伤心和沮丧，或者感觉心里空荡荡的，没有安全感。
10. 没有原因的焦虑。

做完产前抑郁症的测试题，如果你“是”的个数在 4 个（包括 4 个）以上，并且症状的持续时间在 2 周或者 1 月 3 次以上，那么证明你已患有轻度产前抑郁症。

产前抑郁一般表现为容易哭、情绪低落、食欲不振、季度缺乏安全感等。因身体或心理的变化，准妈妈可能会衍生出一些与平常心态反差比较大的负面情绪，这就是产前抑郁。生产过程的痛楚，是否会诞下畸形儿，自己是否会难产等都可能成为准妈妈担心的因素。

最近发现白领女性更容易患产前抑郁，因为她们的焦虑更多一些，除了以上担心之外，还有来自于工作与生活冲突上的矛盾，如担心工作状态是否能恢复如前，担心工作地位不保，担心工作之余照顾不了孩子等。

要克服产前抑郁症，准妈妈应该及时调整情绪、放松心情，平时适当地进行户外活动，保持充足的孕期营养和休息，睡好觉，做到“三个不”，即对今天不生气、对昨天不后悔、对明天不担心。

身处职场的准妈妈，则应端正自己的认识，多以那些当了妈妈的成功职场女性为榜样，要知道很多妈妈并没有因为怀孕而失去职场地位。

孕晚期过性生活要格外小心

孕8～9月性生活还可以进行，但是要格外小心，而孕10月就要绝对禁止。

进入孕8月，准妈妈的子宫已经膨胀得很大了，很容易因刺激而发生强烈收缩，导致早产或者胎膜早破。胎膜早破后，发生宫内感染和羊水过少的概率会增高，这对胎宝宝来说是很大的威胁。此时过性生活要避免机械性的强烈刺激，避免刺激敏感部位，还要戴上避孕套减少感染概率。另外，准妈妈此时身体沉重，性趣缺乏，性生活频率最好降低，时间也需缩短；姿势上可以采取准妈妈侧卧，准爸爸从背后抱着准妈妈的方式。

到了孕10月，子宫口很容易张开，因为性生活导致细菌感染的可能性空前提高，此时要绝对避免性交。夫妻亲热仅限于温柔的拥抱和亲吻。

如果在性生活的过程中出现了子宫强烈收缩、不正常出血、分泌物突然增多、严重下腹痛等现象，要马上就医。

孕晚期的最佳睡姿为左侧卧位

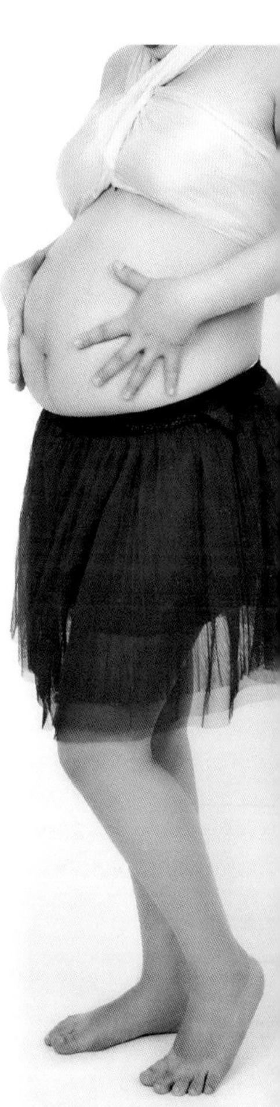

胎儿是通过胎盘与母体进行气体及物质交换，获取氧气、营养物质，排出二氧化碳及废物。胎盘血流量的充足与否，对胎儿的生长发育是至关重要的。因此，医学专家对孕妇的睡姿进行了长期的临床研究和实践后证实：孕妇在妊娠期，特别是妊娠晚期，采取左侧卧位是孕妇的最佳睡眠姿势。那么，左侧卧位有什么好处呢?

首先，可以减轻增大的妊娠子宫对孕妇主动脉及髂动脉的压迫，维持正常子宫动脉的血流量，保证胎盘的血液供给，给胎儿提供生长发育所需的营养物质。

其次，可以减轻妊娠子宫对下腔静脉的压迫，增加回到心脏的血流量。回心血量的增加，可使肾脏血流量增多，改善脑组织的血液供给，有利于避免和减轻妊娠高血压综合征的发生。

再者，可改善子宫的右旋转程度，由此可减轻子宫血管张力，增加胎盘血流量，改善子宫内胎儿的供氧状态，有利于胎儿的生长发育，这对于减少低体重儿的出生和降低围产儿死亡率有重要意义。特别是在胎儿发育迟缓时，采取左侧卧位可使治疗取得更好效果。

所以，孕妇采取左侧卧位对于优孕优生、母婴健康都有十分重要的意义。若有下肢水肿或腿部静脉曲张的孕妇，在取左侧卧位的同时最好将腿部适当垫高，以利于血液回流，减轻下肢水肿。

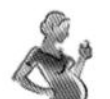

准妈妈要学会腹式呼吸法

到了孕晚期，准妈妈是不是喘气稍困难，还有些胸闷的感觉？这是因为在这个时期准妈妈的耗氧量明显增加，并且胎宝宝生长发育最快，他居住的环境也变得越来越小，如果准妈妈练习腹式呼吸，不仅能给胎宝宝输送新鲜的空气，而且可以镇静你的神经，消除紧张与不适，在分娩或阵痛时，还能缓解你的紧张心理。

腹式呼吸法的具体做法是：首先，平静心情，并轻轻地告诉胎儿“宝宝，妈妈给你输送新鲜空气来啦”。然后，你的背部紧靠椅背挺直，全身尽量放松，双手轻轻放在腹部，在脑海里想象胎宝宝此时正舒服地居住在一间宽敞的大房间里，然后鼻子慢慢地长吸一口气，直到腹部鼓起为止，最后缓慢呼出。每天不少于 3 次。

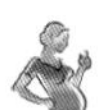

做好孕晚期母乳喂养的准备

母乳是婴儿的最佳食物，有着其他代乳品无可比拟的好处。在没有特殊的情况下，母乳喂养是最佳的抚育方式。如果准备要用自己的乳汁喂养宝宝，那么，从妊娠晚期就应该为将来的母乳喂养做好各方面的准备。

1. 注意营养。母亲营养不良会造成胎儿宫内发育不良，还会影响乳汁的分泌。在整个孕后期和哺乳期都需要足够的营养，多吃含丰富蛋白质、维生素和矿物质类的食物，为产后泌乳作好营养准备。

2. 注意乳头、乳房的保养。乳房和乳头的正常与否，会直接影响产后母乳喂养。在孕晚期要做好乳头的准备，在清洁乳房后，用羊脂油按摩乳头，增加乳头柔韧性；由外向内轻轻按摩乳房，以便疏通乳腺管；使用宽带子、棉制乳罩支撑乳房，能防止乳房下垂。扁平乳头、凹陷乳头的孕妈妈，应当在医生指导下，使用乳头纠正工具进行矫治。

3. 定期进行产前检查。发现问题要及时纠正，保证妊娠期身体健康及顺利分娩，是孕妈妈产后能够分泌充足乳汁的重要前提。

4. 补习有关母乳喂养的知识。准妈妈应取得家人特别是自己丈夫的支持，树立信心，下定决心，母乳喂养更容易成功。

孕晚期腰酸背痛如何缓解

孕晚期由于腹部增大、向前隆起，导致身体重心改变，腰背肌肉过度紧张。为了保持身体平衡，上身就要向后仰，这会导致脊柱前凸。这便是孕晚期腰酸背痛的原因。那么如何减轻孕期这种症状呢？

准妈妈可以利用三段式坐垫帮助背脊维持挺直的状态。具体做法是：准备 3 个大小不同的坐垫，最大坐垫的尺寸与坐椅同大，当作第一个坐垫，其上放着第二大的坐垫，最后，将最小的坐垫放在顶端，3 个坐垫呈“金字塔”状。坐下之前最好将 3 块坐垫用带子固定在椅子上，以避免滑动影响坐姿。3 个坐垫加起来的高度大约在 10 ~ 12 厘米最佳。让臀部坐在最高点的地方，然后背脊挺直，下腹紧缩。

准爸爸时常为准妈妈做按摩

在孕晚期，准妈妈不仅行动会不方便，而且身体还会有很多不适，这也是造成准妈咪心情不好的一个原因。准爸爸在这段时期要是能为妻子每天做个按摩，对缓解妻子身体不适会很有帮助，而且准爸爸的这种体贴还会让妻子心理放松。

按摩不一定非得有什么专业手法，一开始准爸爸可能笨手笨脚，不知道该如何做，试过几次，就会找到妻子喜欢的方式了。如果准爸爸的手比较粗糙，记着在按摩的时候准备一瓶按摩油或者润肤油。

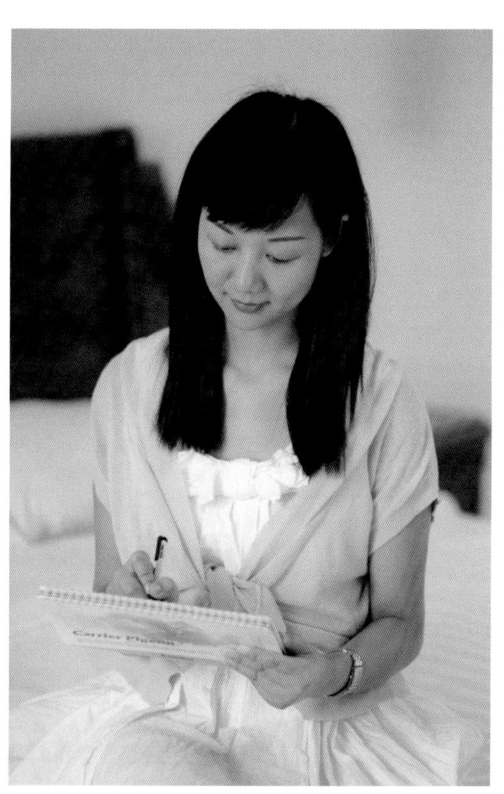

职场准妈妈何时休产假最合适

一般说来，孕妇健康状况良好，一切正常，所从事工作又比较轻松，可以到预产期前2周左右再停止工作，有些身体、工作条件好的孕妇即使工作到出现临产征兆也不为晚。因为产假只有90天，提早休假，产后的恢复时间就不会那么充裕了。建议将更多的时间留给产后的恢复。

孕晚期容易疲累，工作时要注意劳逸结合。一旦觉得劳累，马上休息一会儿，并且争取能睡午觉，为下午的工作积攒一些力量。有些力不能及的事情要及时跟上司说，请他另作安排，或者帮忙安排助手。需要注意的一点是，如果上司或者老板对准妈妈的工作表示了不满或者有故意刁难的行为，准妈妈不要太计较，这时候保持好心情是很重要的。

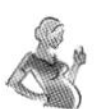

孕晚期不宜远行

怀孕的最后3个月，孕妇生理变化很大，适应环境的能力远不如平时，长时间的车船颠簸，常使孕妇难以入睡、精神烦躁、身体疲惫，而且旅途中孕妇免不了要经常受到碰撞、拥挤。车船上人的密度大，空气一般都很污浊，各种致病菌也比其他环境多，很容易使孕妇感染疾病。在这种条件下，孕妇往往会发生早产、急产等意外。孕妇分娩绝非小事，稍有不慎，将会危及孕妇和胎儿生命。因此，孕妇在怀孕晚期，一般不要离家远出。

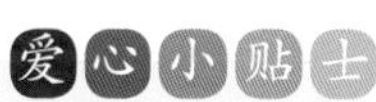

孕晚期不要长途旅游了，除非有很特殊的情况，而且还必须请示你的医生。

孕晚期产检

时 间	产检要点	温馨提示
29 ~ 32 周	下肢水肿、预防早产	在孕期 28 周以后，医生要陆续为准妈妈检查是否有水肿现象。另外，准妈妈在 37 周前，要特别预防早产的发生，如果阵痛超过 30 分钟以上且持续增加，又合并有阴道出血或出水现象时，一定要立即送医院检查。
33 ~ 35 周	B 超评估胎儿体重	到了孕期 34 周时，建议准妈妈做一次详细的 B 超，以评估胎儿当时的体重及发育状况（例如：罹患子痫前症的胎儿，看起来都会较为娇小），并预估胎儿至足月生产时的重量。
36 周	为生产事宜做准备	为生产事宜做准备。
37 周	注意胎动	由于胎动愈来愈频繁，准妈妈要随时注意胎儿及自身的情况，以免胎儿提前出生。
38 ~ 42 周	胎位固定、胎头入盆、准备生产	从 38 周开始，胎位开始固定，胎头已经下来，并卡在骨盆腔内，此时准妈妈应有随时准备生产的心理。有的准妈妈到了 42 周以后，仍没有生产迹象，就应考虑让医生使用催产素。

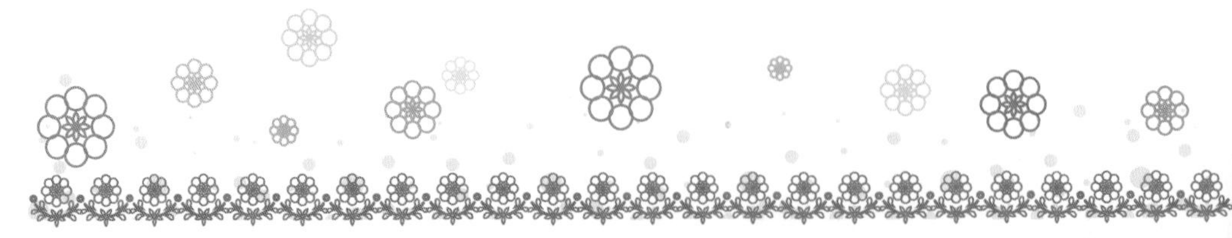

孕晚期胎教方案

到了这个阶段，胎宝宝的脑部发育更加完善，母体腹壁与子宫壁变得更薄，胎宝宝更容易听到外界的声音，对许多声音开始有所反应，也开始有意识存在。胎宝宝能记忆他（她）每天听到的声音——母体的血液声、肠鸣音、妈妈说话的声音。

孕晚期的胎教要不断重复

在孕晚期，胎宝宝的感官能力前所未有地高，尤其是听力；另外还有了初步的记忆能力。所以这时的胎教重在重复，要反复地给胎宝宝同一种刺激，让其更熟悉，慢慢记住这些内容，等到出生后就可以比较轻松地学会这些东西。因此，此时的孕妈妈不要总想着多给胎宝宝学习些东西，而应改为多巩固已经学过的内容。

在孕晚期，每天的音乐胎教固定在同一内容上，每天都放同一首曲子，哼唱同一首歌，孩子出生后的音乐爱好将以此为基础；用标准语言形容一个玩具，告诉胎宝宝玩具的名字，多重复几遍，孩子将来会对这一个玩具发生超乎寻常的兴趣；讲故事时，一个故事反复讲，并注意保持每次讲的语调、节奏一致，强化宝宝的记忆，促进大脑的发育。另外，一些数学、字母等知识的胎教更要不断重复。

语言胎教是孕晚期最重要的胎教方式

胎宝宝在孕晚期听觉器官几近发育完成，而其大脑神经网络也在孕8月时几乎全部完成，胎宝宝的听觉已经非常发达，因此孕晚期刺激胎宝宝脑补发育的最佳方式是声音刺激，语言胎教又是其中非常重要的一种。此时成功的语言胎教可以为孩子将来的语言表达能力和理解能力奠定基础。

所以，准爸爸妈妈现在应该把胎教的大部分精力集中在语言上。日常对话当然少不了，之前读过的童话、故事、笑话都可以反复念给胎宝宝听。同一个故事可以变化多种语气、语音，也可以准妈妈和准爸爸轮流读，或者分角色朗读。观察一下胎宝宝的反应，是否很安静？有否在讲到某些特殊句子时踢肚子？对自己和准爸爸的声音，是否有不同的反应？如果胎宝宝没有给出很明显的反应，也不要气馁，无论如何胎宝宝都会受益。

唱歌比听音乐的胎教效果还要好

给胎宝宝做音乐胎教，唱歌要优于单纯的放音乐。唱歌能提高准妈妈身体机能，从而给胎宝宝提供良好营养。准妈妈在唱歌时，声带会振动。声带振动可以带动内脏平滑肌，从而增强准妈妈心、肝、脾、肺、肾等器官功能，尤其对肺部的好处非常明显；可使胸肌兴奋，肺活量增加，血液氧含量提高；这种物理振动也会直接传导到子宫，对胎宝宝的好处是不言自明的。

唱歌是一种主动活动，可以避免听音乐时的心不在焉，而且唱歌可以优化人的心境，使准妈妈保持愉悦情绪，内分泌系统始终处于正常状态，传达给胎宝宝的不仅是音乐，还有妈妈浓浓的爱。

在孕晚期，唱歌比起放音乐还有一个明显的好处，就是它是结合了语言胎教和音乐胎教这两种胎教方式在里面，可以同步促进胎宝宝的音乐感受力和语言理解能力。

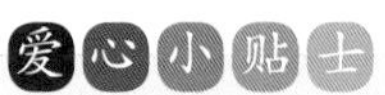

有的准妈妈担心自己五音不全，影响孩子将来的乐感，这没必要，五音不全不会遗传。

准妈妈要有探索心和求知欲

准妈妈在整个孕期不能让脑子处于真空状态，还是要有一点探索心和求知欲，只不过不能像未孕前那样探索心很迫切、求知欲很强，那会劳心伤神，没有必要。准妈妈的探索心和求知欲是适合孕期生理、心理特点的思想愿望，是从胎儿角度出发的心理需求，所以不仅不违背胎教要求，而且是胎教的一个组成部分。

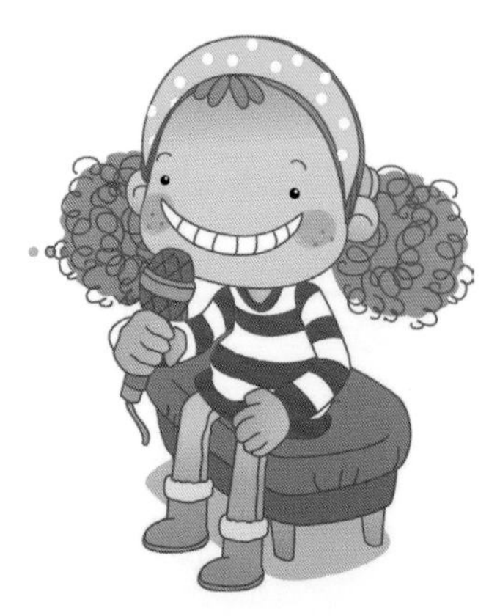

由于准妈妈的日常生活要以胎儿为中心，平时所见所闻应尽可能地描绘出来讲给孩子听。例如早晨起床后这样说："天亮了，光芒四射的太阳像一个亮晶晶的大圆球从东方慢慢地升到空中，朝霞一片片、一条条，染红了大半个天空，多么好看啊！院子里的花草上有露珠滚动，闪闪发光。旁边有小树在晨风中轻轻摆动，树上一只黄色的小鸟在歌唱，歌唱美丽的早晨……"如果孕妇对眼前的事物不大清楚，你也应该把它们的颜色、形状、气味、感觉、声音如实地讲给胎宝宝听。比如你不知道小鸟是布谷鸟，但你能告诉胎儿它的羽毛的颜色、身体的大小和飞翔的姿态。为了知道这是什么鸟，你可以查阅图书，向动物商店、花鸟商店的营业员询问。

当然，这样做会很麻烦，但对胎教很有意义。有了向胎儿传授知识的欲望，眼前的一切便顿然生辉，否则眼前的一切会黯然失色。由于母亲带着开发胎儿蕴藏的能力即潜能的欲望观察日常生活中的一切，整个孕期生活就不枯燥、烦闷，而变得有趣、有意义，也促进胎儿身心健康和素质发育。

爱心小贴士

只要准妈妈觉得自己精神状态不错，完全可以通过自然美、艺术美和社会美的观察和品味，让探索心和求知欲得到满足，既充实了生活，又可使胎宝宝得到精神胎教的营养。

阅读有助于胎宝宝的脑部发育

阅读能够激发人的想象思维，引导大脑进行更加深入细致的思考。孕妇养成良好的阅读习惯不仅可以让自己思维敏捷、填满空虚的灵魂，由阅读产生的兴奋感还可以通过身体传递给胎儿，这对孩子的脑部发育是非常积极的刺激，同时胎儿的整个神经系统也会向着更近似于母体的方向发展。这是一个逐渐优化的过程，也是孩子越来越健康、聪慧的旅程。

比较好的孕期读物是一些情感明快、积极的励志文学作品。孕妇在读过这些作品后，内心深处会升起一种健康向上的力量。这股力量促使孕妈妈愿意向更加乐观的方向憧憬生活，而这种乐观也会更恰如其分地传递给胎儿。孕妇切记要远离那些庸俗的街头小报，以及离奇的谋杀、恐怖故事，因为情绪上的过度起伏往往会让孕妇产生失眠的症状，并且由于身体本就虚弱，如果书籍对孕妇的思想产生了不健康的诱导作用，孕妈妈则会每晚多梦，甚至产生幻觉。这些都对孕妇以及胎儿的健康不利。

此外，找些儿童文学来读，提前培养一下童趣，也是孕妇与之建立联系的好方法。在阅读这些故事的过程中，母亲会自然而然地联想到自己的孩子，而故事本身就宣扬了正义与勇敢，因此，在母亲感受到故事正面、积极基调的时候，孩子也同样受到了良好的熏陶。

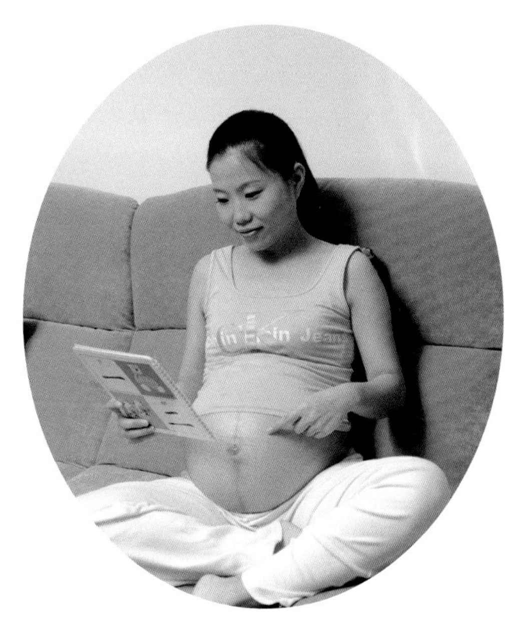

开始教胎宝宝学唐诗

此时，孕妈妈们可以开始给宝宝念一些唐诗了，会让其受到积极的影响。如：

采莲曲（王昌龄）

荷叶罗裙一色裁，芙蓉向脸两边开。
乱入池中看不见，闻歌始觉有人来。

诗人描绘了一幅美妙的采莲图，采莲少女在荷叶、荷花之间往来穿梭，以荷叶为裙，以荷花为貌，田田的荷叶、艳艳的荷花之中，她们如仙子一般，时隐时现，若有若无，一时间，诗人也看花了眼，歌声响起的时候，才恍然发现有人来。少女的活泼与荷花的情致浑然一体，描写生动、自然，读来情味悠然。

采莲词（张朝）

朝出沙头日正红，晚来云起半江中。

赖逢邻女曾相识，并著莲舟不畏风。

王昌龄笔下的采莲女是美艳的化身，这首诗里则写的是采莲女的勇敢和勤劳。采莲女晨起采莲，太阳刚露头就已来到滩头上船出塘。天晚回家途中，风云骤起，面对江中的狂风恶浪，娇弱的少女们团结起来，果断地把莲舟并在一起，抵抗风浪。

多做情趣手工有益胎教

女性可以在孕期学做一些情趣手工，比如做布贴画、袜子娃娃等，也可以做一些实用的日常用品，比如给将来的孩子织小毛衣、小袜子等。在做这些事的时候，注意力就会全部集中于其上，不但能缓解恶心感觉，还能让心情变得平静祥和，对胎教很有益处。而且，孕妈妈多动手，多做手工，将来的宝宝会更加心灵手巧。

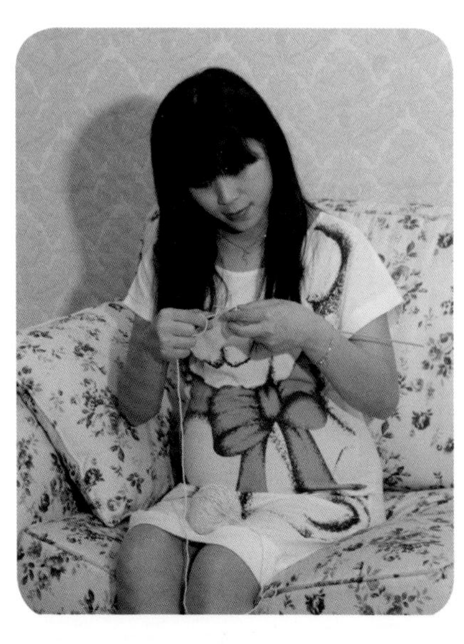

做手工是个怡情养性的方法，但不要太劳累。像大型的十字绣就不适合孕期做。下面给你介绍一种袜子娃娃的做法，来看看吧！

材料：袜子、针线、剪刀、水溶笔、填充棉。

步骤：

1. 用水溶笔画出小精灵的样子，将脚后跟部位做脸部，然后剪出效果图。

2. 翻过袜子来，将两只耳朵缝合，然后翻回正面。

3. 两只耳朵分别塞两团棉花，揉搓至均匀饱满，用同样的方法将脸部塞一团，身体部位同样塞一团，然后缝合底部。

4. 画出嘴巴的线条，用线缝出来，完工。

让胎宝宝多听听爸爸的声音

孩子最喜欢妈妈的声音，而妈妈也不一定要有很好的歌喉，只要能唱给孩子听，就是最好的。这样胎儿在肚子里就可以先熟悉妈妈的声音，增强双方的感情交流。

爸爸说话比妈妈更管用，因为男性的声音有穿透力，比女性的声音更容易穿透腹壁进入到胎儿的耳朵里，可以让胎儿多听听爸爸的声音。

由于脑神经系统发育，胎儿也开始能直接感受到妈妈的情感，所以这时候，准爸爸妈妈们可千万不要吵架，否则会给胎儿造成不良的心理影响。

孕晚期胎教故事二则

不肯冬眠的小黑熊

黑熊妈妈在一棵最粗的树干上，打了一个大洞，让小黑熊尼尼在树洞里冬眠。“乖孩子，你瞧，”熊妈妈说，“多宽敞的屋子呀！好好睡上一觉，明年春天醒来，你就大一岁啦！”熊妈妈回自己的树洞里去了。可是小黑熊尼尼却不愿意睡觉。它想：“要睡整整一个冬天，多没意思呀！让我在这大屋子里痛痛快快玩一玩吧！”尼尼最爱画画，它掏出画笔，在树洞顶上画上蓝天、白云和风筝，在树洞四周墙上画上鲜花、绿树和小溪。“咚！咚！”熊妈妈不放心尼尼，又来敲门了，“乖孩子，你睡着了吗？”

尼尼开门问妈妈：“干吗要睡觉呀？”妈妈说：“是冬天了，就应该睡觉嘛！”“不，妈妈，”尼尼指着大屋子说，“您来看哪，这儿是春天呢！”熊妈妈进屋一看，呵呵笑着说：“太好了，果然是春天。那我也不睡了，让我们一块儿玩吧！”一只小鸟飞到窗前，寒风吹得它浑身哆嗦。尼尼开窗对小鸟说：“快进来吧，别害怕，这儿有春天！”小鸟进屋一瞧，高兴地说：“真的是春天！多好的春天啊！”小鸟唱着春天的歌出门散步。结了冰的小河奇怪地说：“你唱些什么呀？现在可是冬天！”小鸟指着最粗的大树说：“不，是春天呢！你瞧那儿。”小河一看，熊妈妈和小熊尼尼正在窗口向它招手呢！要是冬天，它们早该睡了。对！小河一抖身子，冰块唏哩哗啦全碎开了。

这一年，大树林里的冬天特别短；这一年，大树林里的春天来得特别早。小动物们又高兴又奇怪。它们不知道，这些都是小黑熊尼尼的功劳呢！

王子与少女

很久以前，有一个小国家，一条湍急的大河从这个国家中间流过，把这个国家的领土分为两部分。国王和王后关系不和，整天争吵不休。最后决定离婚。国王继续统治大河的右岸，王后则迁居大河的左岸。

国王和王后只有一个儿子，两个人都不愿放弃。小王子也左右为难，既想跟着母亲，又舍不得父亲。他戴上智慧冠，终于想出了一个好办法：他把自己的床横架在大河最窄的地方。每天夜里，他就睡在父亲和母亲的领地中间。谁知，夜里国王和王后从河的两头争夺王子，把王子的床拉向各自一方。结果，王子的床被拉散。王子睡的床掉在了河里，顺流漂走。

第二天早晨，王子被河中的一个木房子拦住，他看见一个划着小船的美丽少女。他得知自己到了大河的下游，离家已经很远很远。这片土地是大鸟王国，大鸟整天在空中盘旋，监视着自己的领地，以防外人入侵。少女是大鸟的新娘，也是大鸟王国唯一的居民。大鸟严格控制少女的自由，少女感到自己如同生活在牢笼里。少女和王子成功地利用大鸟睡觉的机会，逃出了大鸟王国，并且在森林里找回了少女心爱的玩具熊。从此他们过着幸福的生活。

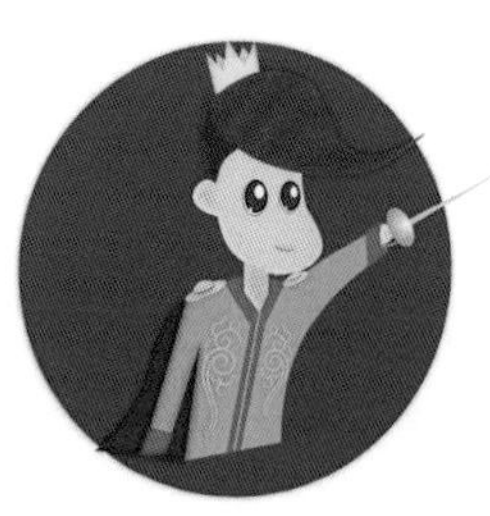

第三篇

分娩时刻

——期盼的痛与幸福

经历了艰辛的怀胎10月，准妈妈从怀孕伊始就期待的那个时刻终于来临了，也许在本周的某一天，你就会感觉到腹部像针扎似的痛，如果这种疼痛变得越来越长、越来越剧烈、越来越集中时，你的产程多半就已经开始了。面对即将诞生的小宝宝，准爸准妈们一定是既兴奋又激动，还伴着些许紧张和担心，真是百感交集。

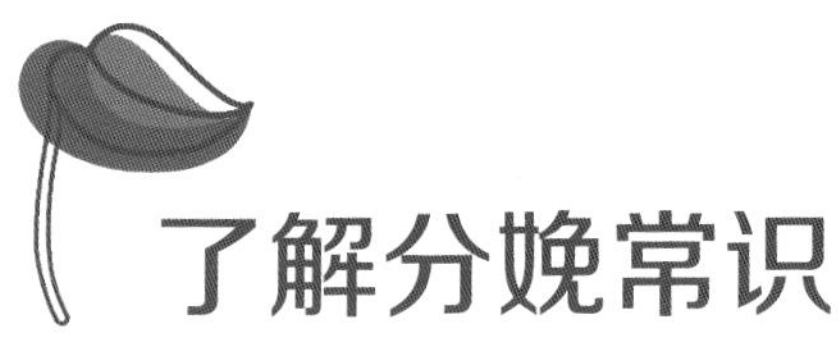

了解分娩常识

临产的重要信号

当你的身体出现以下症状时，说明你的产期越来越近了，分娩可能随时发生。

☆宫底下降：胎头入盆，子宫开始下降，减轻了对横膈膜的压迫，孕妇会感到呼吸困难有所缓解，胃的压迫感消失。

☆腹坠腰酸：胎头下降使骨盆受到的压力增加，腹坠腰酸的感觉会越来越明显。

☆大、小便次数增多：胎头下降会压迫膀胱和直肠，使得小便之后仍感有尿意，大便之后也不觉舒畅痛快。

☆自子宫颈口及阴道排出的分泌物增多。

☆胎动减少：这是由于胎位已相对固定的缘故。但如持续12小时仍感觉不到胎动，应马上接受医生诊断。

☆体重增加停止：有时还有体重减轻的现象，这标志着胎儿已发育成熟。

☆假宫缩：从怀孕28周开始，时常会出现假宫缩。如果孕妇较长时间用同一个姿势站立或坐下，就会感到腹部一阵阵变硬，这就是假宫缩。其特点是出现的时间无规律，程度也时强时弱。临产前，由于子宫下段受胎头下降所致的牵拉刺激，假宫缩会越来越频繁。

☆见红：从阴道排出含有血液的黏液白带，称为见红。一般在见红几小时内应去医院检查。但有时见红后仍要等数天才开始出现有规律的子宫收缩。

医师提醒

每位孕妇都要经历产前等待的紧张时刻，当出现一些产前征兆时并不意味着你要马上奔向医院，这只是告诉你将在一天或几天后分娩。所以千万不要慌，要充分地做好分娩的准备。

准妈妈何时上医院待产

在临近产期出现阵痛时，孕妇需要挂门诊由医生来检查和判断是否出现了真正的产兆。医生会询问孕妇阵痛时间的长短，若是初产妇阵痛在30分钟以上1次，这种疼痛都还在可忍受的范围内，孕妇可以先回家“运动”。孕妇此时注意不可卧床休息，而是要来回踱步走动，当然也不能体力过度消耗，到真正生产时反而没力气了。到了大约15分钟阵痛1次时，即可在家人的陪同下前呼后拥地上医院住院了。

自然分娩的三大产程

自然分娩被分为三个阶段，即三大产程。第一产程指子宫颈从闭合到开到10厘米的阶段，可以持续24小时；第二产程指从子宫颈口全开到胎宝宝娩出的阶段，大约需1小时左右，不超过2小时；第三产程指从胎宝宝娩出到胎盘娩出的阶段，大约需要

6 ~ 30 分钟。

在第一产程，规律宫缩引起的疼痛让准妈妈最难挨。开始时疼痛感较轻，到了子宫颈开到 10 厘米的时候，疼痛感会达到最高点。在这个阶段要注意多休息，抓住宫缩间隙进食，并试试转移注意力。这时可以洗澡、走动、摇摆身体等。

在第二产程，宫缩越来越密集，疼痛有向下运动的感觉，当胎宝宝快要娩出的时候，感觉像是要大便。在这个阶段，要注意调整呼吸，认真应用拉梅兹呼吸法，并跟着医生的指示用力。

在第三产程，胎盘娩出后，在产房观察 2 小时，观察出血情况，如无异常就可以回病房休息了，这时候要好好跟孩子接触一下，对亲子关系的建立很有益。

对自然分娩的误解

误解 1：自然分娩会改变骨盆结构，难以恢复。自然分娩的确会改变骨盆结构，但是却是向好的方向发展，如使臀围增宽，更加丰满，反而增强了女性的形体美感。

误解2：如果自然分娩不成，还要剖宫产，吃“二遍苦”。其实如果准妈妈不适合自然分娩，医生会提前要求剖宫产，而不会到了产床上再作改变。多数顺转剖的妈妈都是因为在产程中进展不好或者胎心不好等原因而做剖宫产。

误解 3：自然分娩挤压宝宝头部会影响孩子智商。真实情况是：当宝宝头部穿过产道时，颅骨会产生自然重叠，保护脑组织，所以脑组织并不会因为自然分娩而受损。

误解 4：自然分娩使阴道松弛，影响性生活。自然分娩后，阴道的确会松弛，但只要坚持锻炼骨盆肌肉，阴道会重新恢复紧致。

请一位导乐让分娩更轻松

准妈妈在分娩过程中有紧张和恐惧感，这种不良情绪会使体内儿茶酚胺分泌增加，去甲肾上腺素分泌减少，导致子宫收缩乏力，产程延长。这种情况下，可以考虑请一位导乐。导乐在整个分娩过程中全程陪伴准妈妈，产前、产中、产后都在身边照护并给予科学指导，对准妈妈生理、心理及感情都是一种支持，这可以给准妈妈带来很大的勇气，有助于提高顺产率，并且降低胎儿窘迫发生率。

目前医院导乐一般都是从优秀助产士或妇科医生中选拔的，精通妇产科知识，自己也有过生育经验，而且一般性格较好，比较可靠。妈妈产前、产后有问题可以向她咨询，产中她会指导用力，告诉准妈妈分娩进展，并不停打气鼓劲，让准妈妈看到希望。

不过有的医院可能没有导乐，准妈妈要提前打听清楚，看是否可以请一位来陪伴自己。

分娩来不及去医院怎么办

如果还没出发，孩子已经快生出来了，就不要勉强去医院了，最好待在家里，以免将孩子生在路上受到感染或损伤。

确定在家里分娩时，首要事情就是拨打 120，说明自己的情况，请求派医护人员到家里协助分娩。如果护理人员到来之前孩子已经出世，注意不要自行剪断脐带。万一剪脐带的剪刀消毒不干净，很容易造成细菌感染。

另外，万一准妈妈一个人在家，打完120后要记得先把家门打开，以免医护人员到来时，准妈妈因为疼痛打不开门，耽误时间。

还有，即使分娩顺利，孩子已经出生，也不应该就此留在家里，最好随救护车到医院处理胎盘。胎盘的处理很重要，一旦处理不当，很容易造成大出血，危及生命，而孩子也需要做一个全面检查。

陪产者可以帮生产妈妈做什么

其实在产房里不只可能出现陪产的人不知道怎么陪产、不知所措，甚至还可能出现帮倒忙的状况。准爸妈只要依照医护人员的程序与指导，大多可以顺利进行，不用太紧张、自乱阵脚。

☆在产房待产期间，可在旁提醒与教导产妇呼吸与放松的技巧、在子宫收缩期间给予鼓励与关怀、提供心理上的支持、帮忙按摩腰背以纾解不适，以及协助上厕所、擦汗、更换产垫及衣服、润湿嘴唇，与医疗人员沟通并了解目前待产进行的状况等。

☆进入生产室之后，在医护人员的当场教导下，陪产者可协助产妇保持正确的生产姿势、协助放松及减轻身体不适、协助正确用力的方向、告知目前产程进展的情形并给予关怀与鼓励、拍摄重要过程及一起迎接宝宝出生，以及协助产妇与新生儿的初次身体接触、试吸乳头，尽早做好母乳哺喂的准备并增进亲子关系。

然而有些情况，还是不要进产房陪产为妙：

☆心情容易紧张且未参加过生产教育课程的人，不仅会将自己慌张的心情带进产房，也会让待产妇更加紧张。

☆仅当一位“摄影师”，不了解陪产真正的意义，进产房之后到处随意走动，反而会干扰医护人员工作，且影响产房的无菌状态。

☆需要紧急接受剖腹产时。

☆不信任医护人员、随意质疑专业人员，让医护人员难做事，很可能延误时机，甚至增加危险性。

爱心小贴士

准爸爸不能代替妻子承受分娩的痛苦，但紧握妻子的手，对她说亲密鼓励的话，可以让她缓减精神压力，放松紧张的心情。

分娩时可以进食吗

一般产妇整个分娩过程要经历12～18个小时，这么长的时间要消耗大量的体力。而且临产后，正常子宫每分钟要收缩3～5次，有人估计，这一过程消耗的能量相当于跑完1万米所需的能量，可见分娩过程中体力消耗之大。最好能在分娩过程中给予适当的补充，才有利于产妇顺利分娩。那么，分娩时吃些什么食品为好?

在传统习惯中，多给产妇吃熟鸡蛋，认为既可以免去多尿，还能解饿。专家认为吃熟鸡蛋并不合适，其营养成分被人体吸收慢。再说，水分过少也不利于产妇健康。很多专家向产妇推荐的食品是“分娩佳食”巧克力。

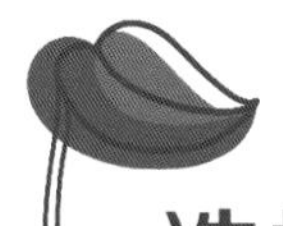

选择适合自己的分娩方式

自然分娩与剖宫产

自然分娩是指胎儿通过阴道自然娩出，不用施行药物或助产手术。剖宫产是指不通过产道将胎儿取出。剖宫产的方法有好几种，大部分采取子宫下段横切口，即切开产妇的下腹部和子宫下段的方法。自然分娩和剖宫产各有利弊，准妈妈选择时要全面权衡。

自然分娩明显优于剖宫产的地方

1. 自然分娩后宫缩比较有力，身体恢复较剖宫产快。

2. 自然分娩的孩子经过产道挤压，肺功能得到锻炼，皮肤神经末梢得到按摩，神经、感觉系统发育较好，整个身体功能的发展也较好；而剖宫产的孩子发生呼吸窘迫症和多动症的概率要较自然分娩的孩子更高。

3. 自然分娩后，一般3天就可以出院；而剖宫产后住院时间较长，孩子也需要得到特别照护，费用较高，比自然分娩高1倍左右。

剖宫产优于自然分娩的地方

1. 剖宫产可以跳过阵痛，而自然分娩前需要经历长达12小时左右的阵痛。

2. 在妊娠存在异常时，及时施行剖宫产可以有效解除母子的危险。剖宫产可以一并处理腹腔内相关的疾病，如子宫肌瘤、卵巢囊肿等。

医生会建议采取剖宫产的情况

医生决定剖宫产的情况有两种

一种是在产前就清楚地知道不能自然分娩，能够预测到自然分娩会对胎儿和母亲都有危险。这种情况有很多，例如胎儿过大而母亲骨盆过窄，胎儿宫内缺氧，孕妇有心脏病、高血压、慢性肾炎等。

另外一种是在自然分娩过程中发生异常情况，必须紧急取出胎儿，如胎儿发生脐带缠绕，在生产过程中出现急性宫内缺氧，则必须立刻施行剖宫产了。

自然分娩和剖宫产哪个更安全

在正常情况下，当然是自然分娩对母亲的伤害最小。自然分娩中，孕妇的每次宫缩就是对胎儿的按摩，对日后小孩皮肤感官系统的形成很有帮助。而且，通过正常产道的挤压，可以使胎儿把吸入肺里的羊水吐出，可降低发生娩出后窒息的几率。

剖宫产原本是为了将母子从危险中抢救出来不得不采用的方法。然而，现在有一种不良倾向，不少产妇在临产前即使能自然娩出，也要求施行剖宫产，她们认为自然分娩太痛苦，还不如一刀干脆爽快，而且不会使阴道松弛。其实，剖宫产毕竟是手术，有手术就会有风险，对于母子来说，都会有不利的影响。

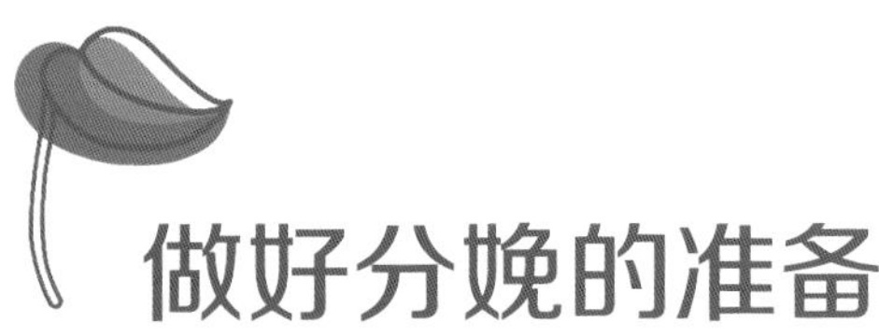

做好分娩的准备

为自己选择分娩地点

现在大多数人都希望在环境优雅舒适、医疗条件良好的场所进行分娩。鉴于在分娩过程中有可能会发生紧急情况，医生还是建议孕妇到妇产中心或医院去生育，那里能够提供科学的指导，有让孕妇安心的氛围，还有专家和随时可以启动的医疗设施。

倡导在家中生育的理论认为大多数出现紧急状况的分娩会有许多先兆，所以他们的观点是，对一般人来说，家中还是最理想的生育场所。

有些分娩方式只有在准妈妈的生育风险很低的前提下才能选择。如果准妈妈怀的是多胞胎，或者患有长期高血压或妊娠前就患有糖尿病，那么分娩就需要格外慎重。

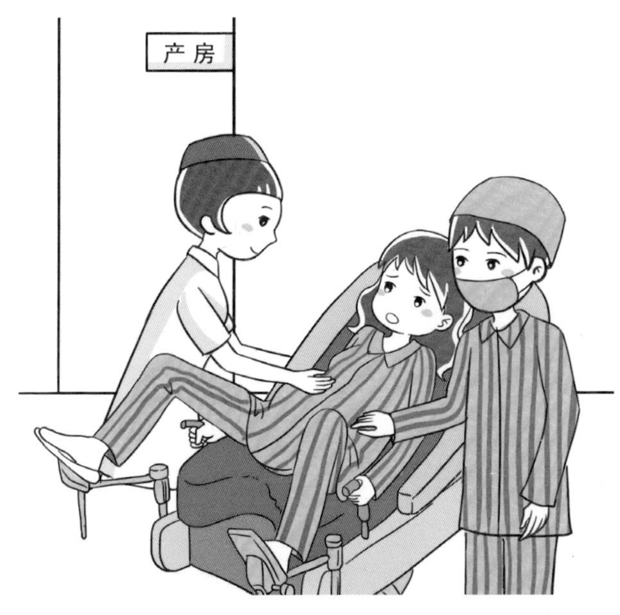

待产包中的必备物品

怀孕第 10 个月时，分娩时所需要的物品都要陆续准备好，要把这些东西都归纳在一起，放在家属都知道的地方。这些东西包括：

产妇的证件：医疗证（包括孕妇联系卡）、挂号证、劳保或公费医疗证。

婴儿的用品：内衣、外套、包布、尿布、小毛巾、围嘴、垫被、小被头、婴儿香皂、肛表、扑粉等均应准备齐全。

产妇入院时的用品：包括面盆、脚盆、牙膏、牙刷、大小毛巾、月经带、卫生纸、内衣、内裤等。

食物：分娩时需吃的点心、巧克力、饮料也应准备好。

做好分娩前的身体准备

预产前两周随时有发生分娩的可能。分娩前 2 周，孕妇每天都会感到几次不规则的子宫收缩，经过卧床休息，宫缩就会很快消失。这段时间，孕妇需要保持正常的生活睡眠，吃些营养丰富、容易消化的食物，如牛奶、鸡蛋等，为分娩准备充足的体力。

☆睡眠休息：分娩时体力消耗较大，因此分娩前必须保证充分的睡眠时间，午睡对分娩也比较有利。

☆生活安排：接近预产期的孕妇应尽量不外出和旅行，但也不要整天卧床休息，做一些力所能及的轻微运动还是有好处的。

☆性生活：临产前应绝对禁止性生活，免得引起胎膜早破和产时感染。

☆洗澡：孕妇必须注意身体的清洁，由于产后不能马上洗澡，因此，住院之前应洗澡，以保持身体的清洁。若到公共浴室洗澡，必须有人陪伴，以防止湿热的蒸汽引起孕妇的昏厥。

☆家属照顾：妻子临产期间，丈夫尽量不要外出，夜间要在妻子身边陪护。

不要轻视待产孕妇的心理照顾

准妈妈的情绪对能否顺利分娩起着相当重要的作用，所以要特别重视孕妇的心理保健。

医务人员需要向产妇讲解分娩的知识和安全问题，同时需要家属的积极配合。作为丈夫，应该给予怀孕妻子以无微不至的关怀和照顾。针对妻子思想上存在的一些不必要的顾虑，应给予耐心解释、积极鼓励和安慰。尤其是在临近分娩时，应尽量少外出，多在妻子身边为她“壮胆”。

作为产妇的母亲或婆婆，应该采用“现身说法”的方式给临产妇解除精神负担。此外，一些可能引起临产妇不快或忧虑的事情暂不要告诉她，以保证她能安心待产。

爱心小贴士

产妇应对分娩有正确的认识，消除精神紧张，学习缓解阵痛的方法，也可向助产人员诉说自己的感觉，寻求帮助。

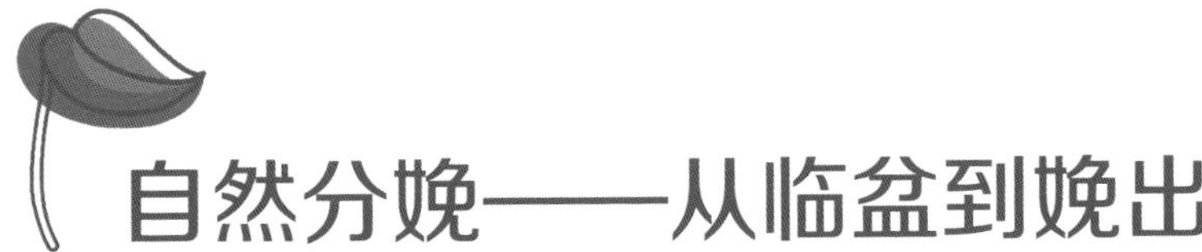

自然分娩——从临盆到娩出

准妈妈什么时候可以进产房

在阵痛的时候，护士会经常过来检查准妈妈子宫口的开大程度。在宫口开大到2～3厘米前，一般每隔4个小时检查1次；宫口开大3厘米后，会增加频率到2小时1次；也可能随情况调整。在这期间，还会定期监护胎心、听胎心音。当宫口开到10厘米的时候，准妈妈就由护士送入产房，交给助产士或者医生，上产床分娩。助产士或医生接收产妇后，会再次检查子宫颈开大程度，并进行胎心监护，了解胎宝宝宫内情况。

在进产房时，准妈妈可能经历新一轮的紧张和焦虑，要时刻提醒自己放松，及时调整呼吸。

正确用力能让分娩更顺利

学会在分娩中正确用力，可以促进分娩，缩短产程，并缓和子宫收缩所引起的强烈刺激，让准妈妈比较轻松地度过分娩的特殊时期。在孕晚期就可以适当练习一下分娩的技巧。

分娩用力的方向性：分娩中的用力有严格的方向性，用力形成的腹压必须顺着产道的方向才有用，否则毫无意义。用力方向是否正确很好确定：将手掌放在肛门附近，然后用力，如果方向正确，手掌就会被向前推；如果方向错误，手掌就毫无感觉。另外，正确的用力方法，力量十分均衡，如果只感觉手掌的前半部或后半部受推挤，就表示方法错误，需要重新调整。

分娩用力的有效性：分娩时用力是随着宫缩走的，1次宫缩持续1分钟，在这1分钟里最少要用力3次，才能比较有效。产程越长，耗力越大，有效用力就显得意义非凡。用力的秘诀是吸足气后暂停几秒后再用力。先充分吸气，从鼻子吐气的同时停止呼吸，几秒后再慢慢像要排便或打开肛门似的逐渐用力。此时要紧闭嘴唇，直到最后都不要让空气漏出来。从吸气、用力到吐气完毕，大约需要25秒。平时练习时，检查是否有以下缺点，如果有说明方法不正确，需要及时改进。

放松心情能加速产程

精神紧张时，机体对氧的消耗量会增加，容易疲倦，不利顺产。为防止精神紧张，准妈妈应尽量避免：

怕：分娩有一定的疼痛和风险，但现代医学发达，其安全系数已经大大提高，一般不会出现意外，所以准妈妈不要怕。

累：分娩对体力的要求很高，所以临产前，准妈妈的工作量、活动量都应适当减少，养精蓄锐，全力以赴准备分娩。

忧：准妈妈临产前要精神振作，情绪饱满，摆脱一切外在因素的干扰，尤其不要顾虑孩子的性别。家人更不应该给准妈妈施加这样的压力。

急：到了预产期没有临产征兆，不要着急，也不用担心，只要定时做产检，监护胎宝宝即可。39 ~ 40 周小生命随时都会诞生。

自然产时可能会做会阴切开术

尽管有些准妈妈在孕晚期做了会阴按摩，但在分娩时仍有可能需要做会阴侧切。当宝宝头部将要出阴道时，医生会根据实际情况作出判断，并最终决定是否做会阴侧切。会阴侧切在一定程度上是一种保护措施，是为了防止会阴撕裂而采取的手段，这时候准妈妈最好不要干扰医生的操作。会阴撕裂相对会阴侧切后果更严重，一旦发生，如裂口愈合不良，很容易留下后遗症（如子宫脱垂），情况严重时，伤到肛门括约肌和直肠，会造成大便失禁等痛苦后果。

会阴侧切并不会给妈妈带来很大的痛苦，而且在操作的时候几乎感觉不到疼痛，因为此时正当宫缩阵痛最高峰，会阴侧切的疼痛根本不值一提。做了会阴侧切后，上厕所时尽量双腿并拢或者采取半蹲半站的姿势，以免拉扯伤口。3~4 天后侧切伤口就感觉不到痛了。另外要注意每天 2 次用温水清洁会阴部。如果发现会阴红肿、痛、痒等，可能是发炎了，需要报告医生治疗。

医师提醒

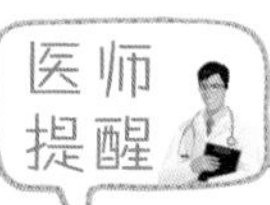

缝合后 1 ~ 2 小时内如果刀口部位出现严重疼痛，而且越来越重，甚至出现肛门坠胀感，应该及时告诉医生，请医生来处理。

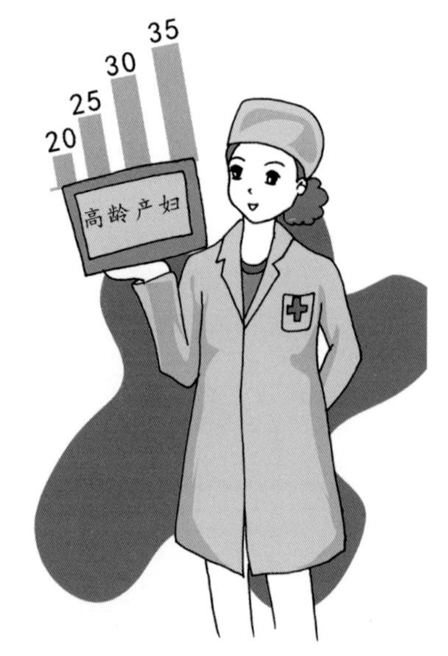

剖宫产术前准备及术后照护

做好剖宫产前的准备工作

由于进行剖宫产术的孕妇面临着更大的风险，也承受着巨大的心理压力和困惑，因此需要从心理上和生理上提前做好准备。

在决定了剖宫产后，医生会做出手术方案，并要求家人或本人签字。这时候准妈妈和家人对手术的焦虑将会达到高峰，甚至感到恐惧。了解是减少恐惧的方法，准妈妈可以多看一些书籍，多跟医生咨询。了解加深了，恐惧感就会减轻些。

在手术前，医生会给准妈妈输液补充营养，以免在手术中发生血糖过低的情形。另外，准妈妈还应该做好以下准备：手术前4小时禁食，包括水和饮料；进行全身性的检查，采血、做心电图、胸透，以确定准妈妈是否贫血、肝功能是否正常、心脏功能是否正常等。如果一切正常，就会进行麻醉，并插好导尿管。当麻醉起效后手术就可以开始了。

剖宫产痛不痛

剖宫产有全身麻醉和局部麻醉之分。全身麻醉在分娩中感觉不到任何疼痛，局部麻醉可能会感觉到少许疼痛。无论是哪种麻醉法，真正的疼痛在分娩之后才开始。所以剖宫产之痛是一种秋后算账式的痛。

首先，护士会挤压伤口排恶露，如果麻醉药在此时已经失效，由此带来的疼痛就成了分娩后的第一波痛。不过挤恶露的时间不长，所以这种疼痛可以忍受。另外，剖宫产后需要注射宫缩针，促进子宫收缩，子宫收缩也会引起疼痛。此时可以使用镇痛泵或麻醉药镇痛，但疼痛阈值低的妈妈还是感觉难以忍受。相比之下，刀口的疼痛倒在其次。还有，妈妈在翻身、走路、上厕所、弯腰、大笑、咳嗽时，也可能会感觉到难以言说的痛。剖宫刀口长好之后，在一年内的阴雨天可能还会经常感觉隐隐地痛和痒。所以，为了少些疼痛而选择剖宫产是不明智的。

剖宫产后第一天的照护

对于剖宫产后需要特别照护的事项要给予特别注意，不要忽视。

首先，术后6小时内，新妈妈不能枕枕头，应该保持平卧，并将头偏向一侧，防止

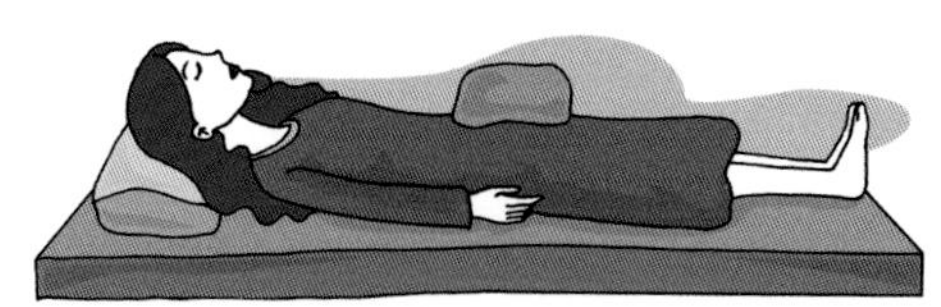

误吸呕吐物。6 小时后，可以用枕头，也可以把床头抬高，让恶露顺利排出。

其次，要帮助新妈妈多翻身，最好每隔半小时翻 1 次，促进肠胃蠕动，尽快恢复消化功能，避免腹腔内脏器粘连。

再者，术后 24 小时撤掉导尿管后，需要搀扶新妈妈下床走路、上厕所小便。如果小便无法排出，应及时通知医生做检查。

谨记，新妈妈不要因为怕疼而躺在床上一动不动，那样很容易引起各种并发症，反而使痛苦增加。

剖宫产的新妈妈如何护理伤口

剖宫产后，妈妈的子宫和腹壁都留有伤口，无论在医院还是回家后，伤口都是需要重点护理的部位。

首先，做好消毒清洁，不要沾水。定时更换伤口的纱布和药，更换时，要先用卫生棉球蘸取 75% 的酒精擦拭伤口周围，进行消毒。

其次，伤口未愈合前不要沾到水。产后 2 周新妈妈最好不要洗澡（恶露未排干净之前一定要禁止盆浴，同时每天需冲洗外阴 1 ~ 2次），以免水污染伤口，引起感染发炎，可以用湿毛巾擦拭身体缓解不适。

再者，动作应温和。现在剖宫产的伤口一般都是横切，特别注意行动、动作要温和，少做身体后仰等动作，咳嗽或大笑时要用手按住伤口两侧，以免拉扯到伤口。

最后，多吃有利于伤口恢复的食物。伤口愈合需要大量的营养支持，产后要保证营养，促进伤口愈合的主要营养素有：蛋白质、锌、铁以及 B 族维生素和维生素 C 等，妈妈可以进食以下食物来补充：含优质蛋白质和 B 族维生素的鱼、鸡、鸡蛋，含锌丰富的海带、木耳，含丰富维生素 C 的苹果、橙子、草莓等。另外蜂胶胶囊和花粉片，也有利于伤口愈合，可以适当食用一些。

伤口不适时如何处理

渗液较多：产后注意观察伤口，如果伤口有较多渗液流出，要及时告知医护人员处理。如果已经出院，可以用高渗透性的盐水纱布引流，并用盐水冲洗，同时增加换药次数，渗液严重时，要去医院治疗。

伤口发痒：伤口发痒是正常现象，不要用手去抓挠，可以用无菌棉签蘸 75% 的酒精擦洗伤口周围止痒。

伤口痛：伤口在麻醉药效过后开始疼痛，2 ~ 3 天后疼痛缓解，如果疼痛持续且有异常情况，如伤口红肿发热时，很可能是发炎了，需要及时请医生处理。

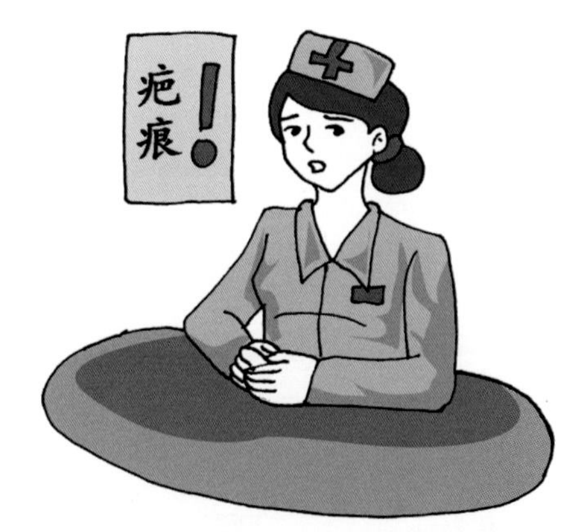

第四篇

科学月子

——做个健康新妈妈

坐月子，是中华养生文化中最重要的内容之一。这是产后妈妈整个身心得到综合调养和恢复的一个过程。在坐月子过程中，会遇到许多细节问题，如月子里能刷牙洗头吗、能吹空调吗……

在月子期，若女性生殖系统、内分泌系统、心理得不到及时、科学的调养与修复，会留下一系列严重的后遗症。科学的坐月子，是关乎女人一生身心健康的一个关键时期。在这一时期里的产妇，必须选择适宜的月子会所，或者由家人、月嫂陪护、照料，以静养、休息1个月或42天为佳。

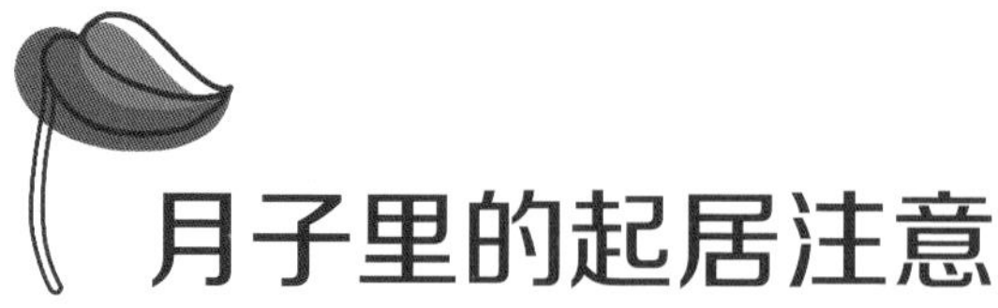

月子里的起居注意

产后适宜的室内环境

月子期是产妇恢复身体、开始承担并适应母亲角色的重要时期。在此期间，妈妈需要一个良好的环境来进行休息以及哺乳。适宜的环境包括：

◇不宜摆放植物。因为孩子可能会对这些植物过敏。而且绿色植物在夜里会吸收氧气，放出二氧化碳，降低房间空气质量。

◇温度要适宜。房间的温度应该温暖适宜，让人舒服，即冬天室温在 18℃~25℃，湿度在 30%~50%；夏天温度 23℃~28℃，湿度 40%~60%。夏天，可以将房间内不直接对着产妇和婴儿的窗户打开通风，冬季房间内要注意保暖。

◇妈妈的居室采光要明暗适中，随时调节。要选择阳光辐射和坐向好的房间做寝室，这样，夏季可以避免过热，冬天又能得到最大限度的阳光照射，使居室温暖。

◇妈妈的床和婴儿床都要离开窗户 2 米以上，以免受风。床上用品采用棉质材料，吸湿、透气性好。如果需要开空调，床不能正对着空调风口。

月子里的衣着有讲究

有些新妈妈怕产后发胖，体形改变，喜欢穿紧身衣服、进行束胸或穿牛仔裤。事实上，这样的装束不利于血液流畅，特别是乳房受到压迫，极易患乳痈（乳疖）。正确的做法应该是衣着略宽大，贴身衣服以棉制为好。腹部可适当用布带束紧，以防腹壁松弛下垂，也有利于子宫复原。

另外，产后因抵抗力有所下降，衣着应根据季节变化注意增减。天热就不一定要穿长袖衣、长裤，头包毛巾，不要怕暴露肢体。如觉肢体怕风，就可穿长袖衣。但夏季应注意防止长痱子或引起中暑。

要注意的是，此时妈妈的汗液非常多，所以衣着要常换，特别是贴身内衣更应经常换洗。内裤最好 1 天一换，上内衣也要 2 天一换，以保持卫生，防止感染。

新妈妈要保证休息时间

新妈妈产后如果休息不好，身体恢复速度就会较慢，而且乳汁会明显减少，所以要创造一切条件让自己多休息。

首先，放下家务，把休息放在第一位。家务不做不会有多大影响，所以不要急着在孩子睡着后立刻去做家务，而是好好休息一会儿或睡一觉。

其次，充分利用一切可以提供方便的工具，提高效率。如果孩子吃奶慢，可以购买电动吸奶器，将奶挤出来喂孩子；另外充分发挥家电的作用，如电饭锅、温奶器、电磁炉、电压力锅等，减轻家务负担；最后准备一些收纳功能较好的小容器，放置随时会用到的物品，方便寻找和使用。

再次，多请人帮忙。请月嫂，或者请宝宝的爷爷奶奶、姥姥姥爷帮忙打理家务，还要充分发挥爸爸的作用。这时候不要担心爸爸做不好，从旁指导，慢慢锻炼才是重要的。

休息好不代表一直躺在床上，体力较好时还是要下床适当活动，也可以做少量的家务，只要避免重体力活即可。

月子期不宜长时间仰卧

经过妊娠和分娩后，子宫韧带柔软、拉长，承托力较弱，而子宫重量相对较大，如果长时间仰卧，容易造成子宫后倾，不利于恶露排出，并造成产后腰痛、白带增多等不良状况。因此，喜欢仰卧的新妈妈要注意，休息时，要时不时地换姿势，侧卧、仰卧交替，不要长时间保持仰卧姿势。

另外，分娩 2 周后，可以尝试俯卧。每天 1 ~ 2 次，每次 15 分钟左右，不仅能有效避免子宫向后倾，还有利于恶露的排出。

新妈妈应该经常梳头

有的产妇受到当地旧风俗的影响，在坐月子期间不敢梳头，因为听老人说梳头会引起头痛、脱发等，甚至留下“头痛”的病根，影响下辈子的身体健康。其实，梳头与坐月子没有直接的关系。

梳头可以去掉头发中的灰尘、污垢，还可以刺激头皮，对头皮起到按摩的作用，促进局部皮肤血液循环，满足头发生长所需要的营养，达到防治脱发的作用。另外，梳头

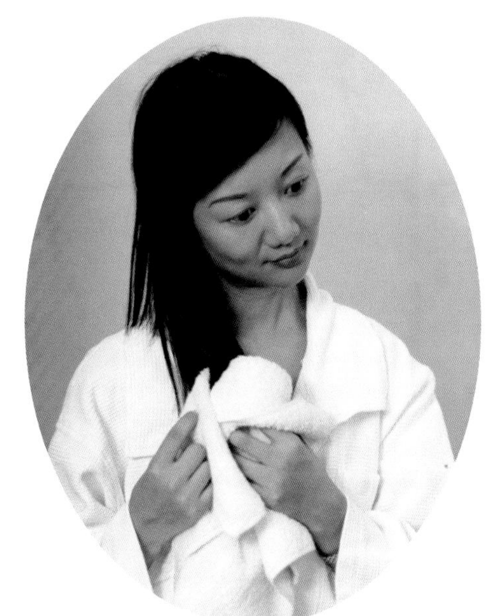

还可使人神清气爽，面貌焕然一新，达到美容的效果。

需要注意的是，新妈妈不要用新梳子梳头，因为新梳子的刺比较尖，不小心就会刺破头皮。最好用牛角梳，可起到保健的作用。梳头应早晚进行，不要等到头发很乱，甚至打结了才梳，这样容易损伤头发和头皮。头发打结时，从发梢梳起，可用梳子蘸 75% 的酒精梳理。最好产前把头发剪短，以便梳理。

月子期间能刷牙吗

经常可见产妇在月子里不刷牙，认为刷牙会使牙酸痛、松动，甚至使牙脱落，这种说法是没有科学根据的，反而会带来坏处。

产后坐月子期间，进食富含维生素、高糖、高蛋白的营养食物，尤其是各种糕点和滋补品。它们都是含糖量很高的食品，如果吃后不刷牙，这些食物残渣长时间地停留在牙缝间、沟凹内，发酵、产酸后，促使牙釉质脱矿（脱磷、脱钙），牙质软化，口腔内的

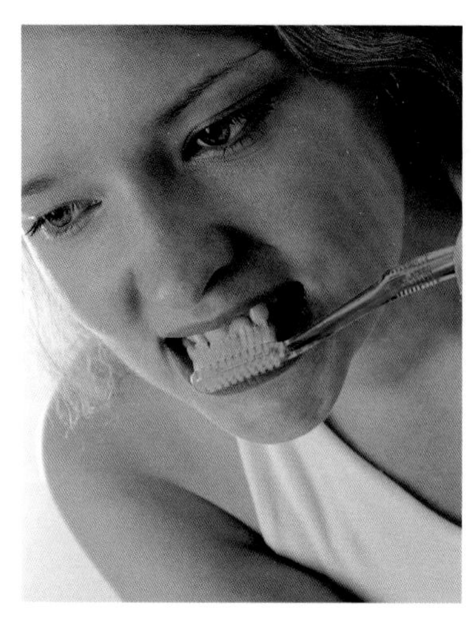

条件致使病菌趁虚而入，导致牙龈炎、牙周炎和多发性龋齿的发生。为了产妇的健康，产后不但应该刷，而且必须加强口腔护理和保健。

爱心小贴士

作为新妈妈，月子期间如果能正确地护牙，就可以减少很多疾病。

月子里能不能洗头、洗澡

新妈妈在分娩时和产后都会分泌大量汗液，如果长期不洗，覆盖在皮肤表面，不但容易滋生细菌，还会堵塞毛孔、汗腺，阻碍新陈代谢，影响健康，所以月子里不洗澡、不洗头的做法并不合理。

这种风俗形成的原因主要是怕妈妈受凉，现在保暖条件好，不必过于忌讳这一点，稍加注意即可。首先洗头、洗澡的速度要快，最好 5 ~ 10 分钟之内完成；另外水温适当，洗澡用 45℃左右的水，洗头用 37 ~ 40℃的水；洗澡后及时擦干身体，用干燥的毛巾被包裹身体保暖，然后迅速穿上干净衣服以及袜子。洗头后可以用暖风把头发吹干。这样处理后，一般都不会受凉。

产妇坐月子不能吹风吗

不少人都以为产妇坐月子不能吹风，认为它是“产后风”的罪魁祸首，因此将产妇房间的门窗紧闭，床头挂帘，产妇则裹得严严实实的，以防风袭。

其实，这种“风”不是我们平时说的自然风，而是“破伤风”。长时间呆在一个完全不通风的房间里面很容易使产妇患上呼吸道感染而发热。尤其在夏季分娩的产妇，如果产后体质虚弱，又处于高温、高湿环境中，很可能会发生急性中暑。产后中暑重在预防，产妇的居室要保持空气清新，每日定时打开门窗通风通气，居室内应有阳光，房间朝南。产妇不需要“捂”，应与正常人一样穿戴，只是不要对着风扇吹，不要在对流风下休息，以免着凉。

重视产后第一次大小便

产后要重视大便，尤其是第一次大便，因为这与产后恢复息息相关。

产后 6 ~ 8 小时，即使没有尿意也要主动排尿。尽量在床上排，因为此时需要绝对的休息。如果在床上排不出，可以下床去厕所尝试。另外可以试试用手按压小腹下方或者用温水敷小腹，这样处理后一般都可以顺利解出。

正常情况下，产后 2 ~ 3 天就可以顺利大便。如果产前做了灌肠，产后的第一次大便时间可以相对晚些，大约到产后 1 周才排。在此期间要注意饮食合理，多喝水，多吃含纤维丰富的食物，并适量摄入油脂，促进肠胃蠕动和润滑。必要时，可在医生指导下服用果导片，或用甘油栓、开塞露塞入肛门内促进排便。

不要过度用眼

产妇坐月子时，身体非常虚弱。这期间若用眼过度，眼睛容易干涩、肿胀或疼痛，情况严重时可能导致视力下降，发生近视，或者出现迎风流泪、过早老花等不良现象。所以月子期间一定要合理用眼。

首先，看书、看报、看电视时间不要太长，以感觉不到疲劳为宜，一旦感觉疲劳应立刻停止。每次连续用眼最好不超过 2 小时，期间要多提醒自己放松眼部肌肉，眺望远处或者做一下眼部按摩。

其次，月子里的妈妈不要轻易哭泣。产后妈妈血流本来不足，眼部能分配到的血液也比平时少，如果此时哭泣流泪，眼睛很容易疲劳。

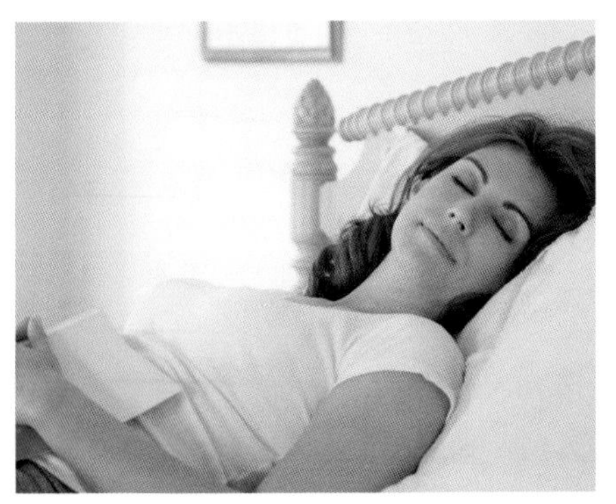

医师提醒

做眼保健操是比较有效的保护眼睛的方法，新妈妈可以每天做 2 次。

产后不宜过早进行性生活

一般来说，产后 6 周内应该禁止性生活。但有的妈妈以为，生完宝宝后只要恶露干净了，就可以开始性生活。殊不知，提早进行性生活，对身体的康复非常不利。

首先，容易引起生殖器官感染。产后的新妈妈，子宫颈充血、水肿，宫颈壁变薄，宫颈管变宽，直到产后 10 天左右宫颈口才开始关闭；胎盘附着处的子宫内膜，正常情况下需要 6 ～ 8 周才能完全长好、愈合；加之分娩时体力消耗大，身体虚弱，抵抗力下降，因此，提早进行性生活容易将细菌带入，影响子宫内膜创面的愈合，延长恶露排出时间，发生阴道炎、子宫内膜炎、输卵管炎、盆腔结缔组织炎及月经不调等妇科疾病。

其次，产后这段时间内阴道壁黏膜脆弱，过早进行性生活容易造成不和谐；如果有会阴裂伤、阴道裂伤及宫颈撕裂或会阴侧切术等，性生活时会发生疼痛、出血及器官损伤等情况，从而影响伤口愈合。

除此之外，刚刚分娩不久的新妈妈，身体内的雌激素水平低，阴道黏膜平坦、皱襞少，性兴奋启动慢，阴道分泌物较少，阴道内干涩，弹性差。提早开始性生活，容易损伤阴道，甚至撕裂阴道，造成大出血。

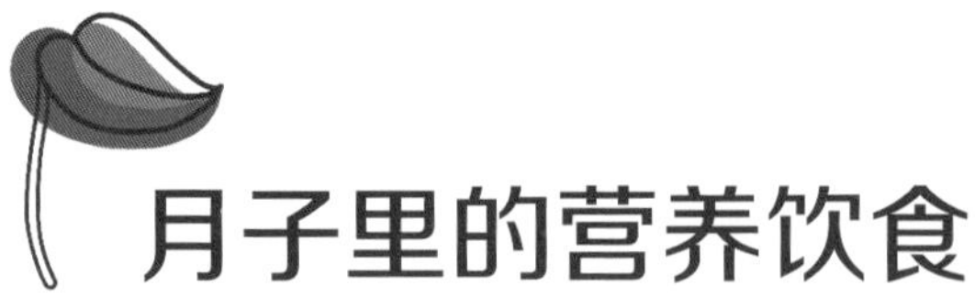

月子里的营养饮食

月子里的饮食原则

产后新妈妈的胃肠功能还没有恢复正常，为了不给胃肠加重负担，可以少吃多餐，一天可吃 5 ~ 6 次。另外，月子饮食还需遵循以下原则：

稀：指水分要多一些。产后新妈妈要多补充水分，这样一是有利于乳汁分泌，二是可以补充新妈妈月子期间因大量出汗和频繁排尿所流失的水分。含水分的食物，如汤、牛奶、粥等，可以多吃些。

软：指食物烧煮方式应以细软为主。给新妈妈吃的饭要煮得软一些，因为新妈妈产后很容易出现牙齿松动的情况，吃过硬的食物对牙齿不好，也不利于消化吸收。

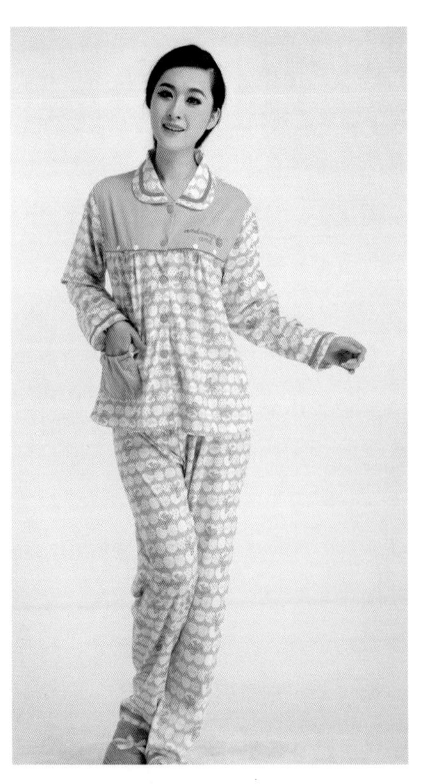

精：指量不宜过多。产后过量的饮食除能让新妈妈在孕期体重增加的基础上进一步肥胖外，对于身体恢复没有半点好处。如果新妈妈是用母乳喂养婴儿，奶水很多，食量可以比孕期稍多，但最多也只能增加 1/5 的量，如果新妈妈的奶量正好够宝宝吃，则与孕期等量即可，如果新妈妈没有奶水或是不准备母乳喂养，食量和非孕期差不多就可以了。

杂：指食物品种多样化。虽然食物的量无须大增，但食物的质不可随意。新妈妈产后饮食应注重荤素搭配，进食的品种越丰富，营养越均衡，对新妈妈的身体恢复就越好。除了明确对身体无益和吃后可能会引起不适的食物不吃外，荤素的品种应尽量丰富多样。

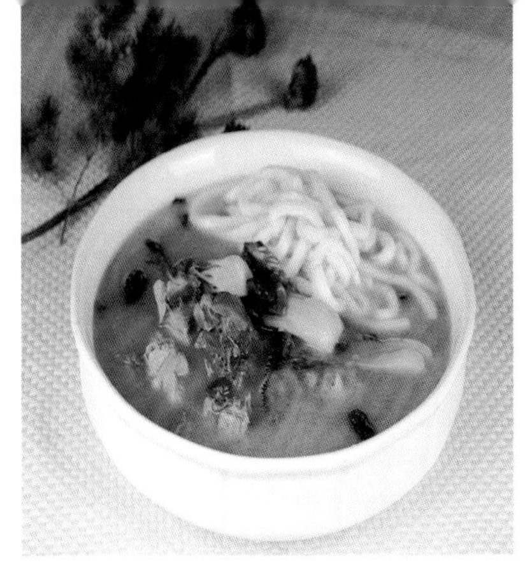

月子里的饮食禁忌

生产后的女性最虚弱，家人们会给产妇准备很多的营养品，适当的吃一些补品的确有利于身体健康的恢复，但是也并非越多越好。那么产妇坐月子期间有哪些饮食的禁忌呢？

忌食生、冷、硬的食物。产后吃硬食容易伤害牙齿，吃生食容易引起感染，吃冷食则会刺激口腔和消化道，所以生、冷、硬的食物都不要吃。吃水果时，可以先用热水温一下。

忌食辛辣燥热食物。新妈妈须忌食葱、生姜、大蒜、辣椒等辛辣大热的食物。因为这些食物不仅容易引起新妈妈便秘、痔疮等，还可能通过乳汁影响宝宝的肠胃功能。

忌食酸咸食物。酸性的咸味食物容易使水分积聚，而影响身体的水分排除，此外咸味食物中的钠离子更易使血液中的黏稠度增加，而让新陈代谢受到影响，造成血液循环减缓。新妈妈坐月子期间最好避免酸咸的食物。

新妈妈应多食用的食物

刚刚生完小宝宝，新妈妈的身体还十分需要注意调理，在饮食上多加注意，新妈妈吃什么好呢?

◎炖汤类：鸡汤、牛肉汤、排骨汤、猪蹄汤、肘子汤等炖汤营养丰富，易于消化吸收，能够增进食欲、促进乳汁分泌，帮助新妈妈恢复健康。

◎红糖、红枣、红小豆等红色食物：这类食物富含铁、钙等元素，对提高血色素有益，能够帮助准妈妈祛寒、补血。

◎鸡蛋：鸡蛋富含蛋白质、氨基酸、矿物质，容易被人体消化吸收。

◎粥：粥营养丰富，易于消化吸收，对产后胃肠虚弱的新妈妈来说，是补充体力的佳品。

◎鱼类：鱼味道鲜美，营养丰富，蛋白质含量高。清炖鲫鱼和鲤鱼是帮助排出恶露的好食品。

◎芝麻：芝麻富含蛋白质、钙、铁、磷等营养成分，可滋补、强健身体，特别适合新妈妈的营养需求。

◎果蔬：蔬菜、水果含有丰富的维生素C和矿物质，有助于增进食欲，帮助促进消化和排泄。但不要多吃，也不能太凉。

健康问答

Q 坐月子吃的食物越多越好吗?

A 坐月子期间食物并非越多越好，应以充足的热量、高蛋白质、适量的脂肪、丰富的矿物质和维生素以及充足的水分为原则。

坐月子要补钙、补铁

哺乳期孩子的营养都需要从妈妈的乳汁中汲取。据测量，每100毫克乳汁中含钙34毫克，如果每天泌乳1000～1500毫升，妈妈就要失去500毫克左右的钙。如果摄入的钙不足，就要动用骨骼中的钙去补足。所以新妈妈产后补钙不能懈怠，每天最好能保证摄入2000～2500毫克。如果出现了腰酸背痛、肌肉无力、牙齿松动等症状，说明身体已经严重缺钙了。

另外，新妈妈在分娩时流失了大量的铁，产后缺铁是比较常见的现象，母乳喂养的妈妈则更容易缺铁。哺乳期妈妈每天摄入18毫克的铁元素才能满足母子的需求，但是，一般膳食每日可提供15毫克的铁，并且通常只有10%可被人体吸收。补铁的问题也必须重视。

苹果可缓解妈妈产后不适

新妈妈产后可以多吃苹果。苹果中的苹果酚通过乳汁可以使宝宝提高抗过敏的能力。苹果中含大量维生素C，通过乳汁的传递，宝宝吸收后会使皮肤更白嫩，招人喜爱。

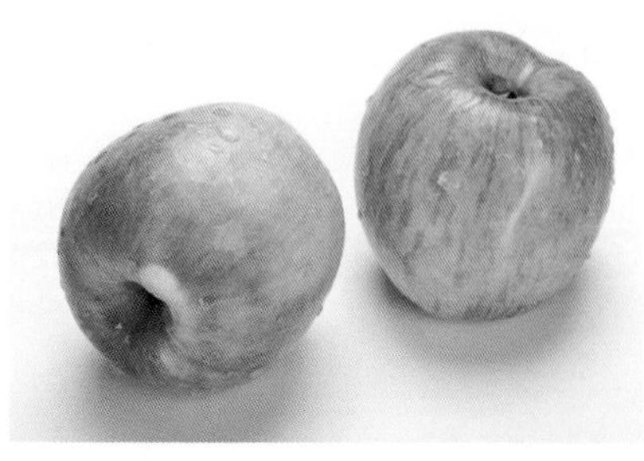

现在空气污染比较严重，多吃苹果可改善呼吸系统和肺功能，预防哺乳妈妈体内铅含量升高，避免宝宝因铅含量高而影响身体和智力的正常发育。

产后妈妈一般会进食很多蛋白质，使妈妈成为酸性体质，容易感到疲累，苹果中的多糖、钾离子、果胶等物质可以中和这些酸性体液，缓解妈妈疲劳，从而能更好地照顾好宝宝。苹果还有通便止泻的双向调节作用，能够减轻妈妈产后的不适感。

产后不宜过量滋补

新妈妈在分娩后，适当滋补营养是有益的，这样可补充产妇的营养，有利于身体的恢复，同时可以有充足的奶水哺乳婴儿。但是，如果滋补过量却是无益有害的，不但浪费了钱财，而且有损妈妈的身体健康。

首先，滋补过量容易导致过胖。新妈妈过胖会使体内糖和脂肪代谢失调，引起各种疾病。调查表明，肥胖冠心病的发生率是正常人的2～5倍，糖尿病的发生率可高出正常产妇5倍。这对妇女以后的健康影响极大。

其次，产妇营养过盛，必然会使奶水中的脂肪含量增多，如果婴儿胃肠能够吸收，也易造成婴儿肥胖，并易患扁平足一类的疾病；若婴儿消化能力较差，不能充分吸收，就会出现腹泻，长期慢性腹泻，还会使宝宝营养不良，对其身体健康和生理发育都不利。

产后为何不能多吃炖母鸡

在民间传统习俗中，产妇产后经常吃炖老母鸡，大家普遍认为老母鸡比较有营养，是月子里最适宜的食物。但很多产妇产后尽管营养很好，但是奶水仍不足，达不到母乳喂养婴儿的要求。这当中的一个重要原因就是吃了炖老母鸡。

由于分娩后产妇体内血液的雌激素浓度大大降低，这时催乳素就会发挥作用，促进乳汁分泌。而老母鸡越老含的雌性激素就越多，因此产后如果过早过多地喝母鸡汤，使血液中的雌激素增多，就会使催乳素的作用减弱甚至消失，影响乳汁分泌。

此外，因老母鸡多肥腻，产后体质较差、肠胃消化功能相对较弱的女性，如过早吃老母鸡，容易影响胃肠的消化功能，从而影响营养物质的消化吸收。

产后不要立即吃人参

有的妈妈分娩后，为了迅速恢复体力，立即服用人参，这是不妥的。现代人大虚的体质很少，即使是产后，是不是虚到要用人参补元气也完全看个人，如果人参使用不当，可能导致失眠、烦躁，反而影响新妈妈的休息和恢复。个别人服用人参后甚至会诱发出血，所以人参最好在产后 2 ~ 3 周后再开始使用，产伤已经愈合、恶露明显减少时才可服用，但不可大量使用，以每天3克左右为宜。用前最好能请医生辨别产妇的体质，多用温和的参类，少用红参这种太强的补药。

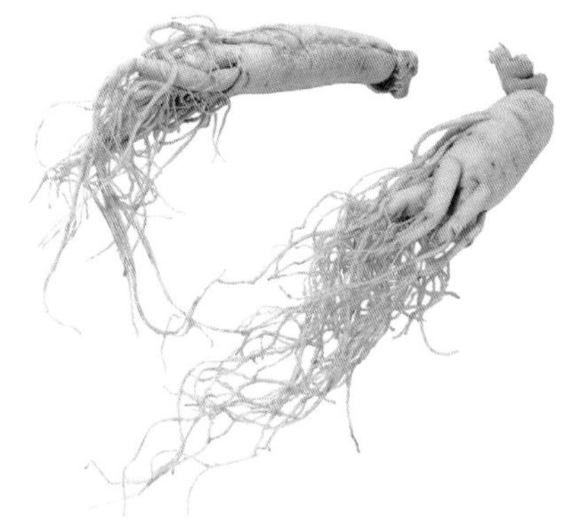

月子里不宜吃螃蟹

螃蟹中含有大量的蛋白质，还有丰富的微量元素，对身体是有很好的滋补作用，但螃蟹不适合产妇吃，尤其是喂奶的产妇。

女性分娩后身体很虚弱，因为分娩消耗了女性大量的元气，需要多吃一些滋补、温和的食物来恢复元气，螃蟹是寒性食物，所以在坐月子期间的女性是不能吃的，以免对肠胃造成不适，影响产后的恢复。如果是母乳喂养的女性吃了螃蟹这种寒凉的食物，还可能会影响到宝宝的健康。

虽然结束了什么都忌的怀孕期，但并不代表就能没有顾忌的乱吃了，这个时候也要注意，待月子坐完之后再好好享受美食。

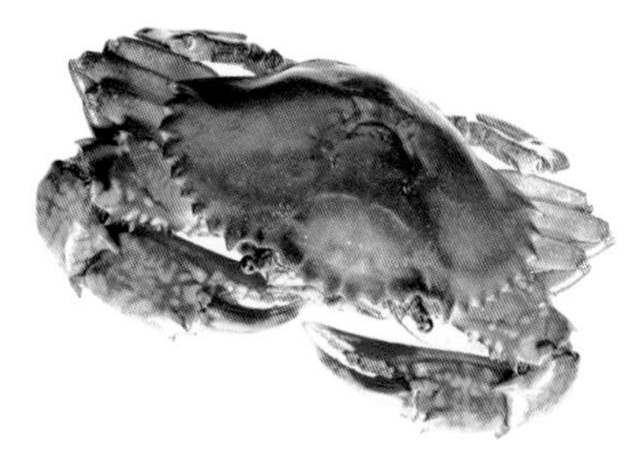

月子期新妈妈的营养食谱推荐

由于分娩时体力的消耗和出血，新妈妈处于虚弱状态，加之哺乳的需要，因此，需要给予大量的营养物质，以补充怀孕、分娩时的消耗和帮助生殖器官的恢复及分泌乳汁。月子里，五谷杂粮、鸡鱼肉蛋、新鲜蔬菜和各种水果都可以吃，并且要比平常多吃一些，才能保证产妇自身和婴儿的需要。下面介绍几款适合新妈妈坐月子期间食用的菜谱。

青菜鸡汤面

材料：鸡肉200克，青菜50克，手工面条100克，大枣、枸杞子10克，食盐4克

做法

1. 鸡肉洗净，剁成小块；大枣、枸杞子洗净；青菜洗净，备用。
2. 将鸡肉块和大枣、枸杞子一起转入砂锅中，加适量水炖约1小时，至鸡汤味浓，加食盐调味。
3. 再将鸡汤倒入锅中，再次烧沸，下入面条煮至熟后，加青菜稍烫，再加少许食盐出锅即可。

营养分析：

鸡汤的营养丰富，有催乳的功效，面条经过鸡汤的浸润，口感爽滑，能够让经过产痛的产妇增强食欲，同时也易于消化吸收，为照顾宝宝提供充足的精力。

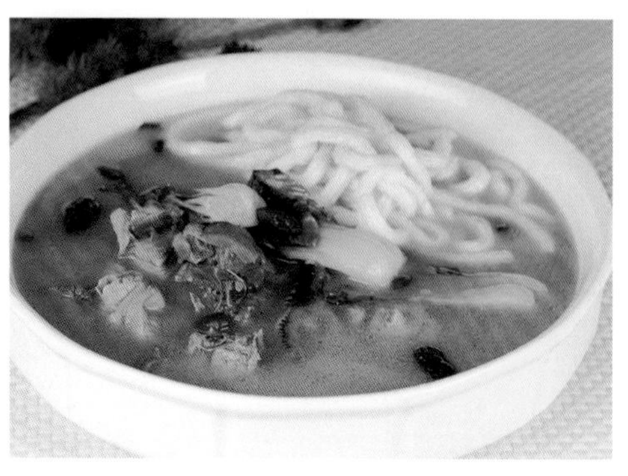

鲫鱼蒸蛋

材料：鸡蛋3个，鲫鱼1条，食盐3克，生抽10毫升，葱花3克，料酒、香油各适量

做法

1. 鸡蛋打散，加同等量的水拌匀，再加食盐搅匀。鲫鱼治净，在鱼身打上花刀，抹上少许料酒。
2. 把鲫鱼放在蛋液中（头、尾露出），连碗上屉，架在水锅上，将水烧开，冒气后，用旺火速蒸10～15分钟，见蛋羹凝结如豆腐脑状，即可取出（不可蒸出蜂窝孔）。
3. 另用一碗，放入葱花、生抽、香油和少量鲜汤，调成清味汁，浇在蒸好的蛋羹上即成。

营养分析：

此菜既可促进乳汁分泌，提高母乳质量，又能促进母体恢复。

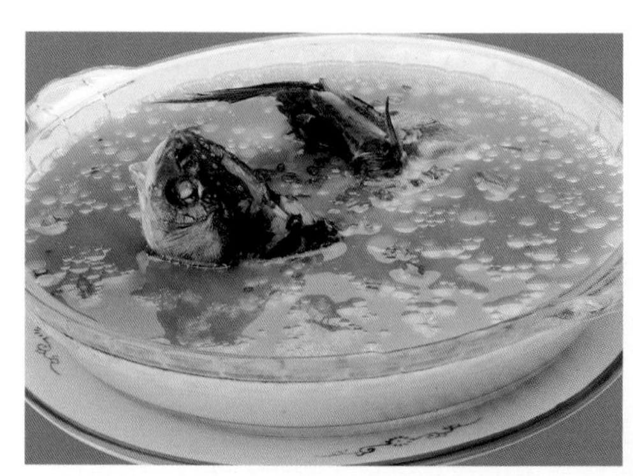

小米粥

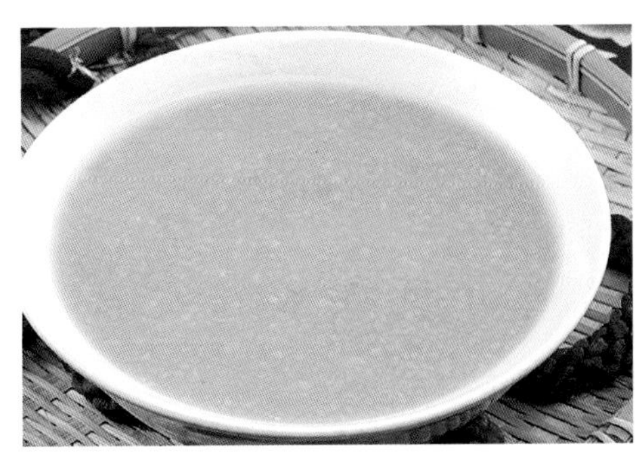

材料：小米100克，白糖适量

做法

1. 将小米淘洗干净，转入锅中，加适量水熬煮。
2. 先开大火煮沸，再转小火熬煮至黏稠。
3. 最后加入白糖调味，拌匀即可。

营养分析：

此粥能补虚损、益丹田，可用于气血亏损的产妇，吃了既有助于体力恢复，还有利于乳汁分泌。

黄豆烧肋排

材料：肋排450克，黄豆100克，食盐适量

做法

1. 将肋排洗净，剁成小块，下入沸水中汆去血水后，捞出沥干。
2. 黄豆浸泡至涨发，洗净。
3. 将排骨块和黄豆一起转入锅中，加适量水炖煮，大火煮开后，转小火炖约1小时，出锅时加食盐即可。

营养分析：

这道菜不但营养丰富，还有防病治病的作用，是坐月子的美味佳肴。

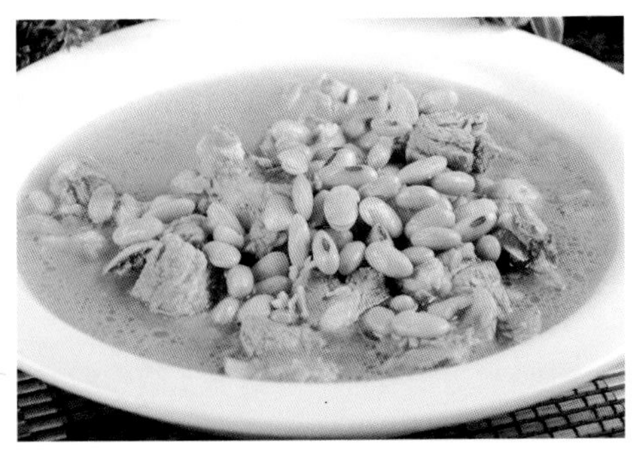

麻油鸡汤

材料：鸡半只，黑麻油10毫升，老姜10片，米酒10毫升，白糖5克，食盐3克

做法

1. 将鸡洗净，去除肥油脂，切块备用。
2. 热锅，下姜片爆香，随即将鸡块倒入爆炒1分钟；倒入2杯米酒，等烧开后加入5杯水和黑麻油、白糖继续煮，水滚后改小火煮约20分钟，加入食盐调味即可。

营养分析：

鸡肉具有温中益气、补虚填精、健脾胃、活血脉、强筋骨的作用。麻油含有丰富的维生素E，两者结合可促进乳汁分泌。特别适合产后普通型缺乳。

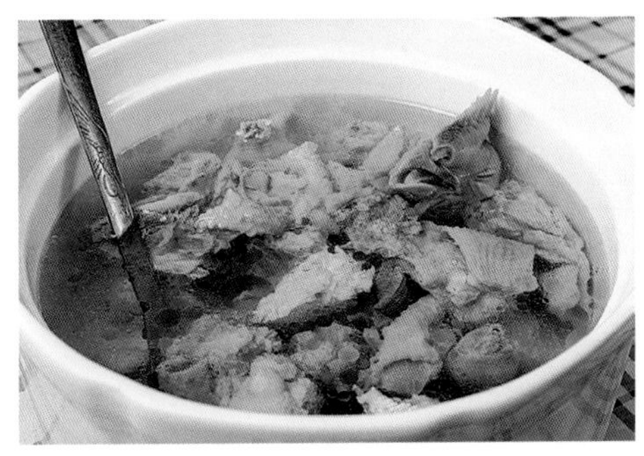

产后形体恢复与锻炼

产后不宜长时间束腰紧腹

不少新妈妈特别关注自己的体形变化，并以为产后束紧腹部，有助于体形的恢复。于是，在产前就提早准备好腹带、健美裤等。孩子一生下来，将自己从胯部至腹部紧紧裹住，以至于弯腰都十分困难。其实这样做是不科学的。

月子期裹腹，不仅无助于恢复腹壁的紧张状态，反因腹压增加，而且产后盆底支持组织和韧带对生殖器官的支撑力下降，导致子宫下垂、子宫严重后倾后屈、阴道前后壁膨出等。因生殖器官正常位置的改变，使盆腔血液运行不畅，抵抗力下降，易引起盆腔炎、附件炎、盆腔瘀血综合症等各种妇科疾患，更影响产妇健康。

由于妊娠的原因，孕妇机体代谢功能旺盛，除供给自身和胎儿所需外，还需蓄积5千克左右的脂肪分布于胸、腹、臀部，为妊娠晚期、分娩及哺乳期提供能量，而更多的是为哺乳准备的。这些脂肪并不会因为月子期裹腹而消失。

月子期不要过早过度减肥

新妈妈产后减肥不要急躁，否则容易陷入一些错误的观念中，得不偿失。

减肥无非通过两种手段——控制食量和加强锻炼，这都不适合刚刚分娩的新妈妈。新妈妈本身较虚弱，控制食量容易导致营养不良，造成贫血等严重后果；而过早运动则容易使还没有归位的脏器出现下垂现象。所以，在月子里不要减肥，只要控制体重不再增长即可。这点完全可以通过控制饮食实现，比如少吃高糖食物、少量多餐、不吃过饱等。

分娩6 ~ 8周后开始简单的运动结合饮食控制体重；3个月后，待身体脏器、韧带等完全恢复后，就可以进行正常的减肥训练。从产后8周开始，每周减重500 ~ 1000克，到产后6个月时减到孕前水平是比较理想的结果。

产后体育锻炼从何时开始

曾经有学者建议废除坐月子，产后尽早运动，尽早恢复正常饮食，但从我国的传统习惯来看，仍需要有近1个月的休养时间，并提倡以科学合理的方法调整产后生活。产后的运动差一点是适当、循序渐进和动静交替的。

产后适当运动，进行体育锻炼，有利于促进子宫收缩机恢复，帮助腹部肌肉、盆地肌肉恢复张力，保持健康的形体，有利于身心健康。

产后 12 ~ 24 小时产妇就可以坐起，还可下地做简单活动。生产 24 小时后就可以锻炼。根据自己的身体条件还可做些俯卧运动、仰卧屈腿、仰卧起坐、仰卧抬腿、肛门及会阴部与臀部肌肉的收缩运动。

上述运动简单可行，可以根据自己的能力决定运动时间和次数。注意不要过度劳累，开始做 15 分钟为宜，每天 1 ~ 2 次。

有利于恢复身材的产褥体操

产褥体操既有利于恢复健美的身材，又有利于新妈妈较快地恢复生理机能，使体力和精神等方面迅速恢复正常。下面介绍几种产褥体操，供新妈妈们参考。

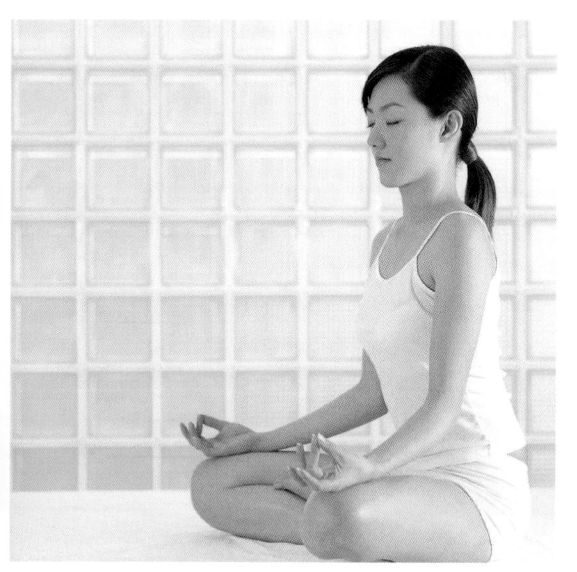

☆增强盆底肌运动

练习缓慢蹲下和站起，可以根据自己身体的具体状况，每天尽量多做几次。这项运动可帮助消除不能控制的溢尿，如果孕妇分娩时外阴有缝合，增强盆底肌的训练还可帮助伤口的愈合。

☆脚踩踏板运动

这项运动可防止腿部肿胀并改善血液循环，踝部用力将两脚向上弯，再向下弯，随时都可练习。以上两种运动对曾接受剖宫产手术的产妇也是适合的。

☆增强腹部肌肉的练习

增强腹部肌肉的一种缓和方法是：当你呼气时紧缩腹部的肌肉，维持数秒钟后放松，尽可能经常做此练习。

☆其他

产后 2 ~ 3 周，如果新妈妈感觉很好，还要进行以下练习，每日 2 次：仰卧，用两个枕头撑住头及两肩，两腿弯曲并少许分开，两臂在腹部上面交叉。抬起你的头及两肩时，呼气并用两手掌分别轻压腹部的两侧，好像把腹部的两侧紧压在一起。这种姿势要持续数秒钟，然后吸气，并且放松，重复做 3 次。

爱心小贴士

分娩后，每天做些轻松的运动，只需3个月，你的身材就可能恢复到正常，但是在运动中如果感到疼痛或疲劳，就应停下来，最好是每次运动量不要太大，但应每天坚持。

产后要做的骨盆恢复锻炼

不管顺产还是剖腹产，生完孩子骨盆都会变大，要想保持好体形，你必须及时、有效地进行“修复”。那么，产后要做哪些骨盆恢复锻炼呢?

◎卧式锻炼：靠床沿仰卧，臀部放在床沿，双腿挺直伸出悬空，不要着地。双手把住床沿，以防滑下。双腿合拢，慢慢向上举起，向上身靠拢，双膝伸直。当双腿举至身躯的上方时，双手扶住双腿，使之靠向腹部，双膝保持伸直。然后，慢慢地放下，双腿恢复原来姿势。如此反复6次，每天1回，可长年不辍。

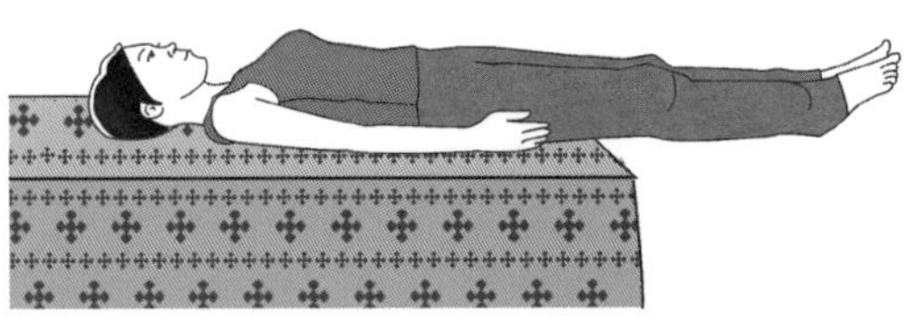

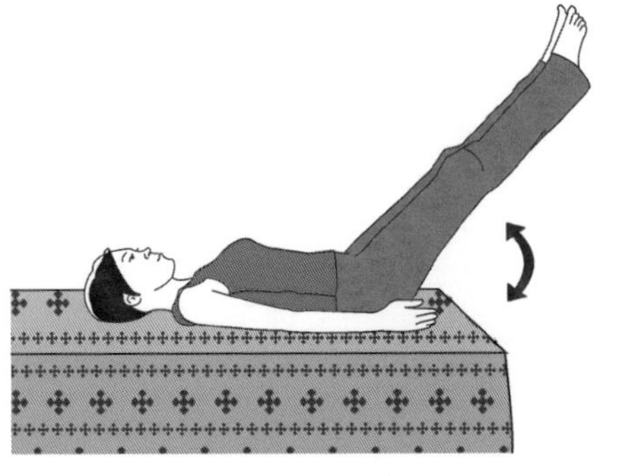

◎立式锻炼：站立，双腿微分开，收缩两侧臀部肌肉，使之相挟，形成大腿部靠拢，膝部外转，然后收缩括约肌，向阴道往上提的方向动，经过耐心锻炼，即可学会分清阴道和肛门括约肌舒缩，改善阴道松弛状态，提高阴道的夹缩机能，藉以掌握夫妻同房时的舒缩能力，使性生活和谐、美满。

可随时进行的体育锻炼

产后锻炼不一定要拿出完整的一块时间，生活当中随时都可以进行锻炼。

在等待红绿灯时，不要只是站着，可以做紧缩臀部的动作。打电话时，用脚尖站立，使腿部和臀部的肌肉绷紧。孩子睡着时，为避免发出声响，也可以踮着脚尖走路。拿着较重的物品时，可以伸屈手臂，锻炼臂部的肌肉。因为产后忙于换尿片及抱孩子，总是弯腰，所以有机会要深呼吸，伸直背，挺直腰杆。

平时乘坐电梯时，尽量贴墙而立，将头、背、脚跟贴紧墙壁伸直，这样做可以使你的身材保持挺拔。

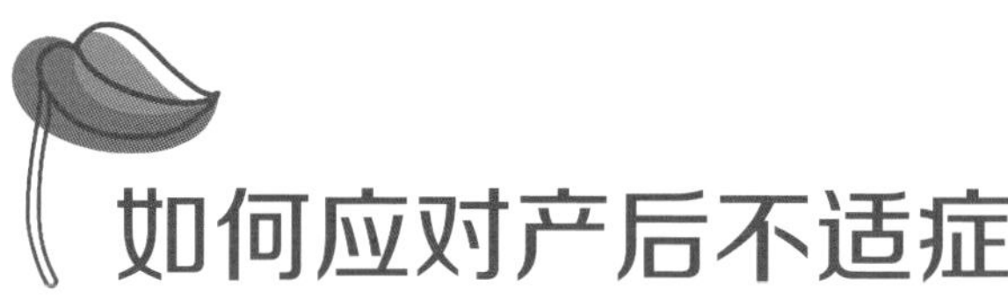

如何应对产后不适症

如何缓解产后腹阵痛

分娩之后，下腹部还会出现有规律的疼痛，与产前阵痛类似，被称为后阵痛。后阵痛对子宫的恢复起促进作用，在分娩的当天或者第二天达到高潮，之后就会慢慢缓解，一般持续34天。

后阵痛在哺乳时会加剧，这是由于此时泌乳素水平较高，导致了子宫收缩加剧而引起的。后阵痛发生时，新妈妈阴道排出的恶露较没有阵痛时排出的多。由此来看，后阵痛是身体恢复良好的一种表现。不过也有的新妈妈完全感觉不到后阵痛。一般来讲，有过分娩经历的妈妈感觉到的后阵痛可能更严重。

后阵痛的强度一般不大，远远不如阵痛，一般产妇都能忍受得了这种疼痛，对于严重者，可以采用以下方法缓解疼痛：

1. 口服止痛片，或取山楂100克，水煎加糖服；

2. 轻揉子宫，以促进宫腔内残余物质排出；

3. 用热水袋热敷小腹部，每次敷半个小时；

4. 按摩小腹，使子宫肌肉暂时放松、缓解疼痛。

如果疼痛达到了无法忍受的程度，不用刻意忍耐，可以向医生咨询。因为此时是各种异常的高发时期，疼痛可能只是这些异常的症状之一，不能草率地认为是后阵痛而耽误治疗。

如何改善产后贫血

新妈妈贫血问题，主要是分娩时的失血、产后恶露，及哺乳时供应宝宝养分所需引起的，因此，比一般人贫血的问题来得明显而重要。贫血会使人乏力，食欲不振，抵抗力下降，容易引起产后感染，严重的还可引起心肌损害和内分泌失调。所以，应及时治疗。

血色素90 / 升以上者属于轻度贫血，可以通过食疗纠正，应多吃动物内脏、瘦肉、鱼虾、蛋、奶及绿色蔬菜等。血色素60 ~ 90克 / 升者属中度贫血，除改善饮食外，需药物治疗，常口服硫酸亚铁、叶酸等。低于60克 / 升者属重度贫血，单靠食疗效果缓慢，应多次输新鲜血，尽快恢复血色素，减少后遗症的发生。

爱心小贴士

在日常生活上，新妈妈应多休息，不宜太过操劳。另外，平时须防止晕倒，从蹲卧姿起立时要缓慢，以免因体位性低血压而晕倒，当感觉到有晕眩现象时，应立即坐下或躺下以防跌倒。

产后会阴胀痛的处理方法

分娩时如保护会阴不当或胎儿较大，会阴体较长、较紧，可造成会阴裂伤；做会阴切开缝合术也可使会阴部形成伤口，并可继发感染，先露部压迫会阴时间过久可造成会阴水肿；会阴伤口缝合时血管结扎不彻底所形成的会阴血肿等，都是导致会阴胀疼的常见原因。会阴胀疼可不同程度地影响产妇的饮食、休息以及全身的康复，故应及时处理。

如发现会阴血肿较大或逐渐增大时，应及时将血肿切开，取出血块，然后找出出血点，结扎止血，缝合血肿腔，会阴有伤口者，应加强会阴护理，保持会阴清洁，用 1:1000 新洁尔灭溶液或 1:5000 高锰酸钾液进行会阴擦洗，每天 2 次，并用消毒会阴垫。如发现伤口感染时，应及时将缝线拆除，有脓肿者应切开排出脓液，并给以抗感染治疗。对会阴严重水肿者，可给 50% 硫酸镁湿热敷，每天 2 次，每次 15 ~ 20 分钟，以促进水肿消失。

总之，应针对造成会阴胀疼的不同原因，分别给以相应的处理，多可使会阴胀疼消失或明显减轻。

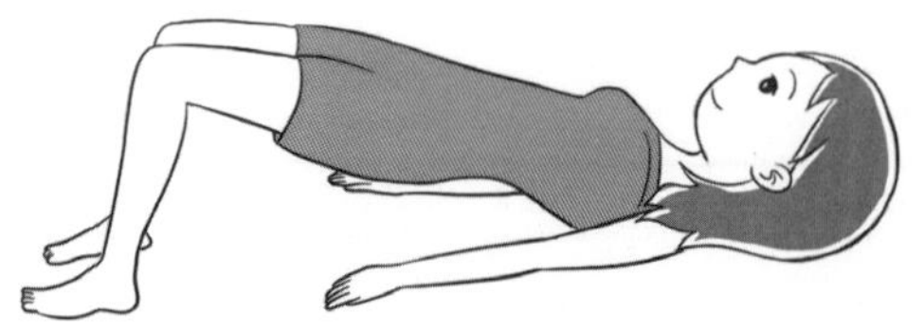

产后脱发怎么办

不少妈妈原来有一头乌黑光亮秀发，但在分娩后 2 ~ 6 个月头发会逐渐变黄，并有不同程度的脱发，医学上称为“分娩后脱发”。产后大量脱发是常见的，不必担心。

事实上，大约有 35% ~ 45% 的妇女在生产 4 个月后会有脱发的现象，这是体内激素重新调整所引起。妊娠期延长了毛囊的休眠期，而产后就加速进入脱发期，这时如果精神上有大压力或是宝宝晚上哭闹不睡，这个问题就更为严重。产后如发现脱发怎么办呢？

其实，放松心情后脱发的现象就会慢慢停止，而且头发也容易再长出，这是很重要的保养之一。

另外，产后头发比较油，也容易掉发，只要合理清洗，不要用太刺激的洗发精即可。每天梳头发或按摩头发也可以让头发得到改善。此外，可以服用一些补血的药物，加上调整激素的何首乌、骨碎补、覆盆子、地黄等对头发的再生和防脱发会有很好的改善作用。

产后腰痛如何防治

产后新妈妈十个有九个都会腰痛。这是什么原因呢？刚生完宝宝的新妈妈，骨盆韧带在一段时间内尚处于松弛状态，腹部肌肉也变得软弱无力，子宫未能很快得到完全复位。再加上新妈妈们不注意，猛然弯腰拾东西，或者因便秘而蹲厕时间过长，便会牵引、拉伤韧带，导致腰痛。

很多新妈妈在月子里总是躺或坐在床上休养，很少进行活动，这样一来腰部肌肉缺乏锻炼。还有饮食上每天都在进补，容易摄入过多的热量，使体重增加，随之腰部负荷也会加重，这也是导致新妈妈产后腰痛的一个原因。

很多新妈妈在给宝宝喂奶时姿势不当，为了能照顾好宝宝或为哺乳时方便，她们习惯一个姿势睡觉等，也容易造成产后腰痛。

此外，在怀孕过程中的生理性缺钙、产后受凉、起居不慎闪挫腰椎以及腰骶部先天性疾病等，都可能引发产后新妈妈腰痛。

如果新妈妈的腰痛长此以往而得不到重视，将来会留下遗憾终生的后遗症。

产后如何预防骨质疏松

骨质疏松的初期不会有任何症状，但骨质的不断流失会导致很严重的后果，包括容易骨折、身高变矮、腰酸背痛、驼背等明显的症状，严重的甚至导致生活不能自理。产后妇女及停经妇女是骨质疏松症的多发人群。

为了预防骨质疏松，除了补给钙质之外，还要加上运动等其他方法的配合。

◎每周坚持运动。新妈妈即使再忙碌，一周也要运动 3 ~ 5 次，并且每次应运动 30 分钟以上。

◎适量补充钙质。新妈妈每天每人需要 1200 ~ 1500 毫克钙质，但是一般的饮食最多只能提供 200 ~ 300 毫克钙质，所以除了摄取富含钙质的食物，如牛奶、乳制品、小鱼干之外，最好能额外补充钙片，尤其是当产妇出现腿部常抽筋、腰酸背痛以及常常不经意的骨折时，则应就医检查以确认自己是否患有骨质疏松症。

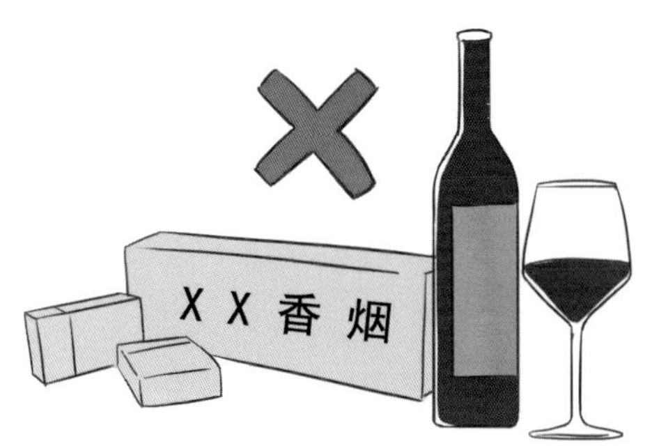

◎生活习惯的培养。造成骨质疏松的因素很多，平常吸烟、喝酒、熬夜、常喝咖啡、长期服用类固醇者属于骨质容易流失的人群，所有的女性都应戒掉这些不好的生活习惯。

生化汤可帮助排净恶露

妈妈生完宝宝后，身体里会有恶露。恶露可分为 3 种。一是血性恶露，二是浆液性恶露，三是白色恶露。产后妈妈持续排恶露的时间也不相同，正常时间约 3 周左右干净，如果产后 2 个月以上恶露仍淋漓不净，则属于恶露不净。如何排除身体里恶露呢？喝生化汤。

营养学家指出，生化汤可以适时地帮助恶露的排净，一般建议自然生产的产妇，在产后 3 天可开始服用；剖腹产要在排气以后才可服用，而且大约服 3 ~ 5 帖就够了，过多服用绝非是好的。另外要注意的是，产后休养不够，血性恶露一样会难以停止！因此，生化汤应适量服用，并且多休息，摄取足够的营养，才能养好身体，迈向活力妈妈的新里程碑。

生化汤的做法

生化汤成分：全当归9克，川穹6克，丹参6克，桃仁6克，藏红花1.5克，泡姜炭9克。

生化汤加减：

1. 头痛畏寒发热——加北柴胡6克。

2. 呕吐腹胀——加山楂、厚朴、神曲各6克。

3. 生产时用力过度而疲倦——加黄芪18克，党参9克。

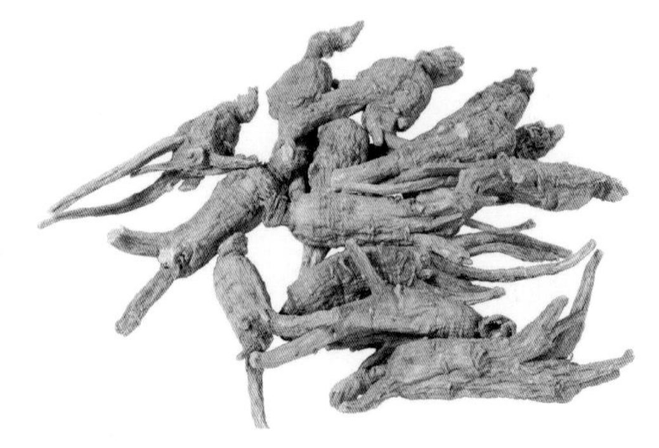

※ 选用全当归做生化汤效果会更好。

预防子宫脱垂

如果出现子宫脱垂，患者会感到下腹、外阴及阴道有下坠胀感，并可有腰酸背痛，久立或劳动时这种感觉更加严重；若病情继续加重，严重者影响行动。如果子宫脱垂的同时，还伴有膀胱膨胀，往往会有尿频、排尿困难或尿失禁。若子宫脱垂兼有直肠膨出，还可能出现大便困难。

如果属于早期脱垂或症状较轻者，可取平卧位或稍坐一会儿，即可使会阴部恢复常态；也可使用体育疗法，如缩肛运动（凯格尔运动），一缩一放地进行，每次10～15分钟，每天两次。症状重者可做阴道前壁修补术或子宫切除术。

为了预防子宫脱垂，在产褥早期产妇应当做简单的康复体操，加强产后锻炼，并逐日增加运动量，以促进盆底组织早日康复。

得了产后抑郁怎么办

许多刚分娩的母亲身心都非常疲倦，通常会经历“高声”与“低声”频繁的哭泣、易怒和疲劳，以及感到犯罪、焦虑和不能照顾婴儿和自己。这些都是产后抑郁症的表现。此时只要亲人和朋友对产妇保持一种理解的态度，产后忧郁症会很快消失。

刚做母亲的人一定要避免过于劳累，可以与亲人商量一下，合理地安排一种轮班制度，这样每当孩子不安或哭闹时，就不必每次都得起床去照顾。只要宝宝过会安然无恙，同时也给父亲提供了和婴儿接触的机会，使父子之间感情得到进一步培养。

如果妈妈发现自己无法排除抑郁症，而抑郁感已经严重到也无法好好照顾自己和婴儿，可以去医院请医生解决。医生会给母亲用抗抑郁的药物，如果这种治疗无明显效果，医生会建议病人住院治疗。

另外，母亲心情的自我调节也是相当重要的，如果可以在坏日子里也要保持好心情，相信一切都会变好的。

第五篇

新生儿的养护

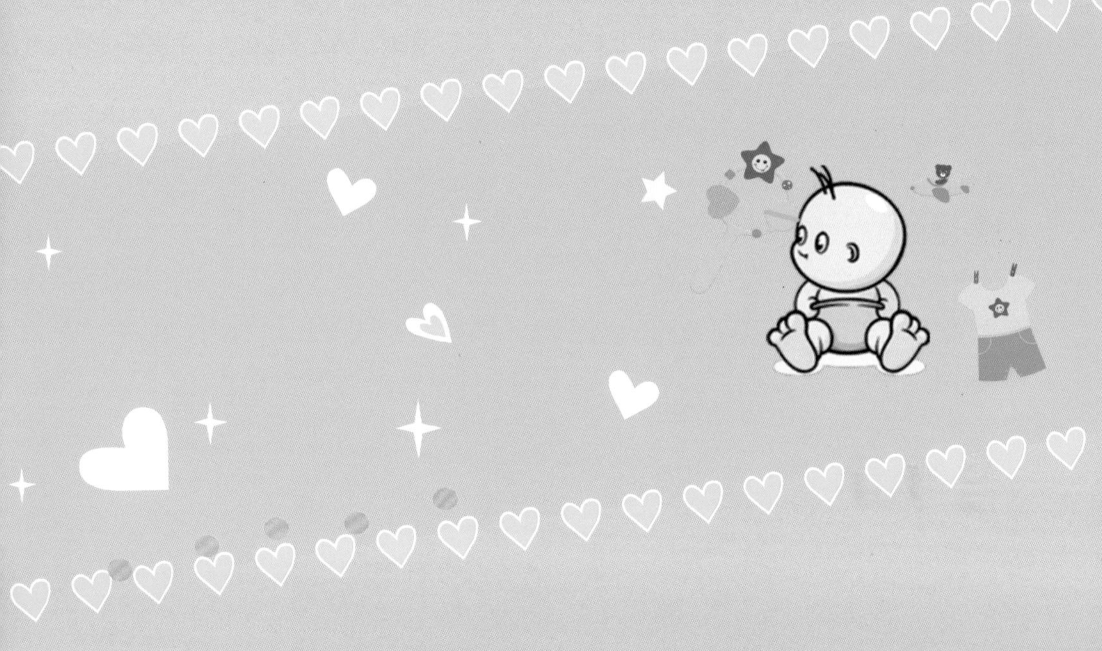

经历了艰辛的10月怀胎和刻骨铭心的分娩，宝宝终于和你见面了。作为新妈妈，相信你对宝宝充满了足够的爱心。但在最初的欣喜激动之余，你是否有不可遏制的茫然和担忧呢？面对养育一个生命这么艰巨的任务，也许你缺乏一定的耐心和经验，你所有的忧虑也都是正常的，学习和掌握宝宝的养育知识是解除忧虑的最好办法。下文中会给你提供宝宝相应阶段生长发育的育儿知识，为你解决育儿中遇到的问题，和你一起陪伴宝宝健康成长。

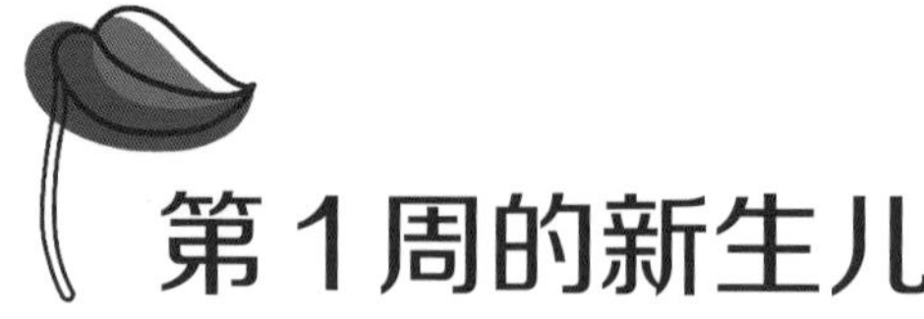

第1周的新生儿

生长发育

刚刚出生的宝宝皮肤红红的、凉凉的，头发湿润地贴在小头皮儿上，四肢好像很害怕一样蜷曲着，小手握得紧紧的，哭声非常地响亮。从诞生的那一刻起到宝宝满月，这个小生命已不再叫作胎儿，而叫新生儿了。

这时的宝宝视觉能力较弱，只能看清楚25厘米左右的事物，所以逗新生儿时需要离他的眼睛近一些才会有反应。听力也较不敏锐，普通的声音并不会惊醒睡着的他。不过，新生儿的嗅觉能力在出生后发育迅速，在初生时还几乎闻不到任何味道，到第6天就可以通过味道认出妈妈。

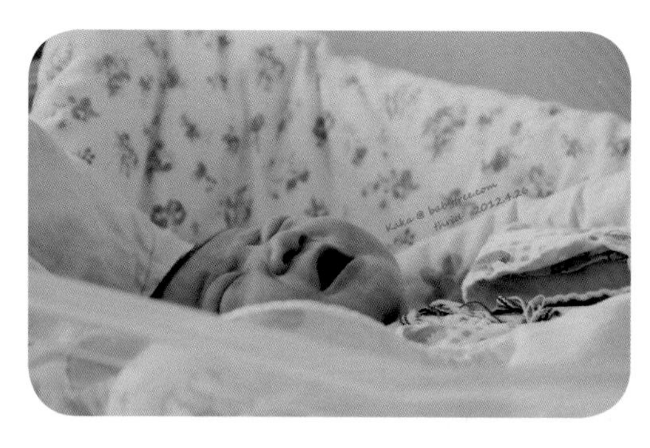

多数新生儿体重约为2500～4000克，身长46～52厘米，头围34厘米，胸围比头围略小1至2厘米，男婴比女婴略重一些。小宝宝的头顶囟门呈菱形，大约2厘米，能看到皮下软组织明显跳动，要注意别让它受到碰撞。

特有的生理现象

新生的宝宝心率和呼吸与成人有较大的区别，频率和波动都较大。呼吸达到每分钟40次；心率在出生后24小时大约每分钟85～145次，出生后一周可加快，在100～175次之间，出生后2～4周甚至达到115～190次。这样的情况都属正常，爸妈不要太担心。只有当孩子饿呼吸次数每小时超过80次或少于20次，才需要引起注意，并及时检查治疗。

喂养指南

初乳对新生宝宝很重要

初乳，是新生儿来到人世间的第一口食物，也是妈妈给宝宝的最好、最珍贵的礼物。产后，母亲的体内激素水平发生变化，乳房开始分泌乳汁。但泌乳有一个逐渐的质与量的变化，一般把生后4～5天以内的乳汁称作初乳。初乳含有大量免疫球蛋白、生长因子、乳铁蛋白等有益成分，有很高的营养价值，可以让孩子长得快、少生病，是新生儿非常需要的。

有些妈妈因为初乳颜色看上去不太干净而把初乳挤出来扔掉，这是不对的。初乳之所以看上去不太干净，是因为其中含有较大量的胡萝卜素，完全可以放心让孩子吃。

新妈妈应及早给宝宝开奶

孩子吸吮、吞咽的能力是与生俱来的，也可以说一出生就会吃奶，所以及早开奶能进一步锻炼孩子的吸吮能力，提高宝宝的免疫能力，也有利于妈妈产后的康复，并有利于建立牢固的母子关系，对孩子安全感建立和好性格培养也都有益处。

一般来讲，在出生 20 ~ 30 分钟，经过医生检查没有问题就可以给孩子哺乳了。此时妈妈较累，比较舒适的姿势是妈妈平躺，孩子匍匐在妈妈的胸部吸吮。如果孩子不吸吮，用乳头轻轻摩擦他的嘴即可让他张开嘴。如果吸吮不出，可能是乳腺管堵塞了，需要用毛巾热敷或请教护士。

开奶前不要用代乳品

开奶前喂代乳品会让新生儿拒绝母乳，事实上宝宝在出生后的 2 ~ 3 天时间里，即使不吃东西也能保持健康。因为他们在出生前就已经在身体里储存了足够的能量供他们消耗，直到母乳下来，而新妈妈的初乳也可以给他提供充足的营养。如果此时用奶瓶喂宝宝吃其他乳品或水，一方面容易使宝宝产生“乳头错觉”，不愿再费力吸吮妈妈的乳头，也就得不到具有抗感染作用的初乳，另一方面因为奶粉冲制的奶比妈妈的奶甜，也会使宝宝不再爱吃妈妈的奶。

在宝宝出生后必须让他多吮吸、多刺激妈妈的乳房，使之产生“泌乳反射”，才能使妈妈尽快下奶，直至足够宝宝的需求量。相反，如果坚持进行哺乳前喂养，反而会对宝宝和妈妈不利。

尽量给宝宝喂纯母乳

新生宝宝的营养主要来自于母乳。可以说，母乳是为新生儿量身打造的营养源泉，没有什么比母乳更适合新生儿的身体，即使最接近母乳的配方奶也无法媲美，所以新生儿期最好纯母乳喂养。

有些妈妈总是担心孩子会吃不饱，其实这个问题对新生儿来说并不存在。因为新生儿的胃容量很小，即使母乳量的确较少，通过孩子频繁的吮吸，也能吃饱。而且频繁的吮吸可以刺激泌乳，让乳汁逐渐多起来。所以不要着急添加代乳品，以免减少孩子吮吸频率，减少乳腺刺激，导致最后乳汁真的不够吃。

另外，孩子可能出现腹泻、体重增长不理想等问题，千万不要把这些简单归罪于母乳喂养。任何食物喂养的孩子都可能出现问题，相比之下，母乳喂养的孩子问题要少得多。坚定信心，才有可能最终成功实现纯母乳喂养。

母乳不足怎么办

用母乳喂养，可能会出现母乳逐渐减少的情况，婴儿会因为吃不饱而变得很爱哭，夜里也增加了醒的次数。那么，母乳不足时可添加哪些食物呢?

妈妈可以给婴儿改喂一顿牛奶，最好是下午 4 ~ 6 点，先喂 150 毫升试试，如果 5 天之内婴儿体重只增加 100 克，那么就需要加喂一次牛奶，奶量一次不超过 150 毫升，以 5 天内婴儿体重增加在 150 ~ 200 克为宜。

吃惯了母乳，而不喜欢牛奶味道的婴儿

是比较多的。吃完母乳后可以加喂一些果汁或糖水以补充奶水不足。婴儿近3个月时，可以加喂稀粥、米糊等。不爱吃牛奶的婴儿一般喜欢吃这些食物。

新生宝宝不会吮吸怎么办

有的新生儿有些缺陷，如早产或者唇腭裂等，不会吮吸，这时候可以用小勺子和小杯子喂食。小勺子质地要柔软，最好是透明塑料产品，因为孩子的口腔皮肤、黏膜脆弱，较软的材质才能减少伤害。勺头小一些，其宽度以孩子口腔宽度的一半为好。

将乳汁挤出在小杯子里（最好另外再备一个大杯子，装满热水，再将装乳汁的小杯子放入保温，以防喂食时间过长乳汁变凉），然后用哺乳的姿势将孩子抱在怀里，用小勺子舀着喂食即可。如果孩子不会吞咽，可以把小勺子放在嘴角，让乳汁顺着嘴角自然流人喉咙。

护理要点

新生宝宝的衣着有讲究

新生儿出生的头两三个月，建议以开襟纱布衣或开襟棉衣为主，因为吐奶及流汗较频繁，纱布衣快干好清洗，加上材质细致，不容易造成肌肤过敏，不伤宝宝皮肤。另外因新生儿的颈部尚未发育成熟，不建议穿着套头衣物。当宝宝大约四个月后，即可依照情形选择包屁衣搭配。

新生儿衣物材质主要分为棉质及纱质两种，纱质优点是透气性佳、快干、不容易产生棉絮，尤其现在的新生儿过敏比例增高，纱布材质不易引起新生儿过敏。而棉质比较吸汗，保暖程度佳。避免选择毛料，以免棉絮造成宝宝之不适。

如何正确包裹新生婴儿

新生儿刚刚出生，娇嫩的身体需要细心的呵护，很多家长在给柔软的宝贝换衣服、包被时不知所措，那么为新生儿换衣服有哪些技巧？家长该怎样正确包裹新生儿呢？

用稍宽一点的尿布垫于婴儿的臀下，使婴儿平卧时两腿分开，双髋处于外展位。这样股骨头正好对着髋臼的中心，使髋臼和股骨头的骨骼都得到良好的发育，为日后下地行走打下良好的基础。

另外，还可以在市场上购买婴儿专用的睡袋，较宽松柔软，睡袋的下方是开的，便于换尿布，而且保暖。白天可以给宝宝穿上内衣、薄棉袄或毛线衣，再盖上棉被就可以了。特别容易惊醒的新生儿，可以用包被将新生儿包裹起来，但不可太紧，这样可使他们的睡眠更好一些。

正确抱放新生婴儿

充满爱心的拥抱和抚慰对于宝宝的生长，心理发育等都是很有好处的。如果你还不会，那现在就开始学学如何正确抱放新生儿，做个合格的好妈妈、好爸爸。

抱起婴儿的具体方法为：

1.慢慢地弯下腰，从侧面或正面贴近宝宝，一手伸入他的颈后，托住新生婴儿的脑袋，另一只手放在他的背臀部之间，支撑住宝宝的下半身。

2. 起身并轻柔平稳地将宝宝抱起。将宝宝整个体重转移至手上，并确保头部被稳稳地托在手中，然后边起身边把他抱到自己的胸前。

3. 把宝宝平抱或竖抱在自己的胸前。在放下宝宝的过程中，同样要保证支撑好宝宝的头部，否则，宝宝就会出现头部后仰、四肢抖动，呈惊吓状。

4. 放下宝宝时，要用手臂支撑住新生婴儿的脑袋，然后平稳地将其放在床上。

爱心小贴士

有时间要多抱抱孩子，这么大的孩子是不会形成抱癖的。相反地，多抱孩子可以让他拥有更多的安全感。

新生宝宝24小时内排胎便

新生儿大多是在出生后24小时内排出墨绿色的黏稠大便，这叫胎便。由于胎便中含有较多毒素，越早排出越好。给新生宝宝的腹部做简单的按摩或者让新生宝宝早些游泳，都可以促进胎便尽早排出。新手父母要注意观察，如果出生后24小时胎便仍没有排出，要警惕孩子可能是巨结肠，需要及时通知一声检查治疗。

胎便颜色暗绿，质黏稠，染在尿布上很难清洗，最好用纸尿裤，用完后即扔，很方便，可以省掉一些麻烦。

给宝宝使用纸尿裤还是尿布

尿布吸湿性、透气性都较纸尿裤好，不容易使宝宝起湿疹。但在外出时，携带尿布和更换尿布都不太方便，用纸尿裤就比较合适。总之，在确保孩子健康、舒适的基础上，方便操作即可。

选购纸尿裤时，其透气性是最重要的。可以用一杯热水和一个冷杯子试验一下：将热水倒在尿不湿的正面，冷杯子贴在尿不湿的背面，如果透气性好，冷杯子的内壁就会出现雾气或者凝结出水珠，反之则没有。

怎样给新生宝宝包尿布

给新生的宝宝包尿布的时候，注意一定要避开脐部。因为此时脐带还没有脱落，或者即使脱落，脐窝也还没有愈合，如果被尿布上的尿便污染，很容易感染。正确的包尿布手法应该如下：

纸尿裤：在脐带没有愈合前，也不能让纸尿裤盖到脐带，可以用垂直法固定粘扣，就是纸尿裤穿好后，将左右两个粘扣垂直粘贴在纸尿裤的上端固定纸尿裤。这样可以将纸尿裤拉低，防止覆盖到脐带的位置。

尿布：将尿布整理好，折成15～20厘米宽的长条状，一端置于宝宝臀下低于腰部的地方，另一端折过来覆盖在小腹上低于脐带的部位。换尿布之前，可以将尿布搓揉一下，使之更柔软。如果是冬季，最好能用火烤一下，以免孩子腹部受凉。

爱心小贴士

动作要轻柔，换纸尿裤前要洗手，不能戴戒指，要修剪好指甲。室温保持在22℃，纸尿裤的贴条别粘到宝宝的皮肤上，抬双腿不能超过45℃。

宝宝预防接种时间表

宝宝出生后，医院都会给一本婴幼儿免疫预防手册，那上面有每次接种疫苗的时间和名称，准爸妈要先仔细看看手册上的注意事项。从这时开始宝宝就被纳入预防接种的计划。要知道，无论是计划免疫的还是非计划免疫的疫苗，对于宝宝来说，都是外来物质。因此，预防接种对柔嫩的宝宝来说并不是一件小事，妈妈准备周全，呵护得当，才能让宝宝安然度过。

年 龄	接种疫苗	可预防的传染病
出生 24 小时内	乙型肝炎疫苗（1）	乙型病毒性肝炎
	卡介苗	结核病
1 月龄	乙型肝炎疫苗（2）	乙型病毒性肝炎
2 月龄	脊髓灰质炎糖丸（1）	脊髓灰质炎（小儿麻痹）
3 月龄	脊髓灰质炎糖丸（2）	脊髓灰质炎（小儿麻痹）
	百白破疫苗（1）	百日咳、白喉、破伤风
4 月龄	脊髓灰质炎糖丸（3）	脊髓灰质炎（小儿麻痹）
	百白破疫苗（2）	百日咳、白喉、破伤风
5 月龄	百白破疫苗（3）	百日咳、白喉、破伤风
6 月龄	乙型肝炎疫苗（3）	乙型病毒性肝炎
8 月龄	麻疹疫苗	麻疹
1.5~2 岁	百白破疫苗（加强）	百日咳、白喉、破伤风
	脊髓灰质炎糖丸（部分）	脊髓灰质炎（小儿麻痹）
4 岁	脊髓灰质炎疫苗（加强）	脊髓灰质炎（小儿麻痹）
7 岁	麻疹疫苗（加强）	麻疹
	白破二联疫苗（加强）	白喉、破伤风
12 岁	卡介苗（加强，农村）	结核病

注：括号中的数字是表示接种针（剂）次。

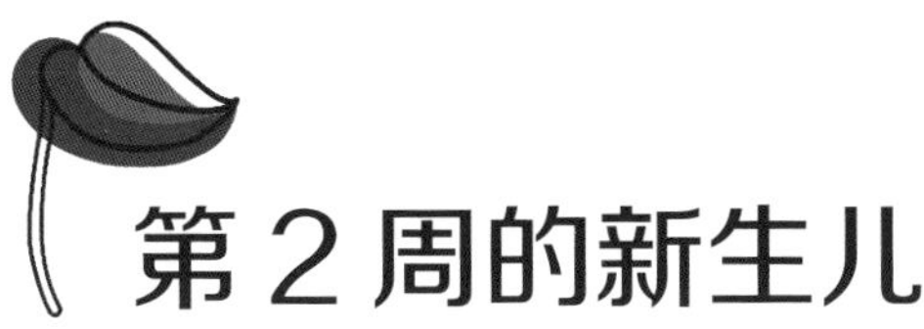

第2周的新生儿

生长发育

这周的宝宝已经具备了光反射能力，会随着光线移动视线，听力也比上一周进步了很多，味觉发育已经相当完善，可以分辨酸甜苦辣。

在这周，你会发现宝宝四肢运动是不自主、无意识条件反射，比如受到较大声音惊吓时，四肢会下意识地向胸前抱拢，这是特有的拥抱反射。

宝宝的脖子还很软，如果让宝宝竖立的话，大脑袋只能坚持竖一小会儿。不过，新生儿有一个神奇的地方，他会走路——踏步反射，如果能托住孩子腋下，他就会向前迈步。这种反射大概到3个月时才会消失。此时的孩子整天握着小拳头，用拇指包着其余四指，不过如果塞一个东西到孩子手里，他能够握一会儿。

另外，新生儿宝宝的脸部表情非常丰富，会皱眉、撅嘴等，有的还会微笑。

特有的生理现象

新生儿出生两周左右，会出现脱皮现象。这是新生儿皮肤的新陈代谢，旧的上皮细胞脱落，新的上皮细胞生成。出生时附着在新生儿皮肤上的胎脂，随着上皮细胞的脱落而脱落，这就形成了新生儿生理性脱皮的现象，不需要治疗。

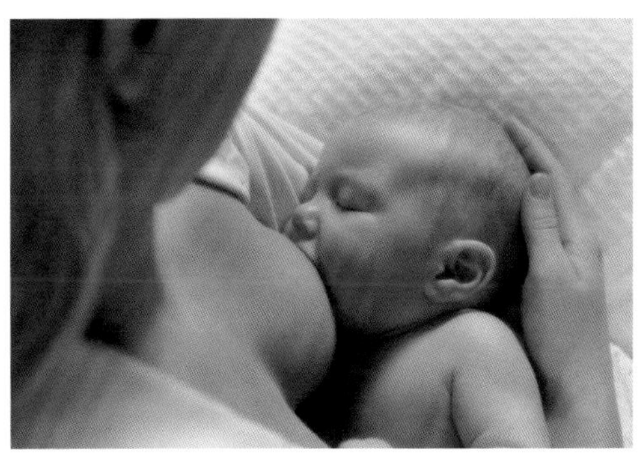

另外，父母也可能注意到了宝宝头顶有一块地方没有头骨，不用担心，这是前囟门。新生的宝宝前卤门斜径为1～3厘米，小于1厘米或大于3厘米都属异常，需要检查。（配图：检查囟门的闭合状况）

喂养指南

人工喂养要选择合适的奶粉

无论是什么原因要给孩子进行人工喂养，都涉及到奶粉的选择问题。市场上可供选择的奶粉品种很多，妈妈在选择的时候要仔细斟酌。

奶粉以配方奶粉最为合适。配方奶粉是比照母乳的组成成分配成的，而且根据月龄不同做出了调整，是除了母乳之外最适合孩子的食物。选购奶粉时，最好以口碑较好、历史较悠久、货源稳定的产品为重点对象。在月龄段适合的情况下，可通过看、摸来判断奶粉质量的好坏。好的奶粉颗粒均匀、颜色乳黄、色泽均匀，手感松软平滑，有流动感。如果有结块、异味，千万不能购买。

有些孩子母乳和奶粉都不能吃，需要选择一些特别配方的代乳品，如乳糖不耐受可选择豆奶粉，苯丙酮尿症选择特殊配方奶粉。只要喂养方式得当，人工喂养的孩子也能健康成长。

如何正确冲调婴儿奶粉

冲调奶粉的浓度、温度等因素对宝宝的消化吸收都会有一定的影响，因此在冲调奶粉时要采用正确的冲调方法。

正规的奶粉，包装上都明确标示了冲调方法和需要注意的事项，新手父母只要按照说明去做即可。只是提醒父母，不要随便改变奶水的浓度。奶水的浓度应该是固定的，如果太稀，孩子可能会缺乏营养，太稠则很容易消化不良。

另外，冲调好奶粉后，喂食前要将奶瓶倒转，滴一滴奶水在手背上试试温度，感觉微温是最适合的。

奶粉喂养的正确方法

当宝宝采用母乳喂养的时候，妈妈们就要开始熟知奶粉喂养的正确方法，例如：每天要喂几次，每次喂多少，以及正确的喂奶姿势等，新妈妈一定要认真了解。

每天喂几次：新生儿初期每隔 2.5 ~ 3 小时需要喂 1 次；几天后，间隔就可以长一些，只要不超过4小时就没问题，每天喂6 ~ 7次就可以了。

每次喂多少：出生 1 ~ 2 天的新生儿每次只能吃 20 ~ 30 毫升，几天后可以达到 60 毫升。有的孩子胃口大，可以吃 80 毫升。慢慢观察总结，如果这次冲60毫升，剩下了，下次就少冲 10 ~ 20 毫升；如果不够，下次就多冲 10 ~ 20 毫升。

正确喂奶方式：喂奶粉也应该把孩子抱起来，让他的身体与水平面成 30° ，以便奶水可以顺利进入食管。奶嘴塞入孩子嘴里后应让奶瓶和孩子的脸成 90° ，以便奶水充满奶嘴，避免孩子吸大量空气到肚子里。

爱心小贴士

新生儿消化能力还很弱，胃排空牛奶较慢，给新生儿喂奶可每日喂 6 次～8 次，每次 30 毫升即可。

吃奶粉的宝宝需适当补充水分

正常情况下，母乳喂养的宝宝在 6 个月之前都不需要喝水，因为母乳中 70%都是水分，足以满足孩子的需求；奶粉喂养的宝宝则需要在两次喂奶之间适量喂些水，每次 20 ~ 30 毫升即可。在另外一些情况下，无论母乳喂养还是奶粉喂养，都需要喂水。

1. 孩子发热、汗多或腹泻的时候丢失水分较多，需要及时补充，以免缺水引起水电解质紊乱。

2. 孩子有便秘现象，需要适当喂水润滑肠道。

3. 天气干燥或炎热时，或者孩子嘴唇发干，经常用舌头舔嘴唇，也需要适当给孩子喂水。

总之，喂不喂水没有标准答案，要一句

实际情况灵活变通。

Q 宝宝能喝糖水吗?

A 新生宝宝不能喝糖水，糖水味道不同母乳，甘甜的糖水会让宝宝不再喜欢母乳，甚至拒绝母乳，造成喂奶困难。

如何预防新生宝宝吐奶

未满月的宝宝常有吐奶的现象。因为宝宝的胃容量比较小，而且是横位，在吃奶的同时如果吞进气体，空气在胃内形成气泡，令宝宝不适，就会引起宝宝吐奶。

想要预防吐奶，最好在喂哺前抱起宝宝先轻拍几下宝宝的背部，喂哺时让宝宝吸吮到妈妈的乳头及乳晕处。用奶瓶的宝宝，奶液要充满奶嘴，防止宝宝吸入空气。喂哺后再把宝宝抱起，轻拍后背让宝宝打出嗝来，然后把宝宝放在床上向右侧躺约半小时，注意不要晃动宝宝，这样可以预防宝宝吐奶。

夜间应酌情减少给宝宝喂奶

这个时期，可以在夜间巧妙地减少 1 次喂奶时间，保证母婴休息。夜里是生长激素分泌旺盛的时候，所以要保证充分的休息，不要频繁打扰宝宝，喂奶次数也要尽量减少，让他逐渐养成白天玩耍、夜里休息的作息规律，这样父母的负担也会减小很多。

新生儿一般每夜都需要喂奶 2 ～ 3 次，那么就可以在原有基础上减少 1 次，平常喂 3 次的就减少至 2 次，平常喂 2 次的就减少至 1 次。只要喂奶间隔不超过 6 小时就没有问题。

具体操作的时候，可以将日间最后一次喂奶的时间向后推 1 小时，原本 8 点的推到 9 点，而将日间最早 1 次喂奶的时间提前，原本 7 点的提前到 6 点。这样在夜间只需要喂 l ～ 2 次奶就可以了。

爱心小贴士

在孩子出生后的前两周，妈妈都是比较累的，尤其是每天前半夜的这段时间特别累，因此，爸爸要多担当点，承担起看护孩子的责任。

定期给宝宝的奶具清洗、消毒

新生宝宝的免疫系统不完善，抗病菌能力较差，很容易被感染。而奶具经常残留奶液，奶液是营养非常丰富的物质，容易滋生细菌，所以需要及时、彻底地清洁，还要定期消毒，防止病从口入。

每次喂完奶后都要立即清洗奶瓶，清洗时可先把残余的奶液倒掉，用清水冲洗干净后用奶瓶刷把奶瓶刷干净，最好准备奶瓶清洗剂专门用来清洗，除了奶瓶内部，瓶颈和螺旋处也要仔细清洗，不要遗漏。

清洗奶嘴时要先把奶嘴翻过来，用奶嘴刷仔细刷干净。如果奶嘴上有凝固的奶渍，则可以先用热水泡一会儿，待奶渍变软后再用奶嘴刷刷掉。靠近奶嘴孔的地方比较薄，清洗时动作要轻，注意不要让其裂开。

除了每次用完都清洗外，还需定时消毒，最好每天消毒 1 次，可以放在普通的锅里用开水煮，或用蒸锅蒸，还可以用微波炉，一般 8 ~ 10 分钟即可。消毒器具要专用，也可以用专用的消毒锅。

护理要点

如何帮新生儿洗澡

如何给小婴儿洗澡？初为人母的妈妈们对于照料娇嫩的小宝宝不知从何下手。除了请教有经验的妈妈们以外，下面的介绍会对你有所帮助。

1. 放洗澡水，先放冷水，再放热水，将水温调为 38℃左右。

2. 放入浴床，用毛巾抱着孩子放到浴床上，待孩子身体浸入水中后，拿掉毛巾。注意孩子的头部始终在水面上。

3. 用一条干净的毛巾沾水擦洗孩子头部和脸部。先洗眼睛，然后到其他部位，由脸部中央向两侧擦洗。这时要注意用手轻轻摁住孩子耳部，盖住耳孔，以免进水。

4. 换一条干净毛巾，擦洗孩子的身体。腹股沟、腋下、脚趾缝以及其他褶皱处需要仔细清洗。

5. 洗干净后把孩子抱起，立即用大浴巾包裹。待孩子身体完全干燥，就可以穿衣服了。

爱心小贴士

在新生儿脐带未脱落以前，不能将新生儿放在水里洗澡，以免弄湿脐带。另外，要注意时间不宜太长，一般 5 ～ 10 分钟就足够，而浸泡在水中的时间以 3 分钟左右为好。

为新生儿清洗头垢

宝宝出生后头部皮肤时常覆盖一层灰白色包胎脂，这种看起来脏脏的头垢常常让妈妈们束手无策。究竟该如何清洗才正确?

第一步：把宝宝的头抱在你一只手上，背部靠在你的前臂上，把宝宝腿藏在你的肘部。

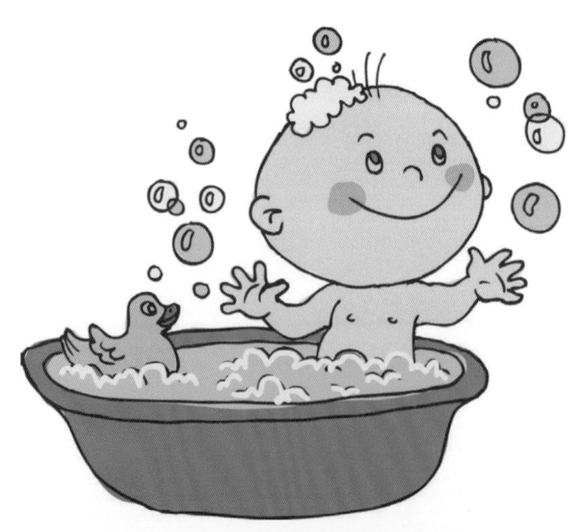

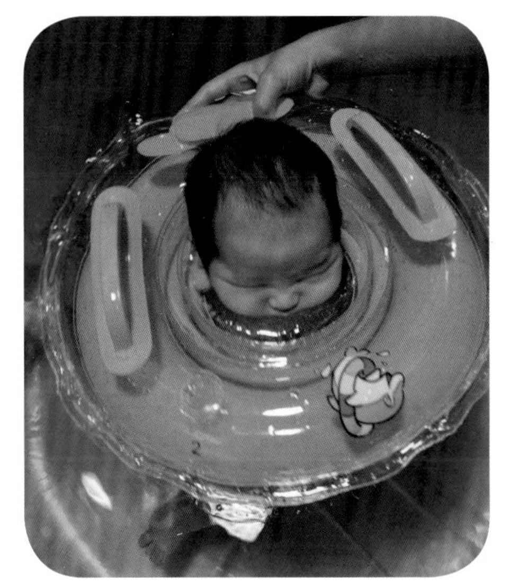

第二步：另一只手做成环状，轻轻将澡盆的水淋在宝宝头上，注意要避免将水溅到宝宝眼睛里。

第三步：将宝宝头上擦一点宝宝油或是橄榄油。

第四步：隔一段时间后让它比较软化后，用软硬适度的刷子把大块的头垢刷松，最后再用宝宝洗发精把头垢冲洗掉。

第五步：将宝宝抱在你的膝上，用另一条毛巾将宝宝的头轻轻抹干。

爱心小贴士

给宝宝使用的刷头应该采用非常柔软的软毛刷，不管是不是新的都要在开水里煮过，彻底消毒后再给宝宝使用。

新生儿脐带的护理

新生儿的脐带断面和脐窝容易受感染，严重时会导致败血症，所以是需要重点关注和护理的部位，平时要注意观察，不能有红肿、化脓的现象。

若没有异常，只需定时清洁即可。清洁时用消毒棉蘸 75% 的医用酒精轻轻擦拭断面和脐窝周围以及脐带即可。清洁脐带不会引起疼痛，所以不要蜻蜓点水、浅尝辄止，还是要彻底、仔细地清洁。尤其是断面，最好把断面翻开，使里面也得到清洁。等到脐带脱落后，脐窝处经常有少量的液体渗出，这时用酒精擦拭脐窝，然后盖上消毒纱布保护即可，过几天就会痊愈了。如果脐窝有发红现象，可以先用 2% 的碘酊消毒，然后用 75% 的医用酒精擦拭。

脐带脱落前，如果要游泳或者洗澡，需要用防水贴贴住脐带、脐窝以作保护，离开水后及时清洁干燥。另外，孩子的衣服要经常换洗，尿布不要盖住脐带，以免脏污感染。

预防新生儿红屁股

宝宝的小屁股需要保养，如果平时的预防工作做得好，便可以减少宝宝感染红屁股的几率。

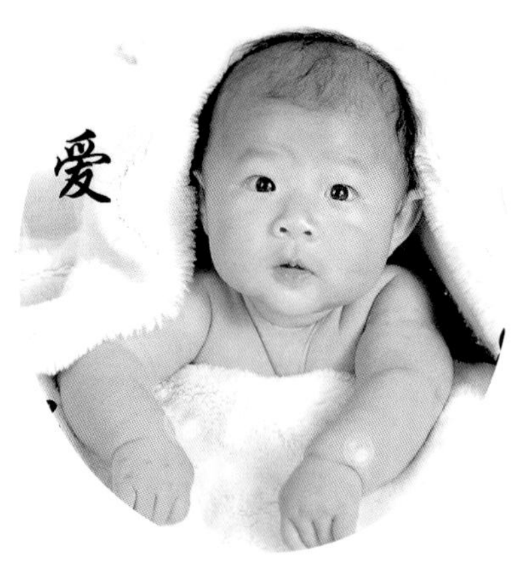

◎让小屁股经常通风透气。最好每天都让宝宝的小屁股在空气中晾晒几次，这样可以避免皮肤与尿液接触。在温度适宜的情况下，可以把尿布垫在宝宝的臀部下面，让宝宝的臀部充分暴露在空气或阳光下，每日 2 ~ 3 次，每次 15 分钟即可。

◎做好小屁股的清洁工作。新生儿的大便稀、量多，母乳喂养的新生儿大便尤其多。因兜着尿布，大便常沾满了整个臀部。有些父母或保姆在小儿大便后用尿布将臀部的大便擦去，而没有清洗臀部，使整个臀部仍粘附着大便，当再兜着尿布时，在潮湿有刺激物的环境下而发生红臀。

◎经常给宝宝更换尿布。新生宝宝大约每 15 分钟到 20 分钟就会排一次尿，虽然他们的尿量很少，但还是建议每隔 2 至 3 小时就更换干净的尿布，尤其是在宝宝大便之后，要立即更换尿布。

爱心小贴士

婴儿的肌肤非常娇嫩，需要精心的呵护，而婴儿小屁屁的皮肤又会经常受到大小便的刺激，如果护理不周，婴儿很容易会得红屁股，所以要尽量减少刺激，保持小屁屁皮肤的干爽，并记得给婴儿涂上一层护臀霜。

新生儿要慎吹空调

开空调让宝宝凉快凉快吧，怕宝宝感冒；不开空调吧，看着满身是汗的宝宝，又怕给孩子捂出一身痱子。一到夏天，很多妈妈都有这样的烦恼。其实，家有新生儿可以开空调，但是要注意一些细节问题：

1. 注意室内保湿。要保持室内湿润，除了使用加湿器、用一些容器装上水摆在屋子里之外，还要经常开窗通风，室外湿润的空气会调节室内的湿度。

2. 为宝宝添衣。小儿皮肤娇嫩，出汗较多，服装用料应具有柔软、吸湿、透气性好和洗涤方便的特点，以浅色的纯棉或纯针织品为宜。在空调房里宝宝衣服要比成人多一件。

3. 睡觉要给宝宝盖好被子。被子不要太厚，要把肚子、胸、肩膀、关节等敏感部位盖上。如果孩子习惯性踢被子，可以用床套给小孩做一个睡袋。用规格为 2 米 ×1.5 米的床套，长的一边对半折，即 1 米 ×1.5 米；在头部留口，两边分别缝上拉链即可。

4. 定期清理空调。每隔半个月，家长要用大量的清水冲洗空调的空气过滤岗（过滤膜），这样室内空气质量才能有所保障。同时，空调器中的冷却盘也要定期清洗。

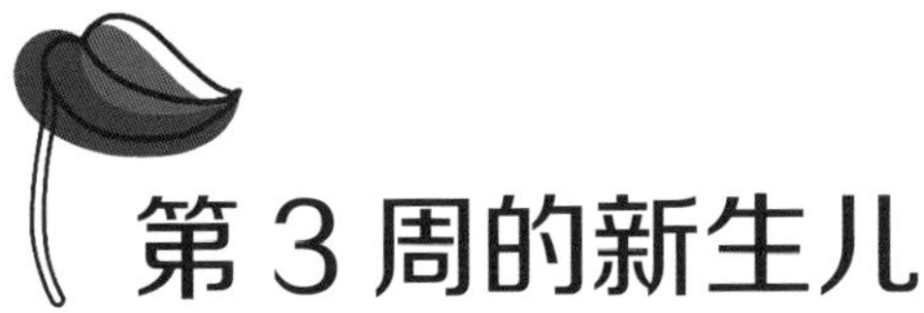

第3周的新生儿

生长发育

宝宝现在生长速度迅猛，每天都要增长30克左右。这周，新生儿各种条件反射都已建立，如吸吮反射、觅食反射、握持反射等等。同时，新生儿已经能够和你对视，但持续的时间还不长。当新生儿注视你时，你也要很专注地看着他们，给他们一个充满爱意的笑脸，冲他们点点头，这些都会让新生儿感到快乐。

此时的新生儿还不会有意识地去触摸物体，但是他们喜欢做按摩操，喜欢妈妈温柔的触摸、亲切的声音、和蔼的笑脸。这时宝宝身体还很柔软，抱他（她）时候一定要注意托住宝宝颈部和腰臀部。

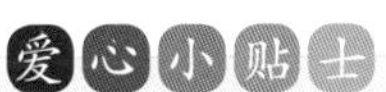

爱心小贴士

年轻的父母在享受新生命带来的喜悦与快乐时，还应掌握一些新生儿期的保健知识，如保暖、喂养、清洁卫生、隔离消毒等。

特有的生理现象

新生儿没有控制尿便的能力，都是有尿就排，有便就拉，所以尿便的次数较多。刚出生的婴儿一天就可以排20多次尿，拉4～6次大便。到了第3周，小便可能会少几次，

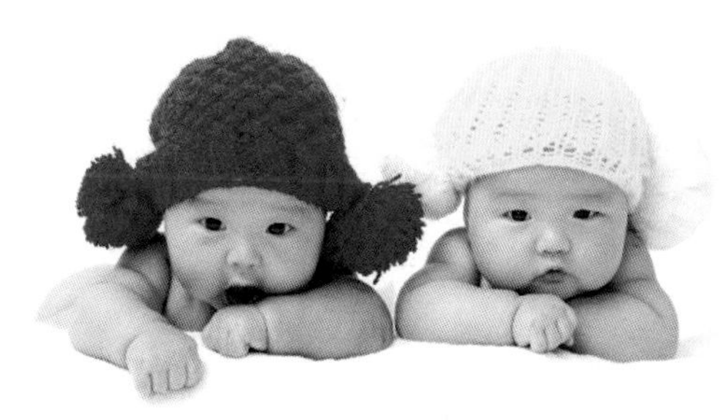

大便也少几次，但也可能没有变化。

另外，因为新生儿的眼部肌肉调节不良，眼球尚未固定，所以有时候看上去有些斜视。新妈妈们不必过于担心，大约在3个月以后这种情形就会自行消失。

还有，宝宝总是使劲，尤其是快睡醒时，有时憋得满脸通红，妈妈不要大惊小怪。那是宝宝在伸懒腰，是活动筋骨的一种运动，把宝宝紧紧抱住，不让宝宝使劲，或带着宝宝到医院，都是没有必要的。

喂养指南

如何判断宝宝是否想吃奶

细心的妈妈如果注意观察宝宝，就会发现宝宝会发出各种信息告诉妈妈肚子饿了。最常见的表现就是宝宝天生的本领——觅食，即在他清醒时，觉得饿了，便常常张着小嘴左右寻觅，或吸吮临近口边的被角、衣

角、衣袖或手指等；而正在熟睡中的婴儿，则将从深睡眠状态转入浅睡眠状态，短暂地睁大闭合的双眼，眼睑不时地颤动；还可表现为睡眠中有吸吮和咀嚼动作。

另外，哭是一种饥饿信号，但也不要以为婴儿一哭就是饿了，哭也是表示不适（如尿布湿了）的一种特殊“语言”，一旦新生婴儿哭起来，就应查找原因，做适当处理。

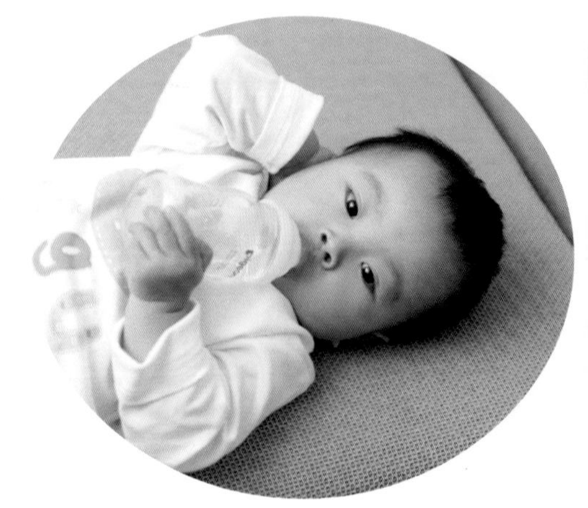

适当喂食鱼肝油

不论是母乳喂养或人工喂养的小孩，如果出生后没有注射过维生素D，在孩子3～4周时应及时添加鱼肝油，以防止佝偻病的发生。由于食物（奶）中含维生素D较少，加之新生儿期基本没有户外活动，孩子接触不到阳光的照射，很容易发生佝偻病，出现哭闹、多汗、易惊吓等症状。

鱼肝油有不同的剂型，所含维生素A、维生素D的量也不相同。以浓缩鱼肝油为例，每毫升鱼肝油中含维生素D5000国际单位，每毫升大约是20滴，这样每滴中大约含维生素D250国际单位，按宝宝每天服用的维生素D应该达到400国际单位计算，宝宝每天服用2滴浓缩鱼肝油即可满足需要。

医师点津

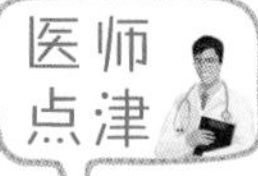

一般情况下，给宝宝补充鱼肝油应坚持到2岁。另外，由于过量服用鱼肝油会带来严重的危害，所以要在医生的指导下科学服用。

怎样判断宝宝是否吃饱了

妈妈经常担心自己的乳汁量不足，不能喂饱宝宝，会影响宝宝的生长发育。其实可以采用以下方法估计乳汁是否足够：

观察奶量：母亲可从自身乳房变化和宝宝吃奶前后的表现判断奶量是否充足。喂奶前乳房有胀满感，局部表皮静脉清晰可见，喂奶时有下奶感觉，喂奶后乳房变软。宝宝吸吮时，能听到连续吞咽声，有时随着吸吮，奶水会从宝宝口角溢出，这说明奶是充足的。宝宝开始吸奶时，常常急速有力地吸吮，3～5分钟后会吸到大部分乳汁，继而吸吮力变小，吃饱后宝宝会自动松开乳头。

观察尿量：如宝宝每天尿8～10次以上，则表示宝宝每天摄入的乳量不少。

注意体重：宝宝出生10天后，每天体重增长18～30克，1周约125克。6个月内宝宝每月增长600克以上，说明母乳充足，能满足宝宝生长需要。

护理要点

新生儿应睡婴儿床

不少妈妈喜欢让刚出生的宝宝和自己睡，其实这样并不好。

首先，这样大人和宝宝都睡不好。宝宝的动静会影响妈妈，妈妈的动静也会影响宝宝，睡眠质量都不高。

其次，宝宝一直跟着妈妈睡，容易形成依赖心理，对培养独立性没有好处。

再者，宝宝的呼吸能力不如大人，与父母一起睡会影响宝宝吸收氧气。

最后，宝宝的抵抗力弱，父母的头屑、螨虫、病菌很容易感染宝宝而致病。

虽说如此，但是也不能让宝宝单独睡一个房间，那样不方便妈妈照顾，孩子醒来后看到妈妈也会感到委屈。最好的方法就是给宝宝准备一张婴儿床，放在靠近妈妈床边的地方。这样既方面照顾，又不会影响睡眠质量，在一定程度上还能培养宝宝的独立性格。

新生儿适合什么睡姿

在正常情况下，大部分新生儿是采取仰卧睡觉姿势，因为这种睡觉姿势可使全身肌肉放松，对新生儿的内脏，如心脏、胃肠道和膀胱的压迫最少。但是，仰卧睡觉时，因舌根部放松并向后下坠，而堵塞咽喉部，影响呼吸道通畅，此时应密切观察新生儿的睡眠情况。

最好不要采用俯卧位睡觉，因为这个时期的新生儿还不能抬头、转头、翻身，尚无保护自己的能力，因此，俯卧睡觉容易发生意外窒息。另外，俯卧睡觉会压迫内脏，不利于新生儿的生长发育。

由于新生儿的胃呈水平位，胃的入口贲门肌肉松弛，而出口幽门肌肉较紧张，新生儿吃奶后容易溢奶，严重的可以将溢出的奶汁吸入气管中而发生窒息，因此，对喂奶后的新生儿，可让其右侧卧，在0.5 ~ 1小时后，即可平卧。

新生儿不需要枕头

新生儿的生理弯曲度没有形成，无论仰卧还是侧卧，头部和肩背部都能保持在一个水平面上，因此都不需要枕头。在没有枕头的情况下，孩子的呼吸更顺畅。只有当孩子穿了较厚的衣服，头部和肩膀或背部不能保持在一个水平面上了，才需要枕一些东西。枕的东西不能太厚，对折的毛巾足够了。真正意义上的枕头，需要到孩子3个月时才能枕。

做抚触有利于宝宝健康

抚触可以促进身体发育，减少焦虑，安抚情绪，对新生儿的身体健康和精神健康都有好处，可以有规律地进行。

给孩子做抚触，室温不能太低，最少要保持在28℃以上，如果是全裸，室温还要更高些。做抚触前，可以播放一些轻柔的音乐，让孩子安静下来再开始。

先把孩子放在方便操作的高度，双手涂上润滑油，然后按照先头部后躯干先上肢后下肢、先前胸后后背的次序，依次做抚触。注意抚触力度不要太大，只要让手掌、手指轻轻滑过孩子皮肤即可。头部和躯干部位可以从中间向两侧滑动，四肢则要边挤压边向

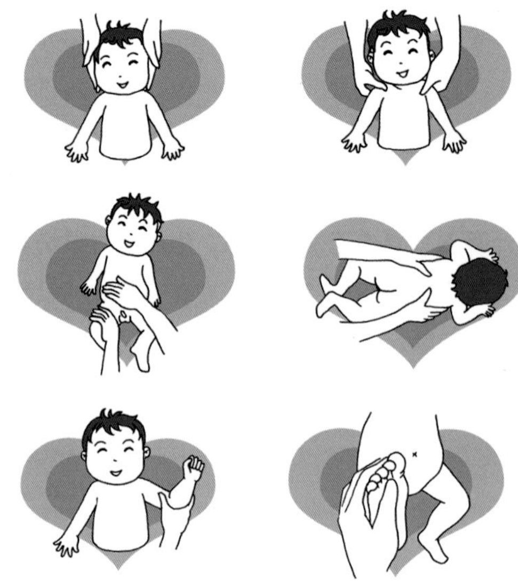

远端滑动。每个动作重复 2 ~ 3 次，做完后孩子皮肤微微发红即可。抚触的时间也有讲究，最好在睡前或者洗澡后，两次奶之间。孩子过饱、过饿或者比较烦躁时不适宜做抚触。一次抚触的时间也不要太长，先从 5 分钟开始，然后逐渐延长到 15 ~ 20 分钟。

从大便观察宝宝的健康状况

母乳喂养宝宝的粪便，颜色为金黄色，酸臭，每天排便 1 ~ 4 次。如果宝宝每天大便大于 4 次，多的时候达十余次，但生长良好，家长也不必担心，因为这是生理性腹泻，只要是母乳喂养都可能出现，持续时间可长达数月。

人工喂养宝宝的粪便，颜色为淡黄或黄白色，味臭，质地较硬。每天排便 1 ~ 2 次。配方奶粉喂养的宝宝容易出现便秘，妈妈可以选择含低聚糖、益生菌的配方奶粉，以促进肠内发酵细菌增加，酸化、软化大便，减少大便干结。

大便颜色和性状改变都可能是宝宝肠胃问题的预警信号。如果看到宝宝大便突然从黄色变为青绿色，可能是消化不良。如果每天次数不增加，大便从条状变成稀糊状、水样、伴脓血，则可能是由病毒或细菌导致的肠炎或者喂养不当造成的消化不良。

如果宝宝大便干结，次数逐渐减少，几天才一次，就是便秘了。这是宝宝常出现的问题，其原因很多，大多是因为蔬菜或水分摄入太少，或者是感冒后肠道功能发生改变。因此，妈妈平时要让孩子多吃蔬菜、水果，多喝水。

如何为新生儿清洗私处

很多年轻的妈妈对新生宝宝的私处如何清洗不知所措，害怕一不小心就伤害了宝宝，造成一生遗憾。那么，到底怎么为宝宝清洗生殖器官呢?

男婴包皮往往较长，很可能会包住龟头，内侧由于经常排尿而湿度较大，容易隐藏脏物，同时还会形成一种白色的物质称为包皮垢，具有致癌作用。因此，在为宝宝清洗生殖器时，需要特别注意对此处的清洗。清洗时动作要轻柔，将包皮往上轻推，露出尿道外口，用棉签蘸清水绕着龟头作环形擦洗。擦洗干净后再将包皮恢复原状。阴囊与肛门之间的部位叫会阴，这里也会积聚一些残留的尿液或是肛门排泄物，也须用棉签蘸清水擦洗干净。

在为女婴清洗生殖器时要将其阴唇分开，用棉签蘸清水由上至下轻轻擦洗。在清洗新生婴儿生殖器时忌用含药物成分的液体和皂类，以免引起外伤、刺激和过敏反应。

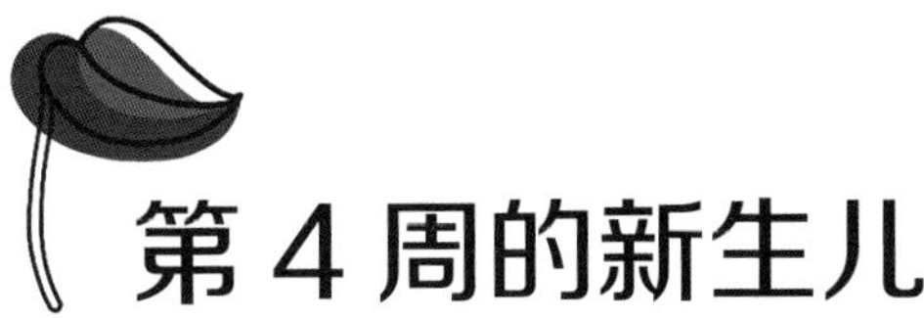

第 4 周的新生儿

生长发育

满月宝宝体重，男孩平均为 4.9 千克，女孩平均为 4.6 千克；满月宝宝身长，男孩平均为 56.6 厘米，女孩平均为 55.6 厘米。

这个时候的宝宝所表现出来的能力让人吃惊。他总是把脸转向妈妈所在的位置，看着妈妈。如果妈妈不是经常和宝宝调换位置，孩子会因此而睡偏了头。啼哭时，孩子听到妈妈的声音就会安静下来，而看到妈妈的脸时表现出来的愉悦表情的概率要远远高于其他人。

另外，宝宝的触觉非常敏感，大多数都不愿忍受身体上的不舒服，尿湿了马上哭，换掉脏尿布的那一刻立刻表现出惬意。所以宝宝的衣服、尿布要尽量柔软、舒适，可以把要给孩子换上的尿布或衣服充分揉搓，使之更柔软。

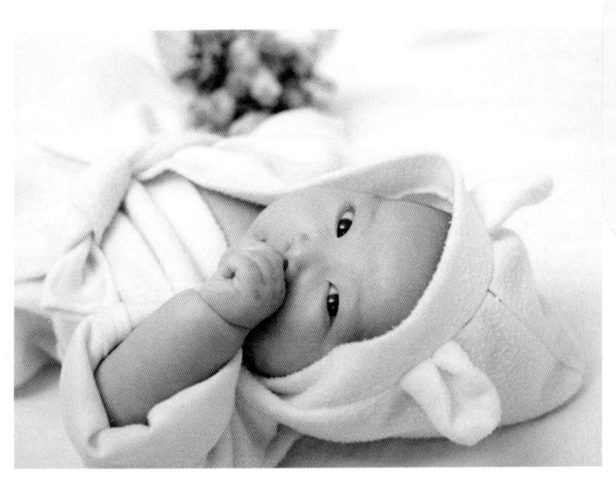

特有的生理现象

妈妈总会对宝宝的某些表现感觉担心，其中就有短暂的窒息和喉鸣。新生儿偶尔会有 10 秒钟左右的窒息，让妈妈非常紧张，其实这是正常现象。新生儿现在只会用鼻子呼吸而不会用嘴，肺部发育也还不成熟，所以呼吸就显得不顺畅，偶尔就出现短暂窒息的情形，这种情况在 6 个月后就会得到改善。喉鸣则是新生儿的喉软骨发育不完善而造成的，表现为呼吸时喉咙有呼噜呼噜的声音，吸气时是高音，呼气时没有。在孩子哭闹、急着吃奶时喉鸣表现明显，睡着后有所减轻。这种状况刚出生时还不明显，数周后变得明显。这不是孩子患肺炎或者喉咙有痰，6 个月到周岁后自行消失。

爱心小贴士

孩子有些特有的生理现象，父母无需一惊一乍，但千万不要把某些异常现象当作固有的生理现象，有疑问要及时咨询。

喂养指南

宝宝打嗝要小心处理

因为新生宝宝在吮吸和啼哭时容易咽进空气，所以应及时帮助新生宝宝打嗝儿排出空气。在喂奶的时候，喝奶粉的宝宝要比母乳喂养的宝宝更容易吞咽空气。如果宝宝吞咽了很多空气，他会觉得胃已经满了，会停止喝奶。这时通过打嗝儿释放出空气，胃里就会有更多的地方装奶。一般来说，新生宝宝每喝 30 ~ 60 毫升奶，或者母乳喂养时由一侧换到另一侧时，就需要打一次嗝。如果宝宝在吃奶前啼哭并吞咽了空气，则应帮助他在喝奶之前就打出嗝儿。

有三种姿势可以帮助让新生宝宝打嗝儿：

◎抱着新生儿，让他贴着父母的胸部，轻轻摩擦他的后背。

◎让新生儿坐在父母的大腿上，用比较有力气的一只手支撑住新生宝宝的下巴，另一只手则轻轻摩擦他的后背。

◎让新生宝宝趴在父母的大腿上，轻轻摩擦他的后背。

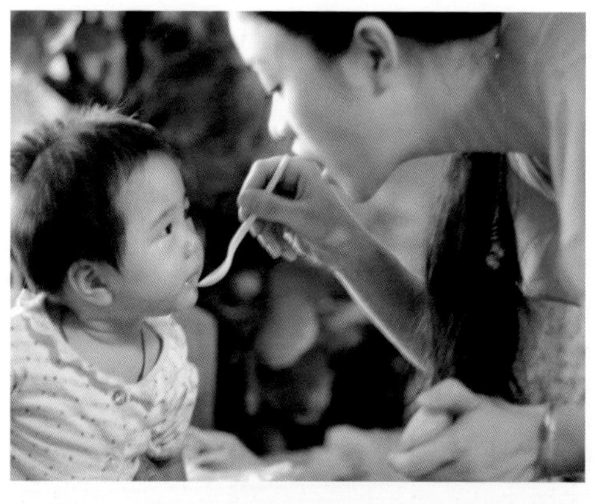

如果宝宝不愿意打嗝儿，则让他多趴几分钟，然后抱起来再试一试。这样做可以让气泡升起，然后顺利打嗝儿。有时，宝宝没有吞入空气，就不要强迫他打嗝儿，特别是母乳喂养的新生宝宝。刺激宝宝打嗝儿的动作不要太久，如果宝宝不容易打嗝儿也不要着急，几周以后父母就会了解新生儿的习惯并且非常熟练了。

新生儿不能喝糖水和饮料

许多妈妈都认为给宝宝喝糖水能补充营养，于是经常喂宝宝喝高浓度的糖水或饮料，其实这种做法是错误的。这样不仅不能给宝宝补充营养，反而可能给宝宝带来疾病。

若给宝宝服用高糖水和饮料，宝宝易患腹泻、消化不良、食欲不振，以致发生营养不良，还会使坏死性小肠炎的发病率增加。因为高浓度的糖会损伤肠黏膜，糖发酵后产生大量气体，造成肠腔充气，肠壁不同程度积气，产生肠黏膜与肌肉层出血坏死，重者还会引起肠穿孔。临床可见腹胀、呕吐，大便先为水样便，后出现血便。另外，给宝宝喂高浓度糖水，还会造成宝宝出牙时发生龋齿。

不宜用米粉喂养新生宝宝

母乳不足或牛奶不够，可加用些米粉类食品以作补充，但不可只用米粉类食物代乳喂养。因为米粉中的蛋白质含量非常低，远远无法满足婴儿的生长需求。且容易出现蛋白质缺乏症，不仅生长发育迟缓，影响婴儿的神经系统、血液系统和肌肉的增长，而且抵抗力低下，免疫球蛋白不足，易罹患疾病，病情常较正常儿重，甚至造成愈后不良。

有些爸爸妈妈，在新生儿期便加用米粉类食品就更为不合适。因为新生儿唾液分泌少，其中的淀粉酶尚未发育。胰淀粉酶要在婴儿 4 个月左右才达成人水平，所以 3 个月之内的婴儿不要加米粉类食品。3 个月以后，即使与牛奶混合喂养婴儿也应以牛奶为主，米粉为辅。

不要让宝宝整夜含着奶头

宝宝半夜醒了，吵得家里不得安宁，妈妈的第一个反应就是把奶头送进宝宝嘴里。或者为了一夜太平，妈妈干脆让宝宝整夜都含着奶头，这种做法是不对的。

含着奶头睡觉，一方面会养成宝宝不良的吃奶习惯，不仅不利于其对营养的消化吸收，还会影响睡眠。另一方面可能在妈妈熟睡翻身的时候，乳房盖住宝宝的鼻子，导致宝宝呼吸困难甚至窒息。再者，宝宝整夜含着乳头还容易使乳头皲裂。

护理要点

如何给宝宝剪指甲

婴儿的指甲长得特别快，1 ~ 2 个月大的婴儿指甲以每天 0.1 毫米的速度生长，若婴儿的指甲过长会抓伤自己的脸和皮肤，所以间隔 1 周左右就要给孩子剪 1 次。手指甲长了若不及时剪短，指甲会藏污纳垢，也可能会因抓破皮肤而引起感染。

许多父母疼爱孩子，看到婴儿的小手无目的地抓摸，担心他们会抓伤自己，为避免

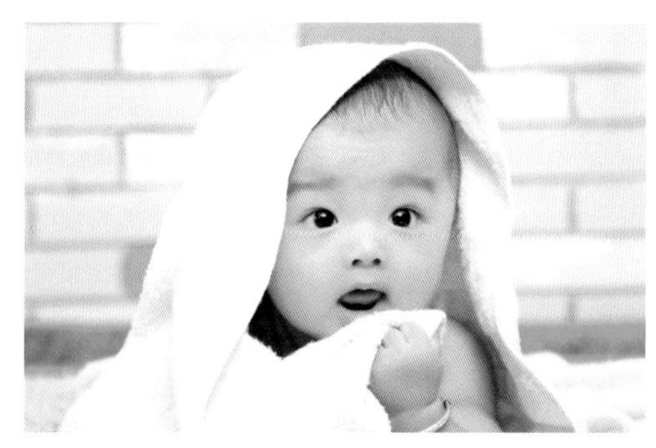

新生儿把脸抓伤，建议当婴儿的指甲长了，父母可以趁婴儿熟睡时小心仔细地为他们修剪。

正确的剪指甲方法如下：

◎妈妈的左手逐一轻轻拿起宝宝的手指，令其伸直，右手轻捏指甲钳，横向剪一下即可。

◎妈妈用左手拇指试试剪好的指甲边缘是否光滑，无毛刺。如果边缘锐利或有毛刺，可以用指甲锉轻锉尖锐处，直至指甲边缘光滑。

◎仔细观察宝宝的指甲，看看周围是否有倒刺，如果有倒刺，用指甲钳剪掉。

◎一只手剪完后，换手，剪完双手，用消毒棉球沾洁净的水，将小手擦拭干净，尤其是指尖。

◎用同样的方法剪小脚趾甲。

如何判断宝宝是冷还是热

环境温度过高或衣物过多时，宝宝体温高、面红、出汗多（尤其是鼻尖部位）、烦躁并容易哭闹，同时宝宝容易出现脱水症状，如口唇发干、脉搏快、精神欠佳、尿少等；相反则宝宝体温偏低、手脚冰凉，严重时皮

肤发生硬肿。

另外新生儿一般都会起湿疹，如果穿衣服过多，容易使湿疹加重，有时太热的宝宝会有眼屎等，出现这些症状都要考虑衣服是否穿多，根据环境温度及宝宝状况及时调整。

婴儿活动或哭闹时易出汗，可比成人少穿一件衣服；当婴儿肩、背部潮湿时说明衣服穿得过多，可适当脱去一件罩衣；当婴儿皮肤发花、手脚冰凉时提示衣服过薄，应及时添加衣服。此外，过紧、过厚的衣裤将限制婴儿运动和发育，并不利于排汗、透气，遇到凉风或冷空气容易引起伤风感冒。

宝宝睡觉易惊醒可能是缺钙

有大多宝宝的睡觉比较容易惊醒，爸爸妈妈都认为宝宝这是在做梦或者被什么吵醒的，所以都不会对此而提高警惕！但专家表示：宝宝睡时惊醒可能是缺钙的原因所造成的！所以爸爸妈妈们可不能掉以轻心。

缺钙是小儿的常见病和多发病，缺钙不但会影响小儿生长发育，又是多病之源。小儿缺钙的重要原因之一是日照时间短和光线照射不足，所以，春、夏季是小儿补钙的黄金季节。为此，春、夏季除了给小儿多食用含钙、维生素 D 丰富的食物之外，父母仍需经常带宝宝到户外活动，晒太阳，促使宝宝皮肤中的维生素原转变成维生素 D，以促进钙的吸收利用。

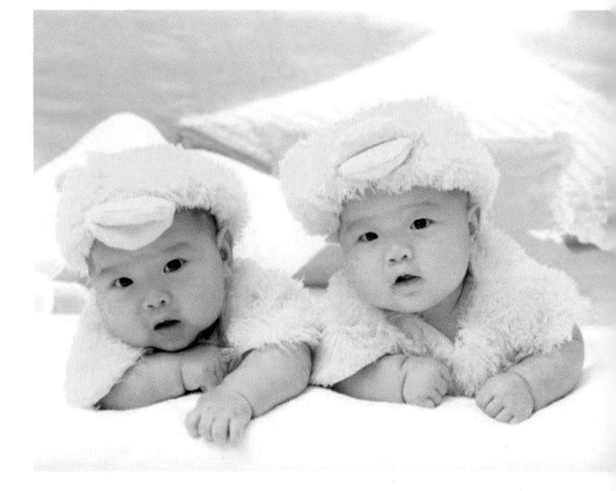

要给满月宝宝进行健康检查

满月意味着宝宝结束了 28 天的新生婴儿期，开始升级进入婴儿期了。因此，满月对宝宝来说是一个重要的转折点，此时最应该做的是对宝宝进行一次健康检查。原因在于：

首先，通过健康检查可以确定宝宝的体格发育是否正常。一般情况下，满月时宝宝的体重比出生时增加 600 克以上，身长增加 3 厘米左右。如果发现宝宝体格发育不良，首先要找出原因，而喂养不当是引起宝宝体格发育不良的主要原因。

其次，通过健康检查可以发现宝宝智能发育是否正常，如运动、视觉、触觉、听觉等发育是否正常。

最后，通过健康检查能够较早发现某些先天性畸形问题，如斜颈、先天性心脏病、脱肛等。

第六篇

2～12 个月宝宝的养护

宝宝一天天长大，所需的营养和护理也会慢慢发生变化。而当父母们对育儿知识的了解还有所欠缺时，心中自然充满了疑惑与茫然。本章将给你详细介绍在宝宝 2 个月到 1 岁的这段时期的喂养方案及养护细节，为你答疑解惑。

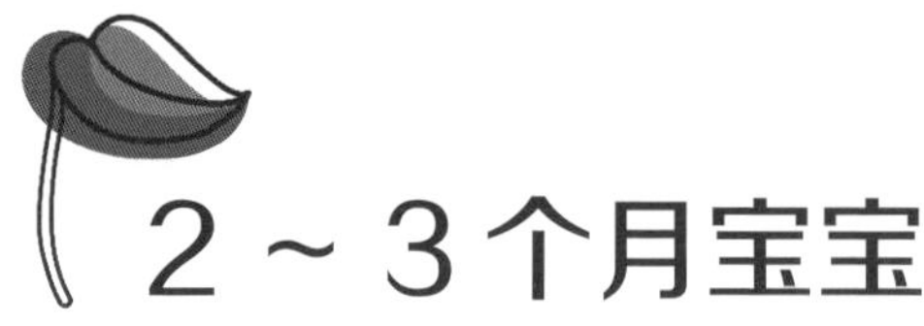

2～3个月宝宝

生长发育

		女宝宝	男宝宝
第2个月	身 高	54.6～63.8 cm，平均 59.2 cm	55.6～65.2 cm，平均 60.4 cm
	体 重	4.4～7.0 kg，平均 5.7 kg	4.7～7.6 kg，平均 6.1 kg
	头 围	36.2～41.0 cm，平均 38.6 cm	37.0～42.2 cm，平均 39.6 cm
	胸 围	35.1～42.3 cm，平均 38.7 cm	36.2～43.4 cm，平均 39.5 cm
第3个月	身 高	57.2～66.0 cm，平均 61.6 cm	58.4～67.6 cm，平均 63 cm
	体 重	5.0～7.8 kg，平均 6.4 kg	5.4～8.5 kg，平均 6.9 kg
	头 围	37.7～42.5 cm，平均 40.1 cm	38.4～43.6 cm，平均 41.0 cm
	胸 围	36.5～42.7 cm，平均 39.6 cm	37.4～45.3 cm，平均 41.4 cm

宝宝的喂养

开始定时喂奶

当孩子 2～3 个月后，吃奶能力已经稳定，就可以考虑定时喂奶了。定时喂奶可以留出充足的时间泌乳，尽量保证让孩子一次吃饱，一次睡较长时间。定时喂奶也可以帮助孩子形成规律的饮食习惯，方便几个月后添加辅食。

母乳足够的情况下，如果孩子不好好吃，总是吃几分钟就睡，睡一会儿又要吃，妈妈也应该适当拉长喂奶时间，不要一哭就喂。定时喂奶可以给孩子一个信号，饿了不一定能及时吃到奶，促使他每次多吃一点，为自己做个储备。

如果之前的喂奶间隔不足 3 小时，可以先延长 10 分钟，再到 20 分钟、30 分钟，慢慢过渡到 3 个小时喂一次即可。

母乳喂养应至少坚持到第 4 个月

有母乳尽量给孩子吃母乳，至少 4 个月，最好 6 个月，6 个月后开始添加辅食，不能早于 4 个月。因为 4 个月前的孩子消化能力弱，免疫能力低，母乳好消化又含有大量的免疫因子，吃母乳比较好。且孩子在吮吸母乳的时候比吃奶粉用力，肺部、头颈部力量都能得到强化锻炼，对身体发育有促进作用。

另外，出生后的前几个月是建立亲子依恋的关键时期，母乳喂养可以大大增多母子

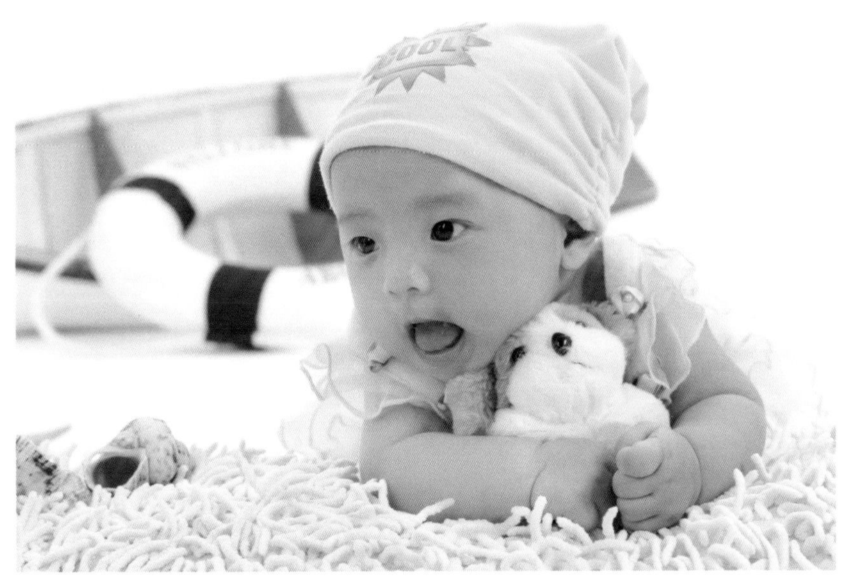

的交流时间，对亲子关系的建立有好处。所以在 4 个月之前尽量给孩子喂母乳。

母乳不够时，妈妈可以多喝些催乳汤水，多给乳房做按摩，多让孩子吮吸，多休息等。如果用尽方法母乳仍然不够，而且孩子出现了绿色便和体重下降的情况，可以尝试添加奶粉。但奶粉只能作为辅助，母乳不但不能彻底断掉，还应该作为主要食物。此阶段的孩子母乳即使不够，欠缺量也不是很多，不可能顿顿吃不饱，所以不要加太多奶粉，每天一顿就基本够了。

母乳不足时可添加奶粉

当母乳不够时，要考虑使用代乳品，代乳品中的奶粉优于鲜牛奶等奶类制品。添加奶粉有两种方法，一种是补授法，一种是代授法。补授法是先喂母乳，不足时用奶粉喂养。代授法是在某一顿或两顿里完全喂奶粉，其他时间喂母乳。

补授法在同一顿里让孩子吃两种乳类，容易引起消化功能紊乱。而且这种方法会让孩子形成习惯，不好好吃母乳，专门等着后面的奶粉，因为奶粉更容易吮吸。所以这种方法不建议应用。

推荐的方法是代授法，停哺 1 ~ 2 顿母乳，在某一顿或两顿里单纯喂奶粉。采用代授法的妈妈注意不要让母乳空闲太长时间，因为乳房太长时间得不到刺激，泌乳量会变少。因此添加奶粉最好在两顿母乳之间。如果一天加一顿奶粉，可以在下午 4 ~ 5 点的时候喂适量奶粉；一天加两顿可以在下午 2 ~ 3 点和临睡前加奶粉。

如何识别优劣质奶粉

现在的奶粉质量让很多人揪心，怎样在良莠不齐的奶粉中挑中质量高的是每一位妈妈应当掌握的本领。要做到这点，新妈妈就要从望闻问切做起。

	优质奶粉	劣质奶粉
颜 色	天然乳黄色。	颜色较白、刺眼，细看有结晶和光泽。
气 味	天然乳香气。	无味或味道较轻。
手 感	手感较细，用手捏搓，发出“吱吱”声。	手感较粗，手捏搓时发出“沙沙”声。
味道口感	感觉细腻、发黏，粘牙和舌头，但没有糖味。	放到嘴里后迅速溶解，不粘牙，但糖味浓郁。
溶 解	放到热水里后，开始时奶粉形成悬浮物上浮，需要再搅拌才能溶解。	放入水中，迅速溶解。

宝宝突然不爱吃奶粉怎么办

有的宝宝在3个月左右就突然不爱吃奶粉，不过还愿意吃母乳，如果脸上经常出现笑容，就不要着急。

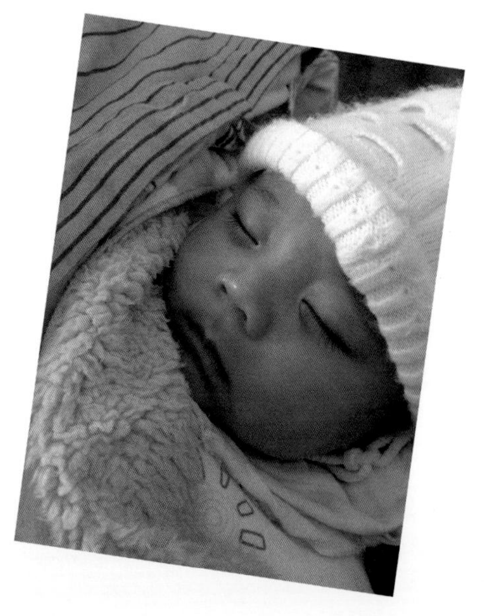

研究表现，宝宝突然不爱吃奶粉可能与孩子的肝肾功能发育相对不成熟有关。3个月左右的宝宝，对奶中蛋白质的吸收会较以前增加，但肝肾功能现对不足。长期超量工作，会使肝肾疲劳，需要适当“休息”与“调整”。因此，就出现了奶粉进食减少的情况。

对吃部分母乳的孩子，可增加喂母乳的次数。还可给孩子换换奶粉牌子，把奶粉冲稀一点等。一般不主张强迫孩子进食。如果孩子少进食超过半月，或影响到孩子体重的增长，就该看医生。以免忽略潜在的疾病。如果孩子生长指标一切正常，情绪很好，应该无大碍。

爱心小贴士

喂奶前半小时不要喂其他食物。喂奶前可先用语言和动作逗引婴儿，已形成时间性条件反射，这对保持食欲有利。

人工喂养的奶量和频率选择

对于人工喂养的婴儿，此时所需的奶量可能会比新生婴儿期有大幅度的增加。牛奶用量可按每日每千克体重110～120毫升计算，也可任其吸吮，以满足食欲为度。通过观察婴儿大便和体重增长情况，判断是否合适（每周体重增长150～200克，即属正常）。1～2个月的婴儿，每日应喂6～7次，每次喂奶之间的间隔，白天以3～4小时为宜，夜晚可间隔6小时左右；3个月的婴儿，每日可喂奶5次，间隔3～4小时，夜间可停喂一次，两次奶中间可喂一次水。

有的孩子到了这个月龄会有少吃多餐的

习惯，每次只吃 50 多毫升，过了个把小时又闹着要吃。如果这样，可在孩子闹的时候喂些凉开水，尽量使吃奶的间隔时间拉长到 3 ~ 4 个小时。通过这种方式，一般这种少吃多餐的习惯只要 2 ~ 3 天就能纠正过来。

宝宝的护理

可以每天给宝宝洗澡

给 2 个月宝宝洗澡时，可以把宝宝完全放在浴盆中，但要注意水的深度不要超过宝宝的腹部，水的温度要保持在 37.5 ~ 38℃。洗澡时间不要太长，一般不要超过 15 分钟，以 5 ~ 10 分钟最佳。不要使用香皂，一周使用一次婴儿浴液就可以，一定要用清水把浴液冲洗干净。

这时宝宝的肚脐已经长好了，不必担心感染，但如果脐凹过深，也要把脐凹内的水沾干。洗澡时一定不要有对流风。洗后，要用干爽的浴巾包裹，等待干后再穿衣服。

婴儿骨质软，睡姿要常换

婴儿的骨质比较软，很容易受外力作用而变形，长期固定一个睡姿容易引起宝宝某个部位长期受压而变形。因此，要经常为宝宝翻身或变换睡眠姿势。吃奶后最好侧卧，以减少吐奶。侧卧时要左右两侧交替，并注意不要把宝宝耳郭压向前方，以避免耳郭经常受折叠而变形。婴儿颜面朝下的俯睡最危险，因为婴儿不会主动避开口鼻前的障碍物，易造成呼吸道受阻，如有吐奶等现象也会阻塞呼吸道而出现危险。

培养宝宝良好的作息习惯

任何习惯都是条件反射。一件事按照一定的要求持之以恒做下去，久而久之就形成了习惯，所以培养孩子的作息习惯贵在坚持。

想让孩子养成良好的作息习惯，父母最好以身作则，在固定的时间睡觉、起床。如果不能早睡，也要在孩子的入睡时间停止所有活动，给孩子创造出睡觉的氛围，不要一面要求孩子去睡，一面自己玩得不亦乐乎；孩子醒来后，自己也不能再赖床。另外，不要随兴改变作息时间，高兴就晚睡，不高兴就逼孩子早睡等。这样孩子很难形成规律的作息习惯。

宝宝哭闹不止怎么办

宝宝只要吃饱喝足，身体上没有不舒服，情绪上也没有不满足，一般不会哭闹，即使哭闹也是短暂地运动一下，不会持续很长时间。

如果可能引起宝宝哭闹的所有因素都已经排除，也确定没有疾病，但就是哭闹不止，可以试一个比较有效的方法，就是握住宝宝的小手，放在他的腹部轻轻地摇晃几下。这个方法可以有效地让宝宝停止哭闹。

不管宝宝如何哭闹，妈妈都要耐心，尽量轻言细语地跟宝宝说话。如果妈妈烦躁了，宝宝感觉到妈妈的情绪，对他的精神没有好处。

便便是宝宝的健康晴雨表

尤其对于新手爸妈来说，当宝宝还不会说话或尚未能够清楚地表达自己感受的时

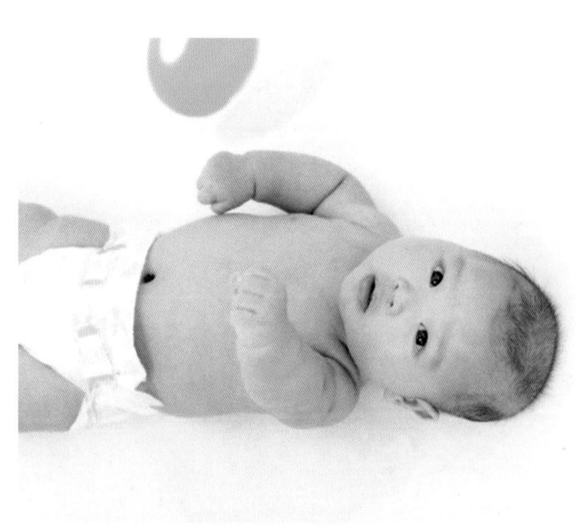

候，很难辨别他究竟哪里不舒服；但是通过细心观察便便的性状、颜色、气味和次数，做好便便记录，就能及时察觉便便的异常状况，尽早发现宝宝身体的异常信号，对宝宝的健康状况了然于胸。

那么，如何辨识宝宝便便的优劣呢?

首先，看形状。优质的便便是成型的，愈软愈劣质。

其次，看颜色。黄色系的便便是优质便便；如果营养过多，颜色就会变深；反之，若是营养不足，颜色则会浅；红色系的便便，多见于各种原因的消化道出血，需要特别注意；当便便长时间停留在大肠里，连不要的废物也被大肠吸收，那么颜色就会变黑。

如何给宝宝把尿

从 2 月开始说可尝试给宝宝把尿。婴儿越小，排尿间隔越短，可在睡前、睡醒时、哺乳后 15 ~ 20 分钟把尿。

抱婴儿两腿稍外展，大人可发出"嘘嘘"声，使婴儿对排尿形成条件反射。若在解开尿布时婴儿排尿，宜做"嘘嘘"声，使其与尿意及排尿联系起来。

训练婴儿把尿的习惯，要掌握好婴儿排尿的规律，不可频繁地把尿，否则可造成婴儿对把尿的反感、哭闹、尿频等现象。

爱心小贴士

当宝宝失误，也就是尿裤子的时候，你要保持平静、放松。千万不要给宝宝施压，也不要惩罚宝宝。你要温柔、积极，再加上一点幽默感，让宝宝喜欢把尿。

宝宝的早教

挑选适合宝宝的玩具

玩具是与孩子长时间亲密接触的物品，一定要认真选择。

安全是玩具的第一要素。无论什么物品，孩子都喜欢放到嘴里啃，所以玩具的材质要安全，最好是自然材质，有 SP 安全标识。另外，结构也要安全，避免有容易脱落的小配件和锐利棱角。最后，玩具要造型圆润、少凹凸、好清理，能有效避免藏污纳垢。一般来说，无毒塑胶和木质玩具较金属和毛绒玩具更好。

要孩子喜欢给他的玩具，最主要的是符合他的年龄，超出或低于他年龄的接受水平，都无法激起孩子的玩耍兴趣，所以孩子的玩具最好过一段时间添置 1 ~ 2 件，选择时可以参考玩具标示的适合年龄。

另外，孩子同一时期玩的玩具不能太多，一般3～5件足够。玩具多，诱惑就多，反而让他无法集中注意力。

用音乐来开发宝宝智力

专家认为，经常进行音乐熏陶的婴幼儿会有以下特点：总是笑眯眯，不怕生人，提早说话，脸蛋秀丽可爱，眼神聪慧明亮，左右脑综合发展，长大以后IQ(智商)高、EQ(情商)好，CQ(创造性)强。日本幼儿教育协会的追踪调查也表明，从婴儿起开始接受并喜欢音乐的孩子，长大了在品行上很少有劣迹，他们会变得更善良，道德上更纯洁。

对婴幼儿进行音乐训练，应贯穿在日常生活中，如唤醒宝宝，可以选用较为轻快、活泼的音乐，播放时音量从小慢慢放大，待宝宝醒来后，音乐可继续一段时间再停止播放；给宝宝乳哺时，可辅之以悠扬的音乐，这样能激起小儿的食欲；引导宝宝入睡，可选用徐缓的《摇篮曲》，音量要逐渐放小，待宝宝入睡后，再徐徐消失。上述音乐的选用和编排，应当相对固定，以便让宝宝形成有规律的条件反射，倘若婴儿在无病痛啼哭时，不妨试着用音乐安慰他，此时可按音乐的旋律和节奏摇晃。

值得注意的是，对孩子进行音乐早教时，一定不可用爵士乐、流行的摇滚乐，而应该选用欧美名曲及古典音乐，并且整个音量应小于成年人适宜的音量。

早教游戏

玩毯子

当宝宝3个月大时，你可以将他放在一块干净、平整的毯子上，训练他扭动或移动身体。你可以将他感兴趣的东西放在他身边，以此来鼓励宝宝翻身。

宝宝坐起来

让宝宝躺在软地板上，你面对着他坐着，轻柔地拉着他的手，将他提起来成坐姿。然后，再缓缓地让他恢复成平躺的姿势。重复上述动作，并说：“宝宝，坐起来；宝宝，躺下去。”也可以配合念一些童谣给宝宝听，如：“拉大锯，扯大锯，姥姥家唱大戏……”

我的双脚

鼓励宝宝去注意他的双脚，给他带上彩色脚镯，它们会发出有趣的声音并可通过视觉效果引导宝宝去抓自己的脚。当然要确保这些东西是安全的，而且宝宝不会将握着的东西放进嘴里。

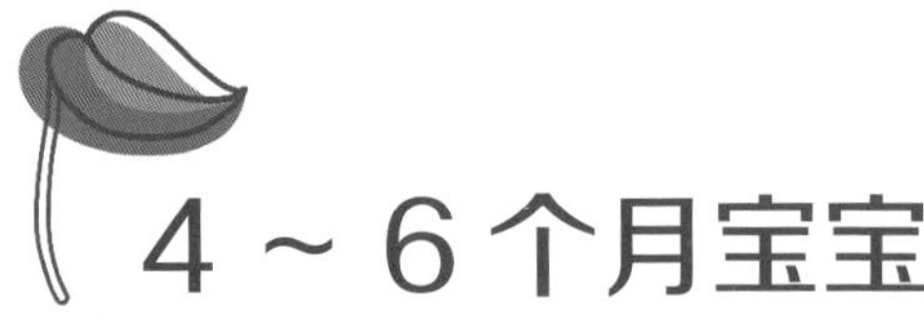

4～6个月宝宝

生长发育

		女宝宝	男宝宝
第4个月	身高	58.6～68.2 cm，平均63.4 cm	59.7～69.5 cm，平均64.6 cm
	体重	5.5～8.5 kg，平均7.0 kg	5.9～9.1 kg，平均7.5 kg
	头围	38.8～43.6 cm，平均41.2 cm	39.7～44.5 cm，平均42.1 cm
	胸围	37.3～44.9 cm，平均41.1 cm	38.3～46.3 cm，平均42.3 cm
第5个月	身高	60.9～70.1 cm，平均65.5 cm	62.4～77.6 cm，平均67.0 cm
	体重	5.9～9.0 kg，平均7.5 kg	6.2～9.7 kg，平均8.0 kg
	头围	39.7～44.5 cm，平均42.1 cm	40.6～45.4 cm，平均43 cm
	胸围	38.1～45.7 cm，平均41.9 cm	39.2～46.8 cm，平均43 cm
第6个月	身高	62.4～77.6 cm，平均67 cm	64.0～73.2 cm，平均68.6 cm
	体重	6.2～9.5 kg，平均7.8 kg	6.6～10.3 kg，平均8.5 kg
	头围	40.4～45.6 cm，平均43 cm	41.5～46.7 cm，平均44.1 cm
	胸围	38.9～46.9 cm，平均42.9 cm	39.7～48.1 cm，平均43.9 cm

宝宝的喂养

要给宝宝适量喂水

4个月的宝宝，不仅吃母乳、牛乳，而且还添加了辅食。食物结构的变化，使宝宝对水的需求也增加了。但每天给宝宝喂多少水才合适呢？

许多妈妈或爸爸认为，宝宝对水的要求大概与成人差不多，这是不正确的。宝宝的生理构造自有其特点，并不是成人的缩影。婴幼儿的尿液浓缩能力比成人差、利尿速度慢，排酸能力也有限等这一切实际存在的生理发育情况，都是每一个爸爸妈妈应该考虑的。

如果是居住在北方，在冬天，由于天气多风、气候干燥、室内温度偏高等因素，宝宝无论多大，都要及时补充水分。特别是在宝宝发热、腹泻、失水过多时，更需要减少食物营养素而多补充水分。只有依靠水的作用降低体温、补充液体，顺利地排泄有害物质，才能缩短病程，尽快恢复宝宝的身体健康。由此可见，饮水对于宝宝来说是非常重要的一件事。

但值得提醒的是，爸爸妈妈给宝宝喂水时，要本着勤喂、少喂的原则，不要硬性给宝宝规定喝水量，即使宝宝缺水严重也不要一次喂得太多，水温要适中不要太热，以免损坏宝宝的口腔黏膜。

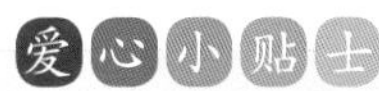

爱心小贴士

喂水量没有统一的规定，要因人、因地、因情况适时、适量、合理地给宝宝喂水。

从4个月开始给宝宝添加辅食

在宝宝4～6个月时，单纯的母乳喂养或配方奶粉喂养已不能满足其生长发育的需要，必须添加泥糊状食物作为“辅食”。一般来说，当每日摄入的奶量达到1000毫升以上，或每次哺乳量大于200毫升时，就应增加辅助食品，为断奶做准备。

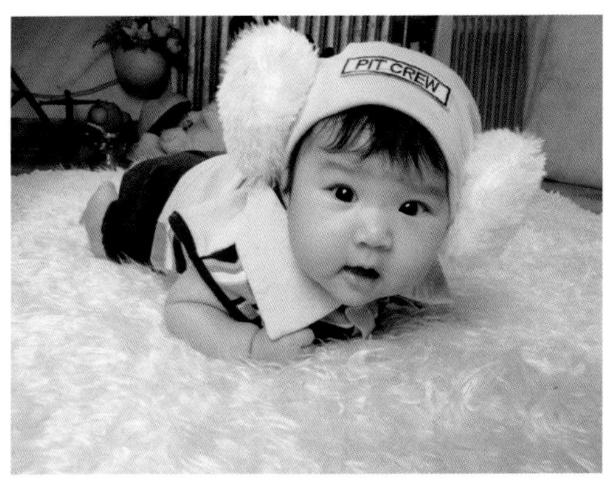

给4～6个月的婴儿添加泥糊状食品，首选是有多种维生素和矿物质强化的营养米粉。同时要保证泥糊状食品的质量，逐渐添加不同颜色、不同味道和不同质地的食物。如蛋黄、菜泥、果泥、鱼泥、肝泥、肉泥等来刺激宝宝的味觉，同时满足生长发育的需要。

给宝宝添加辅食的原则

婴儿辅食应根据小儿的营养需要和消化能力合理添加，要遵循几个原则：

◎从少到多：是婴儿有一个适应过程，如添加蛋黄，宜从1/4开始，5～7天后如无不良反应可增加到1/3、1/2，以后逐渐增加到1个。

◎由稀到稠：如从乳类开始到稀粥，再增加到软饭。

◎由细到粗：如从菜汤到菜泥，乳牙萌出后可试喂碎菜。

◎由一种到多种：习惯一种食物后再加另一种，不能同时添加几种。

◎在婴儿健康、消化功能正常时逐步添加：喂食辅食不宜在2次哺乳之间，否则增加了饮食次数。由于婴儿在饥饿时容易接受新食物，在刚开始加辅食时，可以先喂辅食后喂奶，待婴儿习惯了辅食之后，再先喂奶后喂辅食，以保证其营养的需要。6个月时，2次辅食可以代替2次哺乳。加喂辅食的同时要观察婴儿大便，了解消化情况，若有腹泻等不良反应可酌情减少或暂停。

如何制作辅食

给孩子制作辅食，煮和蒸都可以，少用煎、炸或炒的方式。盐和油到 8 个月后才可以加少许，加太早容易加重内脏负担。另外，在制作时还要充分考虑到孩子的咀嚼和吞咽能力。

◎蔬菜、水果：做蔬菜、水果时，放入水中煮水后将渣过滤掉；做菜泥、果泥时可以将材料煮熟或蒸熟，用勺子研碎，过滤去渣；等孩子可以吃固体食物后，可以将菜切碎块、水果切小丁或者细条喂食。

◎蛋黄：将鸡蛋煮熟，取适量蛋黄，用勺子研碎，加水调成适合孩子食用的蛋黄糊或蛋黄泥。

◎面条、米粥：开始时婴儿颗粒面或掰断的龙须面煮至软烂，加些肉汤即可喂食；慢慢地可以增加面的硬度。米粥要煮至米粒开花。

◎鱼、肉：肉、鱼都可以做汤给孩子泡面条、米粉或者粥吃。到孩子可以吃固体食物时，将鱼、肉剁成泥，上锅蒸熟就可以吃了。

不要在辅食中加调味料

这阶段，宝宝已经可以简单食用辅食。但是要注意的是，爸爸妈妈最好不要往宝宝辅食中放调味料，例如盐、糖等。宝宝的辅食一般都比较软，符合宝宝成长情况。当辅食中盐的含量过多，会给宝宝原本就脆弱的肾脏增加负担。那么健康的辅食也会给宝宝造成伤害，辅食的作用就减弱了大半。

另外，宝宝的健康辅食应该是比较清淡的，可以少放一些糖，增加口感，但是量不要多，防止龋齿是需要时刻注意的。这样宝宝的辅食就不会枯燥无味，同时也不会口味过重，清清淡淡的口味，不会导致宝宝厌食，宝宝的胃口好，吃的自然香。

4 ~ 6 个月宝宝辅食食谱

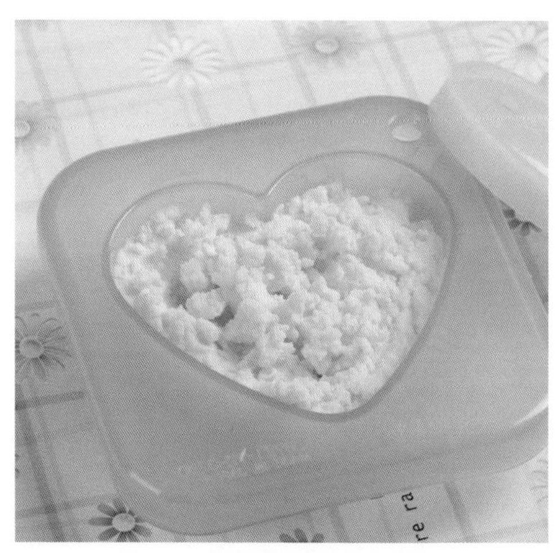

蛋黄泥

材料：鸡蛋 1 个

做法

❶ 将鸡蛋煮熟，取出蛋黄，用勺子碾成泥。

❷ 加入适量开水或配方奶调匀即可。最初要从 1/8 个蛋黄开始，根据宝宝的接受程度逐步添加至 1/4、1/3。

营养分析：

补充宝宝逐渐缺失的铁，蛋黄中的铁含量高，同时维生素 A、维生素 D 和维生素 E 与脂肪溶解容易被机体吸收和利用。

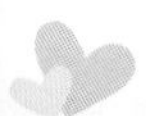

香蕉粥

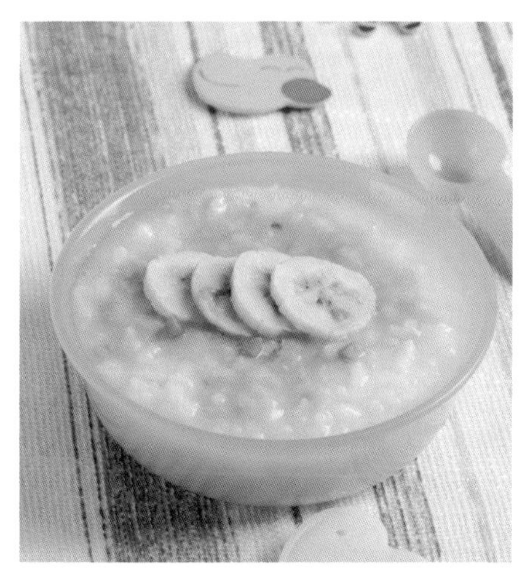

材料：香蕉100克，大米50克，白糖适量

做法

❶ 香蕉去皮后，切成小段。
❷ 大米淘洗干净，转入锅中，加大火熬煮成粥。
❸ 再加香蕉段稍煮3分钟，加白糖调味即可。

营养分析：

香蕉中含有丰富的钾和镁，各种维生素和糖分、蛋白质、矿物质的含量也很高，此粥不仅是很好的强身健脑食品，更是便秘宝宝的最佳食物。

鱼肉泥

材料：鲜鱼1条（选择时令鲜鱼）

做法

❶ 将鱼宰杀，去鳞、内脏，洗净后，放入沸水中烫一下，取出来剥去鱼皮。
❷ 再次起锅，倒入适量水，放入鱼，大火熬10分钟至鱼肉软烂，挑去骨刺。
❸ 将鱼肉捣烂成细小颗粒即可。

营养分析：

鱼肉可以补充丰富的蛋白质、钙、磷、铁及大量维生素，对宝宝的发育非常有好处。

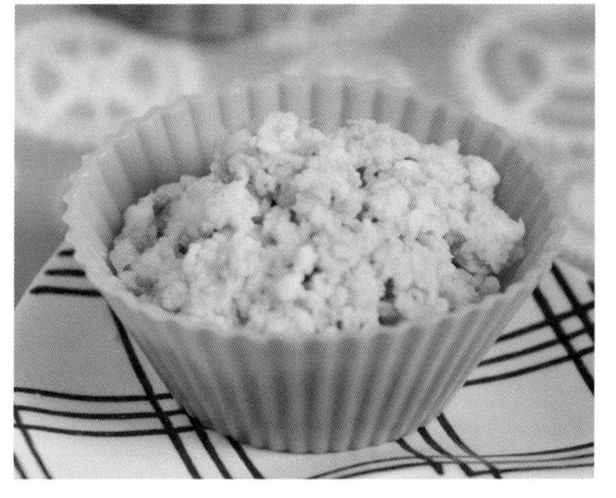

奶香南瓜糊

材料：南瓜200克，奶粉、牛奶各适量

做法

❶ 将南瓜去皮、去子、切片，入锅煮熟。
❷ 用匙子将南瓜片压成泥。
❸ 南瓜泥转入锅中，加少许水和1匙奶粉煮开，搅拌均匀，盛出在表面淋上牛奶即可。

营养分析：

南瓜中含有丰富的锌，为促进宝宝生长发育提供重要物质。南瓜中的维生素E能帮助脑下垂体正常分泌激素，维持宝宝的正常发育。

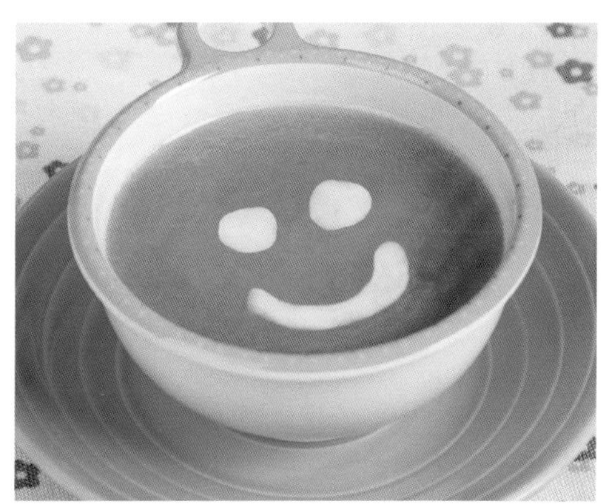

宝宝的护理

给宝宝进行擦浴

擦浴是用最温和的水锻炼，适合于体弱儿及6个月以上的婴儿。在擦浴之前最好有2～4周干擦的准备阶段，可从5个月开始用柔软的干毛巾轻轻摩擦全身，到发红为止，必须手法轻柔，防止擦伤皮肤。

6～12个月婴儿擦浴时室温需保持在18～20℃，水温从34～35℃开始，以后逐渐降低水温至26℃左右。先用毛巾浸入温水，拧半干，然后在婴儿的四肢做向心性擦浴，擦完再用干毛巾擦至皮肤微红。这样做可使皮肤和黏膜得到锻炼、增强体质，预防感冒。

给宝宝抹爽身粉要谨慎

爽身粉如果使用不当，会影响宝宝的健康。爽身粉含有滑石粉，如果宝宝少量吸入，还可以通过气管自行排除；若吸入过多，滑石粉会将气管表层的分泌物吸干，破坏气管纤毛的功能，甚至导致气管阻塞等严重后果。父母在给宝宝涂抹爽身粉的时候应该注意：

☆使用时，在远离宝宝的地方将适量的爽身粉小心倒在手上，然后慢慢涂抹在宝宝身上，注意不要使爽身粉满天飞。

☆使用后，要及时将盒盖盖紧，妥善收藏，不要让宝宝当成玩具去玩。

☆不要让大一点的孩子模仿大人的做法去给宝宝扑撒爽身粉，以免发生意外。

☆给宝宝扑粉时，不宜用粉过多。

如何应对宝宝夜间哭闹

有的宝宝白天吃、睡、玩都很好，但是一到晚上就开始哭闹。这种情况有3种可能：一是睡反觉了，另一种则是缺钙了，还有一种是孩子要求较高。睡反觉出现的时间较早，高要求儿从新生儿期就有这样的表现，妈妈都比较适应了，也有方法处理。而后期出现的夜睡不安，就很有可能是孩子缺钙了。

宝宝缺钙，神经常常处于兴奋状态，所以容易出现睡眠不安的状态。判断缺钙与否，有几个特征可以参考：头部汗较多，睡着后经常摇头，并形成枕秃；容易长湿疹，头部及后背较多；出牙延迟，或牙列不齐。如果同时有以上几种症状，就可以判断孩子缺钙了，需要检查并适当补钙。等缺钙症状消失了，孩子也就不会夜哭了。

时刻注意小宝宝的安全

第4个月时，随着宝宝的活动能力和手的抓握能力增强，在日常护理中，要特别注意玩具安全和环境的安全。

这个阶段的宝宝，白天醒着的时间逐渐增多，而且小手特别喜欢东摸西摸，抓起什么都要放进嘴里。所以，千万不要把药品、洗涤用品等有毒有害物品放在宝宝能抓住摸到的地方，以防误食中毒。同时，诸如刚盛好的热粥、米糊或菜汤等食物，也不要放在宝宝能摸到的地方，以免烫伤宝宝。妈妈或爸爸不要把宝宝单独放在床上或没有安全保障的地方，以免宝宝乱动而发生意外。

宝宝经常抓握的玩具也要定期洗涤和消毒，尽量避免细菌或病毒感染而生病。

宝宝的早教

淘气是孩子好奇心的表现

孩子的淘气是一种探索行为，孩子通过淘气行为逐渐了解自己生活的世界，这是宝宝在成长过程中必经的阶段。父母要耐心对待宝宝淘气的行为，精心照看好宝宝，妥善放置好家长的物品，以免宝宝翻弄危险的东西，以发生意外。

5 ~ 6 个月时，宝宝淘气的目标是能够到的东西。等宝宝能够爬来爬去，活动范围扩大，家长就是宝宝淘气的天堂。随着智力的发育和运动能力的提高，宝宝淘气的程度也逐渐提高。

学会和孩子说话

孩子接受能力和理解能力都较弱，父母跟孩子说话的时候要拿出足够的耐心。

跟孩子说话时，要面对孩子，眼睛看着孩子的眼睛，这样更能让他集中注意力。同时孩子看着父母的嘴形变化，容易被激发模仿欲望，能更早学会说话。

另外，跟孩子说话时，语气、语调要平稳，语速不要太快，语音不要太高。否则孩子不但听不懂，而且会感觉莫名地恐怖，不利于沟通。

最后，跟孩子说话用词要准确，最好少用儿语。当孩子不明白的时候，可以多重复几次，并利用物品、动作等帮助他理解。

早教游戏

身体游戏

把宝宝抱在你的膝盖上，触摸他脸上不同的部位，并告诉他那个部位的名称。如轻轻抚摸他的鼻子，并说，“这是你的（用宝宝的名字）鼻子”。可重复多次。你也可拿起他的小手来触摸你的鼻子，并说，“这是妈妈的鼻子”。然后，你可以问宝宝，“你的鼻子在哪儿？”并把他的小手放在他的鼻子上，告诉他，“在这呢”。像这样，你可以同宝宝一起做“眼睛在哪儿”、“耳朵在哪儿”等游戏。

“升降机”

让宝宝在两个大人之间，每人握住他一只胳膊，反复举起和放下他，并说：“上，上，上”和“下，下，下”，他会从游戏中初步了解上升与下降的含义。

手和食物

当你的宝宝可以很舒服地坐在高椅上的时候，你可以给宝宝一些小块食物让他拾起来。宝宝会对小片的新鲜水果和蔬菜感兴趣，拾起它们能使宝宝的手更为灵活。将一些薄脆饼干放在他的椅子上的托盘上，首先你告诉怎样把它们拾起来再放下，怎样拾起来放进另一只手。然后伸出你的手，把手张开，看看他是否会拾起一片食物放进你的手里。

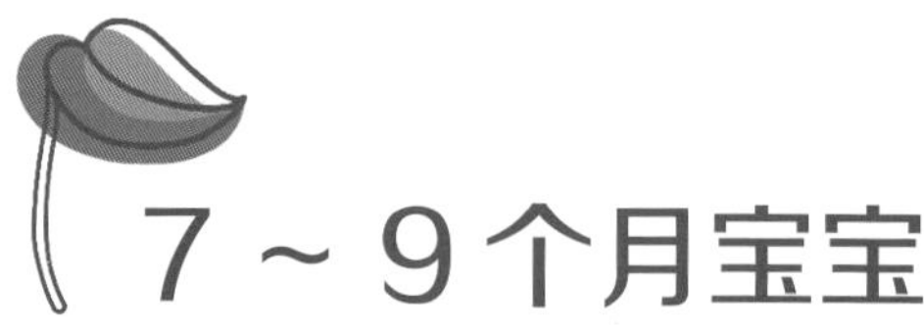

7～9个月宝宝

生长发育

		女宝宝	男宝宝
第7个月	身 高	63.6 ~ 73.2 cm，平均 68.4 cm	65.5 ~ 74.7 cm，平均 70.1 cm
	体 重	6.4 ~ 10.1 kg，平均 8.2 kg	6.9 ~ 10.7 kg，平均 8.6 kg
	头 围	42.2 ~ 46.3 cm，平均 44.2 cm	42.4 ~ 47.6 cm，平均 45 cm
	胸 围	39.7 ~ 47.7 cm，平均 43.7 cm	40.7 ~ 49.1 cm，平均 44.9 cm
第8个月	身 高	65.4 ~ 74.6 cm，平均 70 cm	66.5 ~ 76.5 cm，平均 71.5 cm
	体 重	6.7 ~ 10. kg，平均 8.5 kg	7.1 ~ 11.0 kg，平均 9.1 kg
	头 围	42.5 ~ 46.7 cm，平均 44.1 cm	42.5 ~ 47.7 cm，平均 45.1 cm
	胸 围	40.1 ~ 48.1 cm，平均 44.1 cm	41.0 ~ 49.4 cm，平均 45.2 cm
第9个月	身 高	66.5 ~ 76.1 cm，平均 71.3 cm	67.9 ~ 77.5 cm，平均 72.7 cm
	体 重	6.8 ~ 10.7 kg，平均 8.8 kg	7.3 ~ 11.4 kg，平均 9.3 kg
	头 围	42.7 ~ 46.9 cm，平均 44.5 cm	43 ~ 48 cm，平均 45.5 cm
	胸 围	40.8 ~ 48.4 cm，平均 44.4 cm	41.6 ~ 49.6 cm，平均 45.6 cm

宝宝的喂养

开始着手准备断奶

6 个月以后的孩子吃母乳已经不是解决饥饿问题的必要手段，吃奶时总是吃吃玩玩，对消化系统不利。另外，此时的母乳已经不能满足孩子对营养的需求，如果迟迟不断，养成吊奶头的习惯，对孩子的营养状况和身体健康都是有害无利的，所以断奶是必要的。不过，断奶应该是一个循序渐进的温柔过程，不应该一下子断掉，因此应该早些着手，在 8 个月后开始准备，到了 10 个月断掉。这样对孩子的影响比较小。注意，给孩子断奶是断母乳，并不是断奶类食品，在断母乳的同时或者之后应该适当添加配方奶。

断奶被称为第二次母子分离，对孩子的心理影响较大，如果方法不恰当，容易产生严重的焦虑感。所以，在断奶的时候，妈妈不应该故意疏远孩子，而应该更多地给孩子关爱。

到了第8个月，孩子吃辅食已经吃得很好了，对其他奶类的适应能力也大大加强，而且有了自己进食的欲望，断奶的条件已经成熟，因此可以大胆着手准备断奶。

如何控制宝宝辅食的量

宝宝的胃很小，成人眼里一口的食物可能就是他的一顿。父母觉得孩子吃得太少，其实只是错觉。如果总是强迫孩子多吃，会增加他的消化负担，很容易造成消化不良。因此，掌握孩子的食量，最重要的是不要过量。

一般在断奶第1天只需添加1匙谷类食物如婴儿米粉即可。然后每2天增加1匙，到第6天，就可以喂3匙婴儿米粉加1匙菜泥或果泥了。菜泥或果泥可以隔3天增加1匙，到了第10天，孩子就可以吃5匙婴儿米粉加2匙果泥或菜泥再加1匙肉泥或者豆腐泥了。这样慢慢增加食量和种类，给孩子肠胃充足的适应时间，一般可以顺利过渡。

如果孩子辅食吃得不好，很容易营养不良，父母要多想些办法，变换花样、变换口味等，设法让孩子喜欢上辅食。

宝宝出现断奶不适应症状怎么办

宝宝在出现了断奶不适应症状后，爸爸妈妈要有一个科学合理的解决办法，具体要做好以下几个方面的工作：

◎循序渐进，辅食逐渐多样化。给宝宝添加辅食时，要采取逐步增加的原则，每天最多1～2种，而且还要观察宝宝吃后的反应，如宝宝没有什么不适，再增加新辅食。

◎不要半途而废。既然已经开始给宝宝断奶了，就要坚持下去，坚持很重要。即使宝宝出现不适应症状时，也不要因为宝宝哭闹就拖延断奶的时间，或半途而废。在这种情况下，爸爸妈妈要对宝宝进行情绪上的安抚，多抱抱宝宝，跟宝宝说话、玩游戏，陪在宝宝的身边，这样，宝宝情绪稳定了，就会逐步接受断奶的事实。

◎用餐具喂宝宝。让宝宝习惯用餐具进食，即使喂流质食物也用餐具，比如，把母乳或果汁放入小杯中用小勺喂宝宝，让宝宝知道，除了妈妈的乳汁还有很多好吃的。当宝宝习惯于用勺、杯、碗、盘等器皿进食后，会逐渐淡忘从前在妈妈怀里的进食方法，而开始乐意接受新的食物了。

爱心小贴士

如果宝宝出现比较严重的症状，如身体发育迟滞、情绪焦虑等，应及时找医生诊治，千万不可掉以轻心。

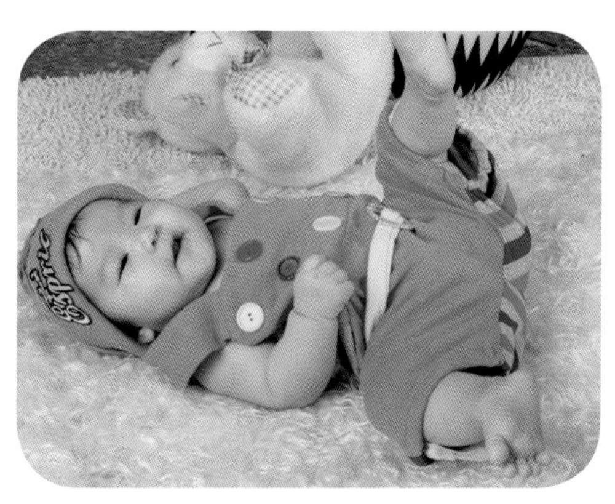

不要嚼了食物再喂宝宝

咀嚼有利于宝宝的唾液腺分泌，提高消化酶的活性，可促进头面部骨骼、肌肉的发育，利于今后的语言发展，还有助于牙齿的萌出。有的家庭因宝宝没长牙或只有几颗牙怕宝宝嚼不好，常将成人嚼过的食物喂给宝宝，以为这样有利于宝宝消化和吸收，其实不然。

替宝宝咀嚼剥夺了宝宝练习咀嚼的机会，不利于宝宝自身消化功能的建立，延迟了宝宝咀嚼能力的形成，长此以往，宝宝不能摄取更多的营养将造成营养不良，也可能会导致宝宝构音不清甚至语言发育迟缓，还可能将一些致病菌传给宝宝，引发疾病。因此，不提倡喂宝宝嚼过的食物。

给宝宝固定餐位和餐具

8 个月的宝宝自己可以坐着了，因此，在给宝宝吃饭的时候，妈妈可以给宝宝准备一个婴儿专用餐椅，让宝宝坐在上面吃饭，如果没有条件，就在宝宝的后背和左右两边，用被子之类的物品围住，目的是不让宝宝随便挪动地方，而且最好把这个位置固定下来，不要总是更换，给宝宝使用的餐具也要固定下来，这样，会使宝宝一坐到这个地方就知道要开始吃饭了，有利于形成良好的进食习惯。

这时候的宝宝，妈妈喂饭时也不老实了，不会只乖乖地张嘴吃，宝宝会伸出手来抢妈妈手里的小勺，或者索性把小手伸到碗里抓饭，在这种情况下，妈妈不妨在喂饭时也让宝宝拿上一把勺子，并允许宝宝把勺子插入碗中，这样宝宝就会越吃越高兴，慢慢地就学会自己吃饭了。

爱心小贴士

家长可以为宝宝多准备些容易用手抓而且不容易弄脏的食物。如果宝宝很乖地吃饭，家长应该立即给予夸奖。

宝宝的断奶食谱推荐

婴儿断奶时，大部分的家庭都会选择喂孩子奶粉或者炖蛋，下面推荐一些别的食物。

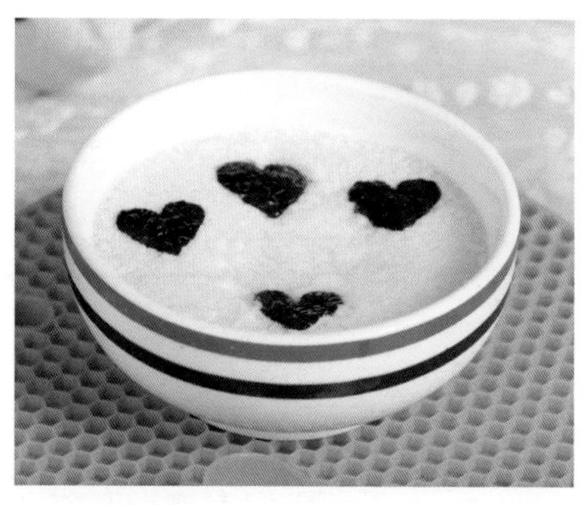

香滑牛奶炖蛋

材料：鸡蛋 1 个，牛奶 20 毫升，海苔适量，白糖少许

做法

❶ 鸡蛋打散，加入牛奶、白糖，打均匀，可以用漏网过
❷ 一下筛。
❸ 撇去表面的泡沫，盖上保鲜膜，放进蒸锅。
小火蒸 10 ~ 15 分钟，等蛋的中心凝结了，再撒上海苔片即可。

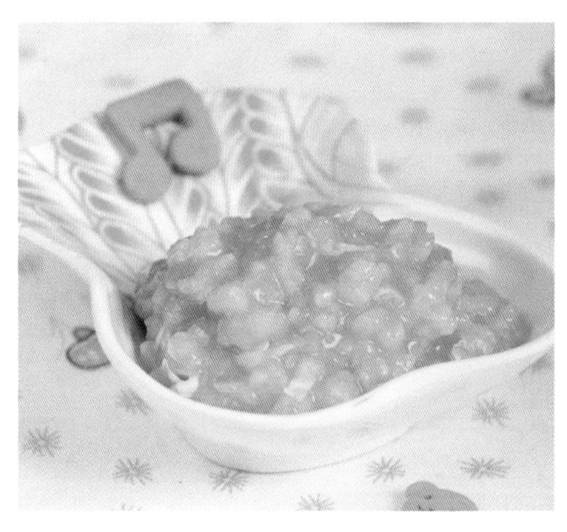

南瓜拌饭

材料：南瓜1片，大米50克，白菜叶1片，食盐、香油各适量

做法 ↘

❶ 南瓜去皮、去子后，切成碎粒；白菜叶洗净，切成细丝。

❷ 大米洗净，加汤泡后，放在电饭煲内，待水沸后，加入南瓜粒、白菜叶丝煮至大米和南瓜都烂后，略加香油、食盐调味即成。

鸡肝糊

材料：鸡肝2块、高汤适量

做法 ↘

❶ 将鸡肝洗净，用沸水焯一下，除去血沫后再换水煮熟，取出后剥去鸡肝外皮，捣成泥。

❷ 将高汤放入锅内，加入鸡肝泥，煮成糊状即可。

营养分析：

鸡肝糊含有丰富的蛋白质、钙、磷、铁、锌及维生素A、维生素B_1、维生素B_2和烟酸等多种营养素，是宝宝辅食的首选。

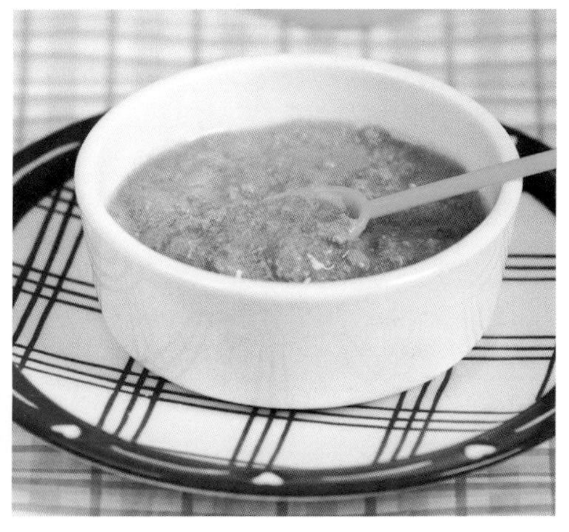

蔬菜面

材料：面条30克，菠菜20克

做法 ↘

❶ 先把面条煮熟，再捞出浸在凉开水中。

❷ 将菠菜择洗干净，下入沸水中烫至熟后，捞出切碎，加入面条中拌匀即可。

营养分析：

菠菜含有大量的植物粗纤维，具有促进肠道蠕动的作用，利于排便，且能促进胰腺分泌，帮助消化。

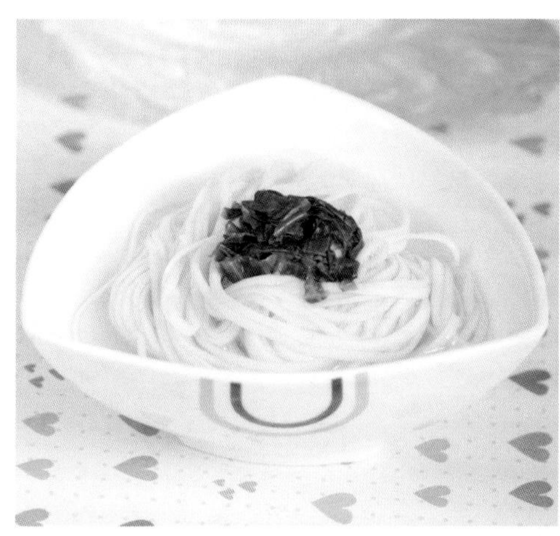

宝宝的护理

给流口水的宝宝戴个围嘴

随着宝宝慢慢成长，发现其流口水的状况似乎也愈来愈频繁、量愈来愈多。到 6 个月的时候，出牙刺激口腔，使得宝宝的口水旺盛程度达到一个新的高峰。

1 岁前的婴儿正值口腔期，喜欢把到手的物品往口中放、不时地流口水等，是几个最常见的特征。随着宝宝慢慢长大，许多父母都想要帮他们“收涎”，除了希望宝宝健康长大外，也希望不要再不停地流口水。然而，从发展进程来看，耕莘医院复健科语言治疗师赖怡如表示，其实这仪式并无任何实质作用。

一般婴儿刚出生时，比较不会流口水；3、4 个月左右，口水量增加（这也是会有收涎仪式的主因）。事实上，医师表示，会不会继续流口水，与实际的生理发展相关；1 ~ 2 个月大的口水量约 50 ~ 80 毫升，到 3、4 个月会增加到 200 毫升，因此 3 ~ 6 个月间的口水量较多，也比较容易流出嘴角。

宝宝总是吮吸手指怎么办

孩子在 2 ~ 3 个月时，经常把小拳头放到嘴里吮吸，这是正常的，可以满足他吮吸的欲望，并且能帮助他认识自己的手。用嘴啃咬、吮吸事物是孩子利用自己的触觉功能认识世界的手段，所以不需要干涉，只需把他的手洗净，就可以放心让他吮吸。随着孩子长大，吮吸欲望降低，而看、听、摸等各种手段都可以帮他认识世界，所以不再需要啃手了。如果到了 7 个月以后，孩子仍有吮吸手指的毛病，父母就要及时纠正。

7 个月以后的孩子吮吸手指大多数都是存在不安全感的表现，一般在入睡前或离开父母的时候表现最明显。对待这样的孩子父母要多关爱、多陪伴。如果发现孩子吮吸手指，不要呵斥，可以将他的手轻轻拿开，给他手里塞上玩具或者饼干，把手占住即可。

宝宝还不会翻身最好看医生

大多数宝宝要到 6 ~ 7 个月的时候才会翻身。宝宝的动作能力有一定的顺序，也有一定的个体差异。有的宝宝动作发展快一些，有的宝宝动作发展慢些。一般来说，如果宝宝在某一方面发展较慢，父母应该视为正常。

不过，如果宝宝 8 个月了还不会翻身，父母就要检查是否合理，宝宝有无某些疾病，宝宝的智力发展是否正常，必要时就应该请教专家了。

虽说宝宝的动作发展有自身的规律，但后天的强化锻炼也很重要，父母应该结合具体情况给宝宝进行体能训练，有助于提高宝宝的翻身能力。

及时制止宝宝错误的行为

7 ~ 9 个月的宝宝可以感受大人的太多了，对语言有了初步的理解。在这个阶段，对于宝宝的一些不良行为，大人应及时纠正并制止。

宝宝喜欢把东西往口里塞、咬，应及时制止。凡是有危险的物品一定要远离宝宝，并禁止他去抓。可以让宝宝用手试摸烫的杯子后立即移开，这样以后看到冒气的碗和杯子，他自己就知道躲开，不敢去碰。

当宝宝有危险举动，例如拿剪刀玩时，大人应马上制止，甚至可以给宝宝一点小苦头吃，如取消孩子下午吃点心等。

如果宝宝偶尔打了人，大人立即笑了，还让他打，就会埋下习惯打人的祸根。因为大人的笑对婴儿是一种鼓励，宝宝在大人的鼓励下养成了习惯，以后不管见谁都打。所以，在孩子打人的时候，大人应作出不高兴的样子，及时制止孩子打人的行为。如果宝宝错误的行为得到及时制止，以后就不会重犯。

让宝宝坐便盆排便

在婴儿8～9个月时，可培养坐便盆大小便。将便盆放在房间内固定的地方，若发现正在玩耍的婴儿出现发呆、停止玩耍、扭动两腿、不安躁动时，应及时让他坐便盆。开始时，大人应扶住婴儿坐在便盆上大小便，可以告诉婴儿"宝宝，坐在便盆上大便(小便)了！用劲！……"

开始坐便盆时，每次2～3分钟，逐步增加到5～10分钟，时间不能过久，如未解出大便，可过一会儿，起来活动一下，再坐便盆。因为坐便盆时间过长，会形成脱肛。切记不要坐在便盆上给婴儿吃糖果、玩玩具、喂饭等，更不能将便盆代替椅子，让婴儿长久地坐在上面，这样不利于大便习惯的培养，对身体健康也没有好处。冬天坐便盆时，可在便盆上套上布套子，以免便盆太凉的刺激引起大小便抑制。便盆最好放在容易看到的较明亮地方，便于寻找，也不会因为黑暗，引起婴儿惧怕坐便盆。

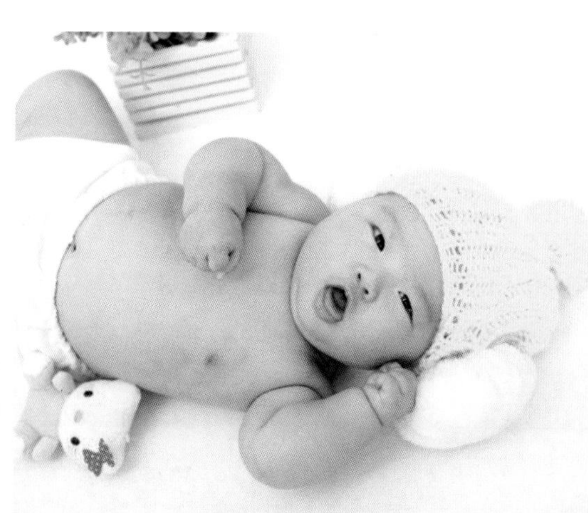

宝宝的早教

培养宝宝的社交能力

这个阶段的宝宝对陌生人普遍存在认生的现象，但较容易接受同龄的陌生小伙伴。因此，父母应陪孩子多同小朋友交往，让孩子积累与同伴交往的经验，训练孩子和同伴相处的能力，培养宝宝的社会交往能力。

◎握手。和小伙伴刚见面时，家长鼓励两个孩子相互握握手。

◎表示欢迎。让孩子对小伙伴点点头或拍拍表示欢迎。

◎表达谢意。引导孩子交换玩具，并让他们点点头，以表示谢意。

◎一起玩耍。让孩子们在地毯上或床上互相追逐、嬉闹。

◎再见。小伙伴们分手时，让宝宝挥挥手，表示再见。

有计划地培养孩子

教育、培养是一个连续性的工作，是生活中随时随地要进行的，父母最好列个计划，按照计划培养自己的孩子。在这个计划里，应该包含以下内容：

1. 要把孩子培养成怎样一个人。父母培养孩子的目标要明确，最主要的是想好让他将来成长为怎样一个人：努力进取还是知足常乐，安静温柔还是活泼开朗等。只有确立了目标，才会注意去了解相关的知识并给予孩子合适的指导。但是最好不要抱着培养神童的目标对待孩子。

2. 分析并认可孩子的个性。目标确定了之后，还要看看孩子的个性。到 7 ~ 9 个月的时候，孩子的个性已经很明显了。如果孩子的个性跟父母的培养目标有冲突，比如想让孩子开朗活泼，但是孩子偏偏是比较安静的个性，最好尊重孩子的个性。个性没有好坏，而且个性与是否能拥有成功的人生没有必然关系，只要因材施教，每一个孩子都可以很出色。所以无论孩子的个性怎样，父母都要坦然接受。

3. 订立培养计划。当目标确定、个性分析完了之后，就可以定一个培养计划了。培养计划应倾向于扬长避短，先让孩子从自己的优点获得自信，培养一个积极的心态，然后再慢慢改变不足之处。

在培养孩子的时候，切忌急功近利。拔苗助长是最不明智的事，让孩子自然快乐地成长才是最有价值的。

早教游戏

宝宝的手在哪儿

和宝宝玩捉迷藏的游戏。和他面对面地坐在地上，把毯子放在你的大腿上，把宝宝的手放在毯子上面或下面，问他手在哪儿。

杯子游戏

让你的宝宝坐在一个高椅子上，或者坐在桌边，在他面前放一个小托盘。小托盘里放一个小杯子。你首先举起杯子假装喝里边的东西，同时说一些像"啊呜、啊呜”或“好喝、好喝”之类的话。然后你把杯子举到宝宝的嘴边，当宝宝假装喝的时候你也说同样的话，最后把杯子放在托盘上，看看宝宝是否会将杯子举到嘴边。

学小鸟

与宝宝坐在一起，将他的胳膊展开，让他的手臂上下扇动学小鸟飞翔，并学小鸟啼叫。然后，停止扇动胳膊，学飞机的“隆隆”声，让宝宝像飞机一样飞翔。在户外，让宝宝观察小鸟和飞机，并反复学它们的声音。

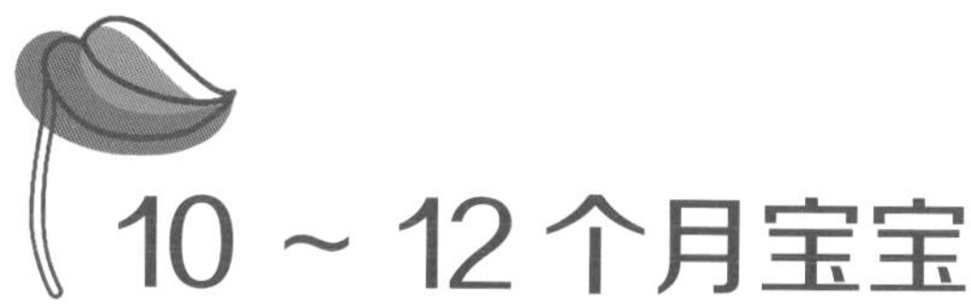

10～12个月宝宝

生长发育

		女宝宝	男宝宝
第10个月	身高	67.7～77.3 cm，平均72.5 cm	68.9～78.9 cm，平均73.9 cm
	体重	7.0～10.9 kg，平均8.9 kg	7.5～11.5 kg，平均9.5 kg
	头围	42.4～47.2 cm，平均44.8 cm	43.2～48.4 cm，平均45.8 cm
	胸围	40.9～48.7 cm，平均44.7 cm	41.9～49.9 cm，平均45.9 cm
第11个月	身高	68.8～79.2 cm，平均74 cm	70.1～80.5 cm，平均75.3 cm
	体重	7.2～11.2 kg，平均9.2 kg	7.7～11.9 kg，平均9.8 kg
	头围	42.6～47.8 cm，平均45.2 cm	43.7～48.9 cm，平均46.3 cm
	胸围	41.1～49.1 cm，平均45.1 cm	42.2～50.2 cm，平均46.2 cm
第12个月	身高	70.3～81.5 cm，平均75.9 cm	71.9～82.7 cm，平均77.3 cm
	体重	7.4～11.6 kg，平均9.5 kg	8.0～12.2 kg，平均10.1 kg
	头围	43～47.8 cm，平均45.4 cm	43.9～49.1 cm，平均46.5 cm
	胸围	41.4～49.4 cm，平均45.4 cm	42.5～50.5 cm，平均46.5 cm

宝宝的喂养

选择适当的时机断奶

经过一段时间的添加辅食，宝宝对食物的消化、吸收能力大大增强，到这个阶段就可以考虑断奶了。但什么时候断奶没有强制要求，可以根据自身情况作适当调整。

如果孩子特别喜欢母乳，因此而减少了其他食物的摄取，那么尽早断奶为好。因为此时的母乳已经无法满足孩子的全部营养需求，如果把母乳当作营养的主要来源，容易营养不良。如果孩子吃奶的同时，辅食也吃得特别好，那就可以再喂一段。

生活环境变化较大或者孩子身体不适的时候，容易产生焦虑，这种时候是不适宜断奶的，所以在搬家、旅行、换看护人或者孩子生病时不要断奶。

如果实在吃不准，可以带孩子去医院做一个体格检查，确定身体好，消化功能好，再断奶就没有任何问题了。

断奶后宝宝的营养如何跟上

断奶对婴儿来说是一个非常重要的时期。断奶后的营养如果跟不上，宝宝很容易会出现营养不良状况。妈妈要注意以下两点：

首先，断奶指的是断母乳，而不是所有奶类。相反地，其他奶类应该适当增加，首选仍然是配方奶。每天都要保证有 500 毫升以上的奶类摄入，可分为 2 ~ 3 顿，安排在早起后、晚上睡觉前或下午 3 点左右。

其次，孩子的辅食营养要尽量丰富而全面，一日三餐与大人同步，另外在每两顿饭之间安排点心。开始时每天的主食要保证 100 克左右，以后随着年龄的增加而增加；蔬菜以绿叶菜为主，初期每天总量 50 ~ 75 克为宜，可逐渐增加到 100 克左右；豆制品每天 25 克左右，以豆腐和豆腐干为主；肉、鱼、脏腑类每天控制在 50 ~ 75 克，不同品种轮换食用；油、糖一般每种每天控制在 10 ~ 20 克即可。

培养宝宝良好的进食习惯

婴幼儿时期是习惯养成的关键期，这一时期习惯的养成，将影响着孩子今后一生的发展，因此从此时开始就要培养宝宝良好的进餐习惯。

首先，定时定点吃饭。孩子可以跟着大人一起进餐以后，就要让他尽量和大人保持同步的进食规律，在固定的时间、固定的地方吃饭，让孩子对规律饮食形成印象。

其次，不边吃边玩。每次吃饭的时候，都可以告诉孩子不要玩了，吃饭吧。久而久之，孩子就会明白吃饭和玩不能同步进行，从而学会专心致志地吃饭。允许孩子带玩具上餐桌，甚至用玩具分散孩子的注意力，趁机往孩子嘴里塞饭的做法是不妥的。

再者，进食时保持愉快的心情。吃饭时，避免训斥、吓唬孩子，孩子不喜欢吃的食物，不要强迫孩子吃，以便使孩子有愉快的进餐经验，并认为吃饭是一件愉快的事。这对形成良好的进餐习惯很重要。

其实，孩子的习惯很多都是继承自父母，所以在培养孩子的进餐习惯时，父母还要以身作则，给孩子树立一个好榜样。

爱心小贴士

对于能够开始吃饭的宝宝来说，养成良好的饮食习惯是非常重要的，也是一件很不容易的事。在这一点上，爸爸妈妈起着至关重要的作用。

让宝宝自己吃饭

12 个月的宝宝，不但具有了肌肉的控制力，而且还有了良好的手眼协调能力，已经能够很好地控制手的动作了。宝宝已经知道，拿小勺舀饭的时候，应该凹的向上，宝宝拿小勺的位置、手的角度掌握得都比较好，已经能够轻易地把食物舀起来，送到自己的口中。

但是，有的宝宝仍然还不能很好地控制自己的动作，可能会把食物弄得到处都是，甚至抓翻了碗，弄洒了汤汁。在这种情况下，爸爸或妈妈不要怕弄脏了衣服，或者弄脏了桌子、地板，应该鼓励宝宝再继续吃。另一方面，爸爸妈妈也不能完全让宝宝自己来。

因为宝宝尽管每次开始吃饭时总可能表现出足够的热情，但过不了多久随着这股热情的消失，就会不耐烦了，这时就需要妈妈来喂宝宝吃东西，以免让宝宝饿着。

不要在宝宝吃饭时逗乐

宝宝在进食时逗乐是非常危险的事情，不仅会影响宝宝良好进食习惯的养成，还可能使宝宝将食物吸进气管。

宝宝误把奶液吸入气管，会发生吸入性肺炎；大孩子如把花生、瓜子仁呛入气管，会引起肺不张、窒息等。

在生活中，有的父母把黄豆、五香豆向上一抛，再张开嘴去接，表演给孩子看，孩子如果比照模仿，食物就可能误入气管，引起严重后果。

10 ~ 12 个月宝宝辅食食谱

红豆泥

材料：红豆、红糖各适量，植物油少许

做法

1. 将红豆淘洗干净，浸泡约 1 小时，放入锅内，加入水，用旺火烧开后，加盖转小火焖烂备用。
2. 在锅内倒少许植物油，下入红糖炒至熔化，倒入豆沙，改用中火炒好即可。

营养分析：

香甜细软，含有丰富的 B 族维生素及铁质，多食用有利于宝宝的生长发育。

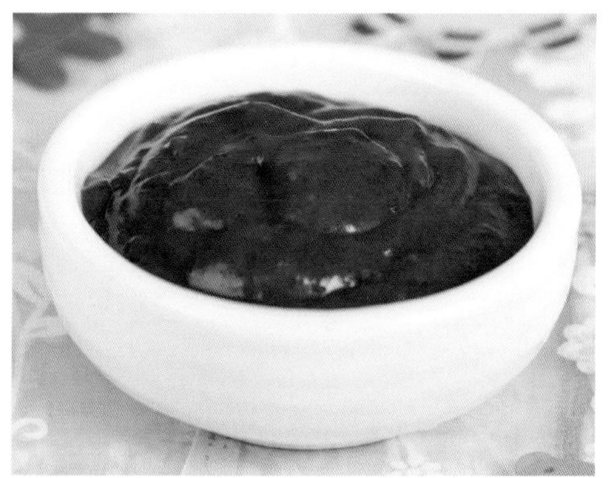

小白菜玉米粥

材料：小白菜、玉米糁各 50 克，食盐少许

做法

1. 小白菜洗净，入沸水中焯烫，捞出，切成末。
2. 将玉米糁放入小煮锅，加适量水烧开，用匙子不停搅匀，直至煮成糊状。
3. 再倒入小白菜煮匀，加少许食盐调味即可。

营养分析：

玉米是非常有益的粗粮，它的氨基酸、粗纤维以及植物蛋白含量都很高，让宝宝从小就适当地吃些粗粮，不仅有利于身体的协调发展，还可防止宝宝挑食。

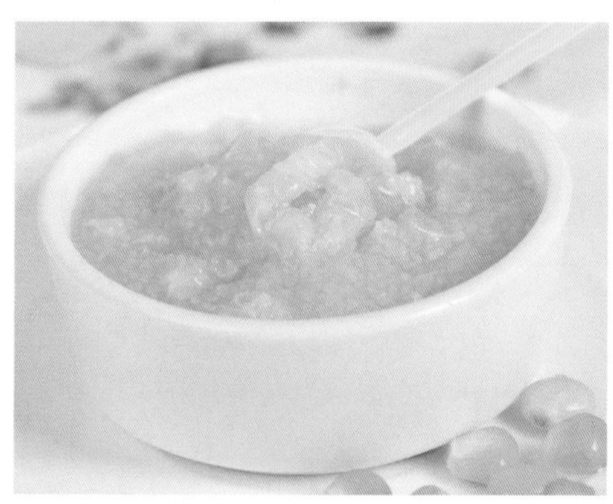

五彩麦片粥

材料：圣女果、香蕉、即溶麦片各50克，配方奶150毫升

做法

❶ 将圣女果洗净，对切开；香蕉去皮，洗净，切成片。

❷ 将即溶麦片加入配方奶搅拌待软后，再放上圣女果和香蕉即可。

营养分析：

此粥除了软烂，适合宝宝食用外，水果香味浓郁，且含蛋白质、脂肪、碳水化合物、钙、铁、锌和维生素A、维生素B_1、维生素B_2、维生素C等多种营养素，符合宝宝成长发育所需。

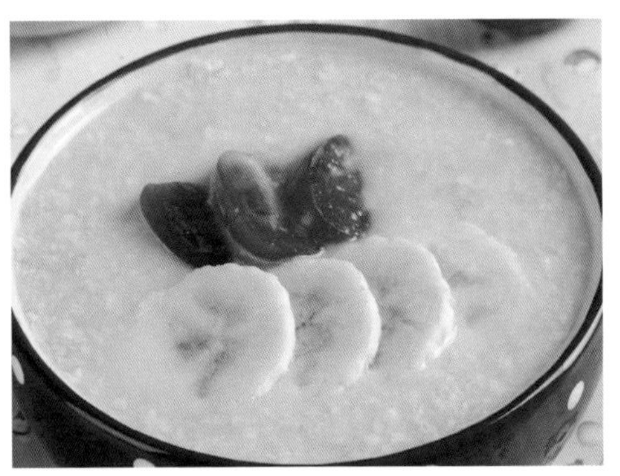

木瓜炖牛奶

材料：木瓜1个，牛奶适量

做法

木瓜洗净，对半切开，去子，倒入牛奶，上锅蒸7～8分钟即可。

营养分析：

木瓜含有很高的消化酶，可帮助宝宝提高消化吸收功能，促进食欲。同时木瓜含有丰富的维生素A、维生素C、钾等营养物质，拌入富含钙的牛奶，使营养更加丰富均衡。

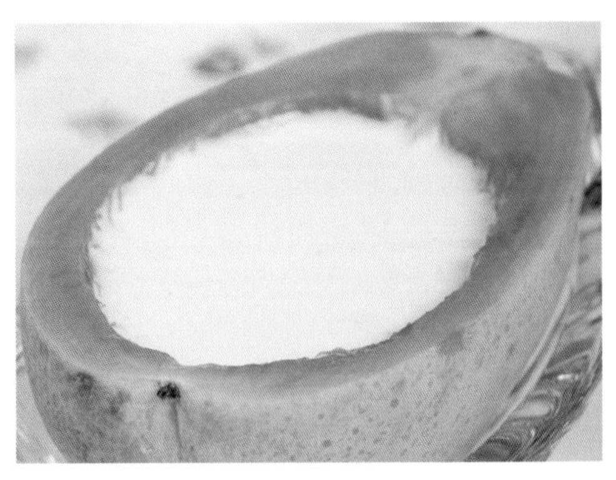

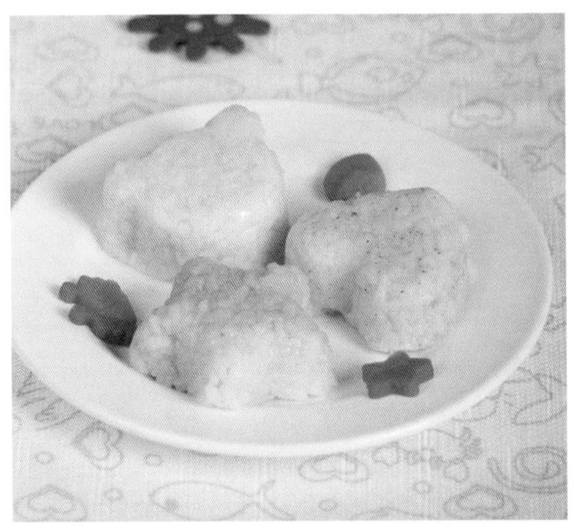

彩色小饭团

材料：米饭1碗，橙子、豌豆、紫薯各适量，寿司醋、白糖各适量

做法

❶ 将橙子、豌豆、紫薯分别煮熟，加适量温开水放入榨汁机中榨取汁液备用。

❷ 米饭趁热加入少许寿司醋和白糖搅拌，然后再分别蘸上橙汁、豌豆汁、紫薯汁做成彩色饭团即可。

鸡丝面片

材料：鸡脯肉50克，面片、胡萝卜适量，葱、食盐、鸡汤各适量

做法

1. 将鸡肉洗净，切成片；葱洗净，切碎；胡萝卜洗净，去皮，切碎。
2. 锅置火上，加适量鸡汤煮沸后，下入鸡肉片煮熟。
3. 鸡肉片煮熟后捞出，撕成丝，放回锅里，煮沸后，下入面片、胡萝卜末、葱末，煮5分钟至熟烂后，加食盐调味即可。

营养分析：

鸡肉蛋白质的含量比例较高，种类多，而且消化率高，很容易被人体吸收利用，有增强体力、强壮身体的作用。

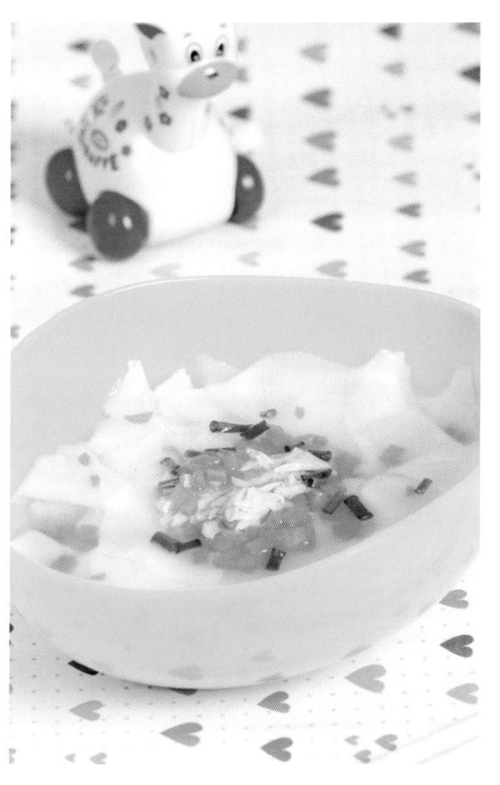

宝宝的护理

衣服不宜穿太多

这个月龄的宝宝活动量大，容易出汗，因此衣服不要穿得太多，总的原则是和妈妈穿得差不多就行，如果宝宝的活动量较大，也可以比妈妈适当少穿一些。在春秋季节，可给宝宝穿毛衣、毛裤或绒衣、绒裤。在夏季，男宝宝可穿背心短裤，女宝宝可穿无袖连衣裙，但不要有多余装饰，以免影响洗涤和熨烫。在冬季，除了室内服装外，还应有外衣，外出时还要戴上帽子和手套，以免冻伤宝宝的手和耳朵。

总之，这个月龄的婴儿活动量较大，衣服不要穿得太多。如果宝宝在安静时身上也有汗，就说明穿的衣服多了，应适当减少一点；如果宝宝的手脚发凉，就说明衣服穿得不够，应适当再增加一点。宝宝手脚的温度基本能判定穿得多与少，只要宝宝的手脚保持温和即可。

帮助宝宝学走路

在宝宝学会站立之后，就迫不及待地想走路了，只要扶着床沿、沙发、父母的手，

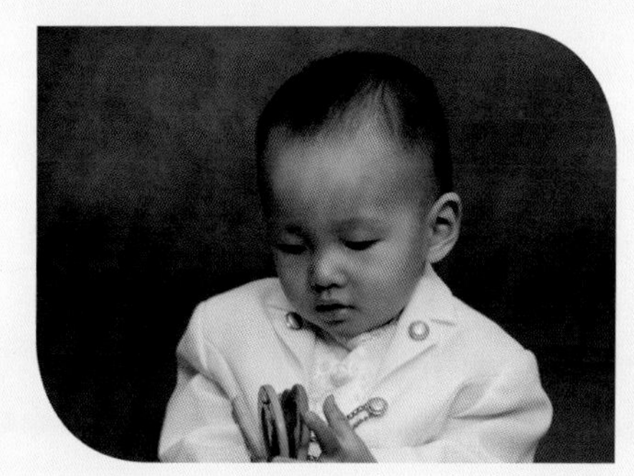

宝宝就会自动迈步。一般来说，宝宝一般在10个月到1周岁的时间里开始学走路，爸爸妈妈要怎样帮助宝宝尽快学会走路呢?

爸妈可以面对着宝宝，拉着他的双手，自己慢慢倒退，让宝宝迈步朝前走，爸妈也可以从后面扶着宝宝的腋下引导他走。等宝宝习惯了走路一段时间后，可以让宝宝站在一个地方，妈妈退后几步，鼓励宝宝勇敢自己迈步过来找妈妈。等宝宝走前后，妈妈就向后退几步，这样宝宝可以多走几步。但是要注意，在退了1～2次后，要让宝宝抓住妈妈，以免让宝宝失去信心。

在宝宝学会走路之前，可以先教宝宝下蹲。蹲的动作可以增强孩子的腿部肌肉的力量，增强身体的协调性。在学习蹲的动作时，爸妈可以把玩具故意丢到地上，引导宝宝弯腰去捡拾玩具。多次训练后宝宝就可以自由蹲站了。

学走路的宝宝往往精力十足，喜欢爸爸妈妈拉着他到处走，爸妈一直弯腰的话难免会累，可以买条学步带，减轻负担。

训练宝宝自己睡觉

对于1岁的宝宝来说，能够自己入睡是最理想的。以下方法或许可以帮助你的宝宝达到这个目的。

☆要为宝宝营造出有助于入眠的氛围。比如将卧室的光线弄暗，如果宝宝偏爱小夜灯的话，可以安上一盏。室内的温度要适中，不要太冷或太热。

☆家里要保持相对安静，声响以不影响宝宝睡眠为度。此外，还要让宝宝知道，妈妈或爸爸就在宝宝附近，以使宝宝安心入睡。

☆在宝宝每晚上床以前，要遵循同样的规矩。比如妈妈要在宝宝清醒时换上新的尿布，盖好被子，或者可以在睡前和宝宝来一些拥抱，放一段摇篮曲之类，但这些都要在宝宝入睡前进行。如果在计划让宝宝正式断奶之前的两星期开始，就进行这么一套同样的程序和规矩，一定会收到理想效果的。

☆爸爸妈妈要准备承受一些宝宝的哭声。真正的独自入眠的习惯，只有靠宝宝自己一个人的力量完成才是最好的。所以妈妈或爸爸要有思想准备，要下点“狠心”，准备承受一些宝宝的哭声，其实，这也是一种正常现象，这种哭声会在几个晚上之后就会逐渐减弱，时间越来越短，最终会完全消失。

☆适当给宝宝增添一些小点心。在宝宝断奶一周的前几天，妈妈可以在宝宝睡前增加个小点心，但分量要轻，比如一两块果汁饼干、半杯牛奶或者一片乳酪都可以，这些小点心不仅可取代宝宝原先的吃母乳时间，而且牛奶还有帮助入眠效果。但要注意的是，吃完小点心一定要帮宝宝刷牙。

大小便训练不宜操之过急

有的宝宝到了这个月龄大小便已很有规律，特别是每次要大便时小脸会涨得通红，紧皱着眉头，一副难受的表情，父母一看就能明白。不过也有的宝宝尚未形成大便的规律，需要爸爸妈妈给予更多的关注和照料。如果宝宝不肯配合，或是超过5分钟还不肯排便，就不要再勉强他了。

有时宝宝有尿意也不愿意被父母把着

尿，这时家长可以采用条件反射法进行训练。让其他人用杯子往宝宝的便盆里倒水，边倒边发出“嘘嘘”的声音，宝宝听到这种水声，看到流水的情景，就会很自然地尿出来了。这种办法试用一段时间后，宝宝就能掌握小便的规律了。

大小便训练只是宝宝成长发育过程中的一部分，而每个宝宝发育程度都不同，训练过程也要循序渐进，不要和其他宝宝相比，更不能因为宝宝出了“事故”而呵斥或者责怪宝宝。整个训练过程中，父母要保持轻松、宽容、支持和鼓励的态度，切不可操之过急，以免引起宝宝的反感。

要经常给宝宝按摩

经常按摩，可以促进宝宝全身血液循环的畅通，增强皮肤本身的新陈代谢及对外界环境的适应性。同时，妈妈和爸爸通过经常按摩宝宝的皮肤，既可以传递妈妈和爸爸对宝宝的爱，也能满足宝宝心理及情感上的需要，对宝宝的心理健康大有好处。

在给宝宝按摩时，妈妈或爸爸要先用一点爽身粉搽在自己手上，以使自己的手变得光滑，然后再按摩宝宝全身皮肤，这样可以减轻皮肤之间的摩擦力，以免弄伤宝宝娇嫩的皮肤。按摩的顺序由手脚处向中心方向，腹部按顺时针方向，背部则由上至下的方向。最后再用柔软干净的纱布或毛巾把宝宝的皮肤擦干净。

宝宝不愿呆在家里怎么办

有时，宝宝不愿呆在家里，总是哭闹着要到外面去。这时候，父母应该多带宝宝出去，不能让宝宝总呆在家里。因为好动、好奇是宝宝的特点，爱玩是宝宝的天性。

把宝宝带出去，让他在广阔的天地尽情地玩耍，能增强宝宝的体质，发展宝宝的个性，满足宝宝需要。父母平时可以带宝宝到公园玩，让他与别的孩子一起游戏，增进宝宝之间的交往。还可带宝宝到街上散步，观察认识城市建筑物、路上行人和交通工具等，也可以利用休息日或节假日到郊外观赏大自然，使宝宝接受外界刺激。这样能扩大宝宝的眼界，丰富宝宝的认识。

不过，要合理安排宝宝的生活，注意动、静交替，室内外相结合。如果户外活动时间太长，宝宝就容易玩“野”而不愿回家。宝宝一旦生活有规律，心情愉快，就不会老闹着出去。

另外，还可以给宝宝创造一个丰富的活动天地，充实宝宝的生活。例如，为宝宝买一些他喜爱的玩具、色彩鲜艳的图书以及爱听爱唱的歌曲磁带等，还可以请邻居的孩子到家里和宝宝一起玩。这样，宝宝就不会感到无聊寂寞，而愿意呆在家里了。

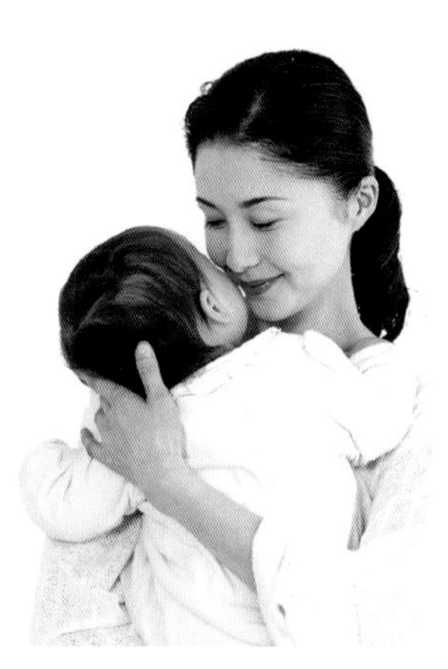

宝宝的早教

重视宝宝个性的培养

这个阶段的宝宝已经出现个性的雏形，父母对孩子的行为要区别对待。如果这时父母无原则妥协，久而久之，孩子慢慢地就会认为有求必应而变得骄横任性。好的行为要加以强化，如点头微笑、拍手叫好等；不好的行为要严肃制止，要板起面孔表示不满意。让孩子学会自制、忍耐，不能做的事情，就是哭闹，也不能答应他，他哭闹后如见无人理睬，自然就会平息的。

10 ~ 12 个月的婴儿喜欢模仿，为了使婴儿形成良好的个性，大人的榜样非常重要。

大人要多让婴儿与外界接触，克服“怕生”的情绪。从小要培养礼貌行为，如有食物让婴儿分给别人吃，学会表示感谢等。大人良好的榜样、家庭和睦的气氛是形成婴儿良好个性的必要条件。

不要打击孩子的探索欲

从会爬以后，孩子就很不安分，一刻也不停地玩遍每一个角落，任何东西都喜欢看一看、碰一碰、咬一咬，这是孩子的好奇心和探索欲的表现。当然，孩子的探索难免会给他带来一些危险，父母出于安全考虑，总是习惯于阻止，只要孩子伸手就喝止。但是这样会让孩子越来越胆怯，失去探索的欲望。欧美的家长在孩子生日会等小朋友集体活动时最常安排找东西的游戏，这是对孩子探索欲最好的培养方法之一。

父母不能阻止孩子，但可以想些办法保证安全。首先消除重大安全隐患，给孩子可以接触到的电源装上防护罩，风扇、暖气等加上围栏，冰箱门加上安全扣等。先一步想到可能发生的危险，作好防护，就可以放手让孩子去冒险了。

对孩子感兴趣的事物，父母应该适当给予讲解，虽然孩子不懂，但他感觉求知和探索欲望得到了尊重，就会保持这种探索欲和求知欲。

早教游戏

藏猫猫

将你的部分身体藏起来，然后让宝宝找你。可以用你的身体或宝宝的玩具经常同他玩这种游戏，在必要时可以叫他的名字。但你不要把自己完全藏起来，需要让宝宝知道你还在这儿。

轨　道

假设你的腿是轨道，“火车”（你的宝宝）在上面行驶。开始你拉着宝宝在腿上“走”，并学火车“哧哧哧”。然后看宝宝是否自己在腿上爬。如果宝宝做好了，就给予表扬。也可以让宝宝推着玩具在“轨道”上玩。

启动车子

用纸盒搭一个斜坡，向宝宝示范如何使车子滑下斜坡，并发出口令“一、二、三，出发”，然后让车子滑行。观察宝宝是否在“出发”命令之后才放小车滑行。

第七篇

1～3岁 宝宝的养护

1～3岁是幼儿语言能力、行为能力、认知能力形成的关键时期，每一位父母都希望自己的孩子健康茁壮地成长，在孩子的成长过程中，家长们都倾注了大量的心血。了解宝宝的生长发育，重视1～3岁宝宝的护养，可让你的宝宝更健康、更聪明，为其未来打下坚实基础。在这章的内容中，妈妈们可以掌握1～3岁宝宝饮食结构的营养调节、各种养护细节及能力的开发培养，帮宝宝养成良好的生活习惯，将有助于宝宝一生的健康成长。

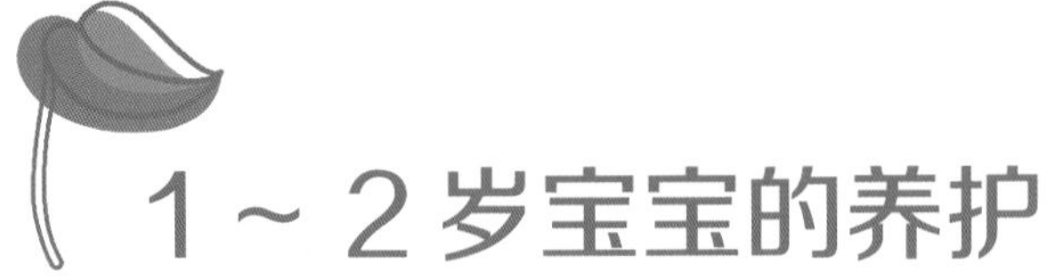

1～2岁宝宝的养护

1～2岁宝宝的饮食

1～2岁宝宝的饮食安排

1～2岁的宝宝将陆续长出十几颗牙齿，主要食物也逐渐从以奶类为主转向以混合食物为主，而此时宝宝的消化系统尚未成熟，因此还不能给宝宝吃大人的食物，要根据宝宝的生理特点和营养需求，为他制作可口的食物，保证获得均衡营养。

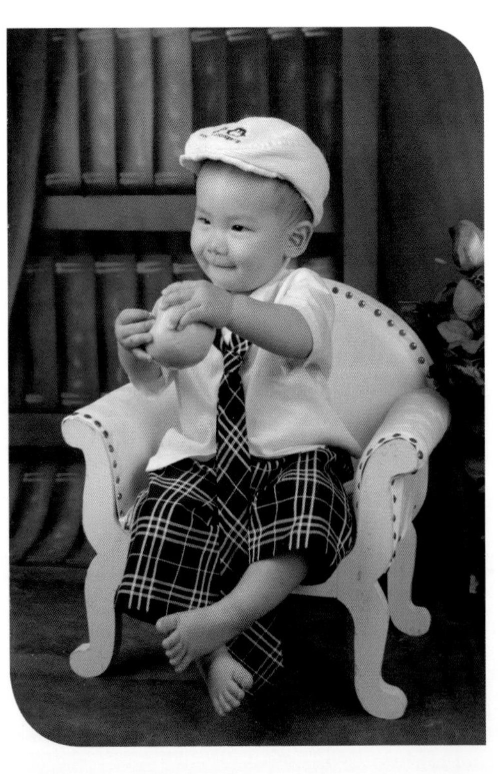

1～2岁的宝宝饮食安排应该注意的是：

☆少吃多餐。1岁半以前可以给宝宝三餐以外加两次点心，点心时间可在下午和夜间；1岁半以后减为三餐一点，点心时间可在下午。但是加点心时要注意一是点心要适量，不能过多，二是时间不能距正餐太近，以免影响正餐食欲，更不能随意给宝宝零食，否则时间长了会造成营养失衡。

☆多吃蔬菜、水果。宝宝每天营养的主要来源之一就是蔬菜，特别是橙绿色蔬菜，如：西红柿、胡萝卜、油菜、柿子椒等。可以把这些蔬菜加工成细碎软烂的菜末炒熟调味，给宝宝拌在饭里喂食。要注意水果也应该给宝宝吃，但是水果不能代替蔬菜，1～2岁的宝宝每天应吃蔬菜、水果共150～250克。

☆适量摄入动植物蛋白。在肉类、鱼类、豆类和蛋类中含有大量优质蛋白，可以用这些食物炖汤，或用肉末、鱼丸、豆腐、鸡蛋羹等容易消化的食物喂宝宝。1～2岁的宝宝每天应吃肉类40～50克，豆制品25～50克，鸡蛋1个。

☆牛奶不可缺少。牛奶中营养丰富，特别是富含钙质，利于宝宝吸收，因此这一时期牛奶仍是宝宝不可缺少的食物，每天应保证摄入250～500毫升。

☆粗、细粮都要吃。粗粮、细粮都吃，可以避免维生素B_1缺乏症。主食可以吃软米饭、粥、小馒头、小馄饨、小饺子、小包子等，吃得不太多也没有关系，每天的摄入量在150克左右即可。

爱心小贴士

家长要重视每日三餐的饮食安排，用时令蔬菜和肉类等食材做出丰盛的菜肴。进餐时，爸爸妈妈和孩子一起围坐在餐桌旁，一起享受美妙愉快的进餐时光。

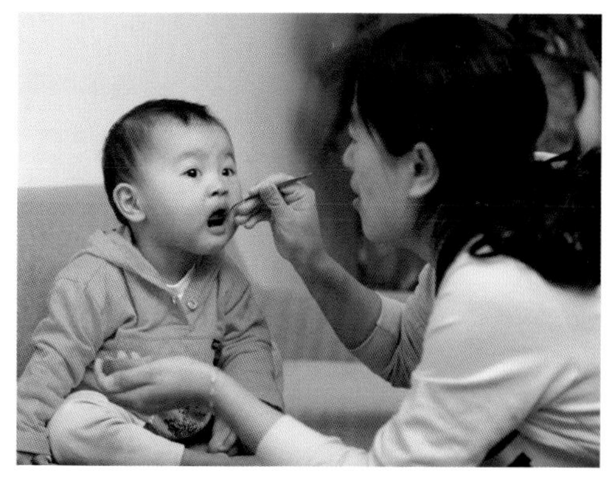

☆制作的膳食应小巧、精致、花样翻新。通过视觉、嗅觉、味觉等感官，传导到大脑皮层的食物神经中枢，反射性刺激，使宝宝想吃，越吃越爱吃，从而保证幼儿足够的营养摄入量，促进宝宝的生长发育。

1～2岁宝宝饮食制作原则

这个阶段，宝宝的乳牙逐渐萌出，可以吃烂饭、馒头、烂菜等多种食物。为促进孩子的身体健康，要合理宝宝的饮食结构，必须在食物烹调上下工夫。

☆要做到碎、软、烂。面片汤、馄饨对小儿比较适合，面食以发面为好；鱼要剔除骨刺，再切成碎末儿或小丁；肉要加工切碎，斩断其纤维，再制成小丸子；花生、核桃要制成泥、酱；避免给宝宝食用刺激性食物，如辣椒、胡椒、油炸食品。

☆要尽可能多地保留食物中的营养素。必须注意烹饪得法，如挑选蔬菜要新鲜，不要泡在水里时间太长，应洗干净后再切，防止维生素的流失；胡萝卜要用油炒后食用，利于脂溶性维生素A的吸收。

宝宝食物种类要多样化

世界上没有任何一种天然食物含有人体所需的各种营养素，只有进食多种食物才能得到全面营养。妈妈在做菜时可以变换多种花样，养成宝宝吃各种食物的习惯。

1岁以后的宝宝每天至少应该吃到10种以上的食物，以后可逐渐增加到30种，可以将许多种类的食物合在一起吃。如“炒五丁”，将土豆、胡萝卜、豌豆、香菇、猪肉都切成小丁再炒。又如罗宋汤，可以放洋葱、卷心菜、土豆、胡萝卜、番茄再加牛肉等。这些菜食物种类多，颜色鲜亮，营养成分全面。

可以通过改变烹调方式来增加宝宝的食欲。应尽量混合多种食物，变换方式给宝宝做食物，口味以清淡为主。哪怕只有1枚鸡蛋，

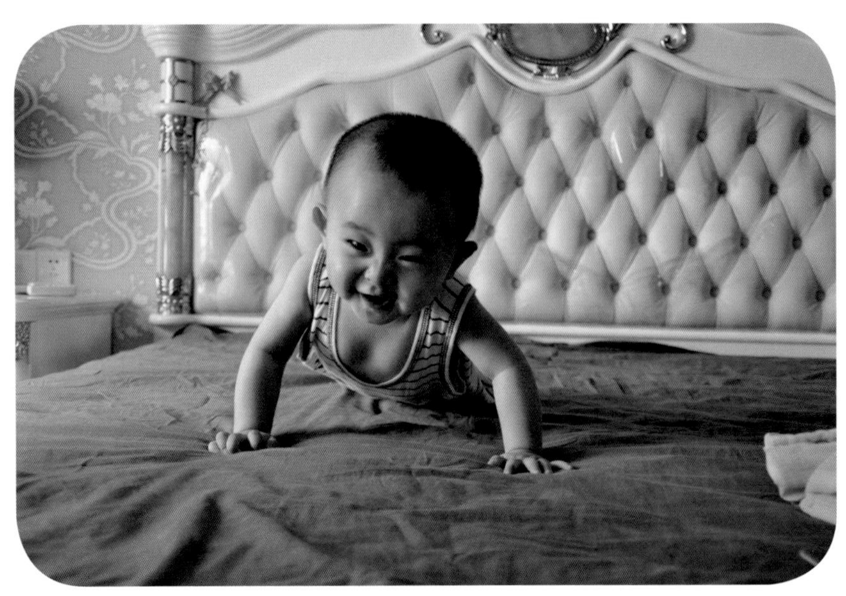

也可以做成鸡蛋饼、鸡蛋羹、鸡蛋汤，千万不要总让宝宝吃煮鸡蛋。

合理搭配主食和副食

很多父母以为孩子只要每天吃饱喝足了，就能够正常地生长发育，结果常常是让孩子吃得太多，也就难以避免孩子开始肥胖起来，这与孩子饮食搭配的不合理直接相关。所以，如何合理地为孩子进行饮食的搭配，就成了孩子的饮食是否正确的关键。

父母一定要坚持让孩子一日三餐都吃主食，并且在吃主食的同时也让孩子吃副食，使孩子除了获得丰富的营养之外，还养成不偏食的良好饮食习惯。为了使孩子吃够吃好，就需要制定一个短期的食谱，一方面使主食在一定时间内变换花样，不仅有米饭，包括干饭、稀饭、米糕、米糊等，而且还有面食，包括馒头、包子、面条、面包等。另一方面，在为孩子选择副食的时候，一定要坚持食品必须保证质量的原则，尽量选用新鲜的肉类、蛋类与蔬菜，这样制作出来的食品味道鲜美可口，孩子也会喜欢吃，自然胃口就好，对吃饭的兴趣也就很高。

宝宝多吃猪肝好处多

猪肝有些腥味，小儿不太喜欢吃，这就需要在烹调方法上下点工夫，去其腥味，变不好吃为好吃。

为小儿制作猪肝泥有两种方法：一是将生猪肝横剖开，或剥去外皮，用刀刮下如酱样的猪肝泥；二是先把猪肝煮熟后，再剁成细碎泥状。然后加葱、姜、黄酒等用油炒，同时去腥味，烧好后加些味精提鲜。如果孩子还是不肯吃，可用 7 份猪肝泥和 3 份肉糜一起炒，有利于去掉猪肝腥味。

对小儿来说，最好每周能吃上 1~2 次猪肝，能预防营养缺乏症。因此，更要强调烹调方法。采用猪肝与其他动物食品混烧，如猪肝丁和咸肉丁、鲜肉丁、蛋块混烧，或猪肝炒肉片等，小儿大都喜欢吃。将猪肝制成白切猪肝片或卤肝片，可以给小儿当零食吃。

多吃鱼让宝宝更聪明

孩子多吃鱼能变得聪明是被广泛证明了的事实。深海鱼类的脂肪中 DHA（俗称“脑黄金”）含量是陆地动植物脂肪的 2.5 ~ 100 倍。经常吃鱼，特别是常吃海鱼就可以获得充足的 DHA。而 DHA 是脑细胞膜中磷脂的重要组成部分，是促进脑部发育的营养素。因此海水鱼中的 DHA 含量高，对提高记忆力和思考能力非常重要。

但其油脂含量也较高，个别孩子消化功能发育不全，容易引起腹泻等消化不良症状。且鱼刺通常难以剔除干净，容易卡着孩子，一般情况下，1 岁以上才适合吃。

给孩子做鱼时可添加蔬菜作为配菜，既增加口感又均衡营养。鱼汤、鱼肉都富含营养，正确的吃法是既吃肉又喝汤。

让宝宝适当吃些硬食

不少父母总喜欢让自己的宝宝常吃些细软的食物，这样有利于消化和吸收。但宝宝若长期吃细软食物，则会影响牙齿及上下颌骨的发育。因为宝宝咀嚼细软食物时费力小，咀嚼时间也短，可引起咀嚼肌的发育不良，结果上下颌骨不能得到充分的发育，而此时牙齿仍然在生长，会出现牙齿拥挤、排列不齐及其他类型的牙颌畸形。

若常吃些粗糙耐嚼的食物，可提高宝宝的咀嚼功能，乳牙的咀嚼是一种功能性刺激，有利于颌骨的发育和恒牙的萌出，对于保证乳牙排列的形态完整和功能完整很重要。宝宝平时宜吃的一些粗糙耐嚼的食物有：白薯干、肉干、生黄瓜、水果、萝卜等。适当给宝宝硬度的食物如烤薯片、干面包等，就给了宝宝锻炼牙齿的机会，在不断的练习中宝宝的咀嚼能力将会变得越来越强。

爱心小贴士

这里说的硬食是不包括铁蚕豆、核桃等过硬的东西的，这样的东西容易损伤宝宝的牙齿。

不要给宝宝吃过量零食

宝宝吃零食，有利也有弊。宝宝爱吃的零食，大多口感比较浓厚，经常吃会使宝宝觉得正餐没有味道，降低食欲。经常吃零食，会使正餐变得没有规律，使宝宝不能及时获得均衡的营养，影响宝宝的正常发育。同时，经常吃零食，还会使宝宝的胃肠得不到休息，影响消化功能。所以，没有选择、过量的零食对宝宝的发展不利，是不可取的。

在宝宝正餐不受影响的情况下，给宝宝适当添加一些有营养的零食，会使宝宝比完全不吃零食获得更多的营养，可以更好地满足宝宝生长发育的需要。还可以促进唾液分泌，有利于消化吸收。特别是那些刚刚断奶的宝宝，适当吃点儿零食可以缓解精神上的压力，减少对哺乳的依恋。

给宝宝添加零食要注意：时间得当，不

要离正餐太近；数量不要过多，不要使宝宝的正餐受到影响；保证食品的清洁、卫生。不要让宝宝边玩边吃，边玩边吃既不卫生，又不安全，也不利于宝宝行为习惯的培养。

这些零食宝宝要少吃

小孩子喜欢过节的一个重要原因是可以有很多好吃的零食，而且在过节的时候，家长往往会比较纵容小孩，无意之间也会让孩子吃下很多不健康的零食。但以下这些零食，家长还是让孩子少吃为妙。

☆爆米花：爆米花含铅量很高，铅进入人体会损害神经、消化系统和造血功能。儿童对铅解毒功能弱，常吃多吃爆米花极易发生慢性铅中毒，造成食欲下降、腹泻、烦躁、牙龈发紫等现象。

☆葵花子：葵花子中含有不饱和脂肪酸，儿童吃多了会消耗体内大量的胆碱，影响肝细胞的功能，还能造成因“津亏”而引起上火。

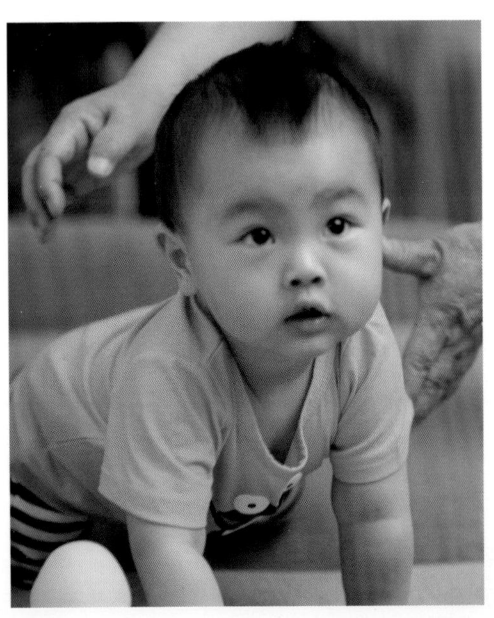

☆羊肉串：烤羊肉串是很多小孩子的至爱，殊不知，羊肉在熏烤过程中会产生强致癌物。

☆巧克力：儿童食用巧克力过多，会使中枢神经处于异常兴奋状态，产生焦虑不安、心跳加快等症状，影响孩子的食欲。

☆果冻：大多数果冻不是用水果汁加糖制成的，而是用增稠剂、香精、酸味剂、着色剂、甜味剂配制而成，这些物质对人体没有什么营养价值，吃多或常吃会影响儿童的生长发育和智力健康。

☆泡泡糖：泡泡糖中的增塑剂含有微毒，其代谢物苯酚也对人体有害。

宝宝预防便秘食疗法

便秘不仅困扰着成人的健康，小儿便秘的现象也越来越普遍。由于现在的宝宝吃得越来越精细，发生便秘的情况也越来越多。造成小儿便秘的最重要的原因是饮食不合理，因此，防治小儿便秘，调整饮食结构是关键。

防治宝宝便秘要注意以下几点：

☆养成良好的饮食习惯。每日3餐2点心有规律进食，荤素搭配，不偏食，适量吃粗纤维食物，如芹菜等，尽量少吃零食。B族维生素能调节肠道功能，可适当多食富含B族维生素的食物，如粗粮、酵母、豆类、洋葱头、萝卜等。

☆多摄取瓜果。便秘的孩子平时可以多进食瓜类水果，如西瓜、香瓜、哈密瓜等。

☆多饮水及果汁，能软化粪便。每天晨

起空腹饮淡盐开水，能较好地预防便秘。银耳、蜂蜜、香蕉等也有润肠通便作用。

爱心小贴士

因为婴幼儿的各种器官功能发育还不成熟，采用药物治疗便秘，有可能会对婴幼儿正在发育的器官带来一定的毒副作用，影响其正常的生理发育。而食疗最显著特点是对人体无毒副作用，可长期食用，是调理身体健康最优先的选择，尤其适宜于婴幼儿这一特殊人群。

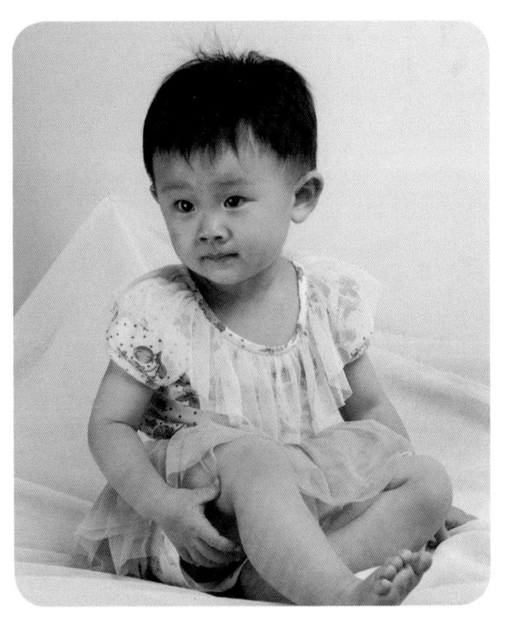

改掉宝宝挑食的坏习惯

仔细观察宝宝，是不是有些食物从来不吃，逼着他吃的时候，会胡乱吃几口就去玩，或者总是吃几种自己喜欢的食物。这些都是挑食、偏食的坏习惯，会影响正常的生长发育，应该及时纠正，下面就给你支几招，让你轻松搞定挑食宝宝。

☆创设轻松愉快的进餐环境：家长准备饭菜时可以鼓励孩子共同参与，有意识地让他们看一看菜肴的加工过程。这样会使孩子对美味的菜肴充满向往和期待。家长在用餐前可以让孩子听听欢快的歌曲，营造轻松愉快的气氛。

☆家长的积极示范：有时孩子不愿尝试某种食物是因为对其不熟悉、不了解。比如家里平时就不吃胡萝卜，孩子在幼儿园吃时大多会排斥。因此，家里平时的饭菜应该相对多样化一些。遇到孩子不喜欢吃的食物，家长更应该在孩子面前津津有味地品尝，激发孩子进食的兴趣和愿望。

☆注意食物的巧妙搭配：针对挑食的孩子，家长可以巧妙地搭配各种食物，把孩子喜欢的和不喜欢的食物进行“完美组合”，也可将他不爱吃的食物来个“大变身”，以唤起孩子的食欲，使他乐于尝试各种食物。

☆根据孩子的特点进行引导：每种食物都有其独特的营养价值，家长不妨对孩子不爱吃的食物作一研究，了解它对孩子生长发育的作用，再针对孩子的特点进行引导。如个子矮小的孩子不愿喝牛奶，你可以告诉他：“喝了牛奶能快快长高”；经常感冒的孩子不喜欢吃大蒜、洋葱，你可以告诉他“它们能把身体里的病菌统统打败”等。

☆遵循循序渐进的原则：挑食的习惯不是一天两天可以改掉的，这需要家长具有足够的信心和耐心。家长应坚持鼓励和引导，逐渐培养孩子良好、健康的进餐习惯。

什锦蛋汤

材料：鸡蛋1个，海米20克，菠菜1根，番茄半个，食盐、淀粉、香油各少许

做法

❶ 将海米、菠菜、番茄分别洗净，切成碎末。
❷ 鸡蛋打入大碗内，搅匀，备用。
❸ 锅内放入适量清水，水开后放入海米末、菠菜末、番茄末、食盐等，勾芡后倒入蛋液，淋入几滴香油即成。

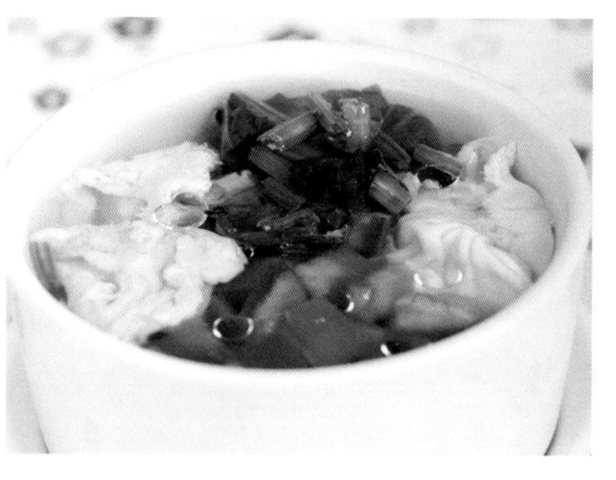

番茄鸡丸

材料：鸡胸肉 200克，鸡蛋1个，松仁10克，西蓝花少许，淀粉30克，番茄酱15克，白糖5克，食盐2克，食用油适量

做法

❶ 将鸡胸肉洗净，剁碎，盛入碗中，加入蛋清、食盐、和淀粉，混合搅拌均匀，备用。
❷ 将鸡肉挤成丸子，下入开水锅中煮熟后，捞出；西蓝花洗净，用开水烫一下，备用。
❸ 中火加热油，放入松仁翻炒一下，随后放入番茄酱、白糖一同搅匀，投入鸡肉丸和西蓝花，一起翻炒均匀，最后勾芡即可。

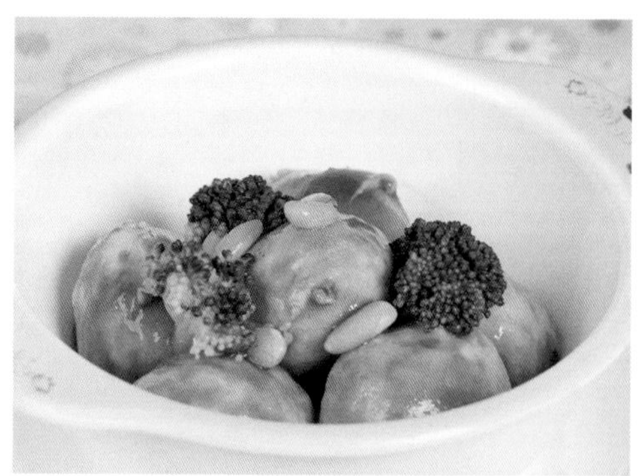

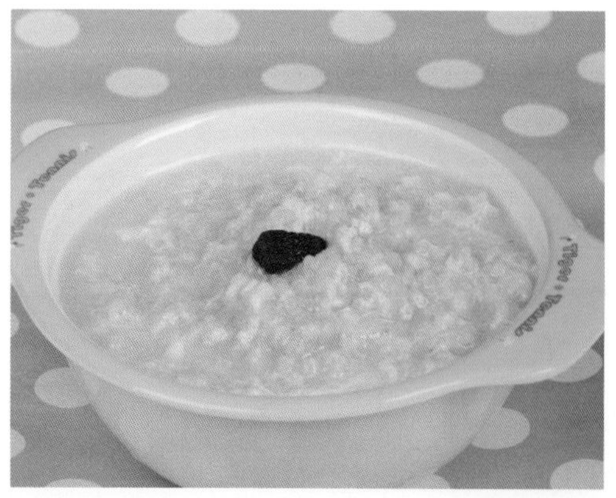

小米鸡蛋粥

材料：小米50克，鸡蛋1个，香油、食盐各少许

做法

❶ 小米淘净后，加水上锅煮粥；鸡蛋打散搅拌均匀。
❷ 开锅后，转小火焖煮20分钟时，掀起锅盖，往粥内倒入蛋液，再稍煮片刻，滴入少许香油，加食盐调味即可。

香菇番茄疙瘩汤

材料：香菇20克，番茄1个，菠菜叶50克，面粉50克，鸡蛋1个，食盐、鸡精、香油各适量

做法

1. 香菇、番茄洗净，切小丁；菠菜叶洗净，切碎备用；鸡蛋打散，搅拌均匀。
2. 锅内加入适量水，烧开，放入香菇丁、番茄丁，再次烧开。
3. 面粉里加少量水，朝一个方向搅拌出小疙瘩，倒入锅中。
4. 待汤烧开，缓缓下入蛋液，搅成蛋花，加入碎菠菜，烧开后，加入适量食盐、鸡精、香油调味即可。

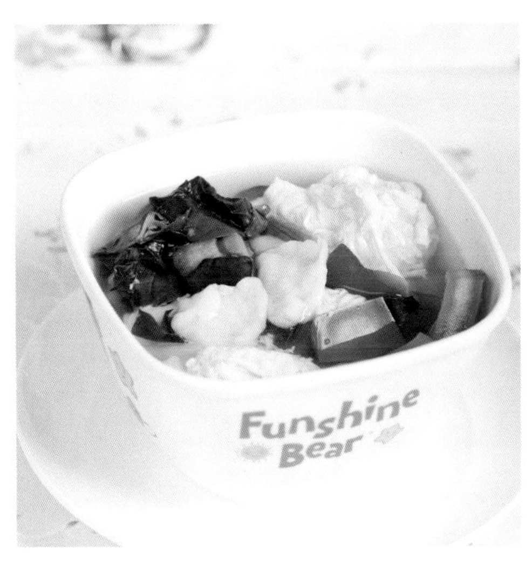

虾皮丝瓜汤

材料：丝瓜1根，虾皮10克，紫菜适量，香油、食盐、植物油各适量

做法

1. 丝瓜去皮洗净，切成片。
2. 将炒锅加热，倒入植物油，热后加入丝瓜片煸炒片刻，加食盐、加水煮开后加入虾皮、紫菜，小火煮2分钟左右，淋入香油，盛入碗内即可。

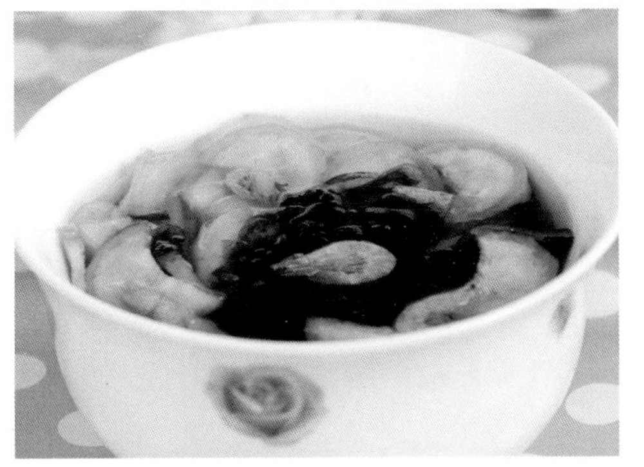

黄瓜鸡蛋面

材料：鸡蛋1个，小黄瓜1根、面条20克，葱花、食用油、食盐各少许

做法

1. 黄瓜洗净，切片；鸡蛋打到碗里，搅匀。
2. 锅内放油烧热后，放入少许葱花爆香，倒入黄瓜片略炒，然后铺上蛋液，炒至凝固后盛出。
3. 水开后，下入面条，中火煮8分钟左右，再下入黄瓜和鸡蛋一起加食盐煮熟即可。

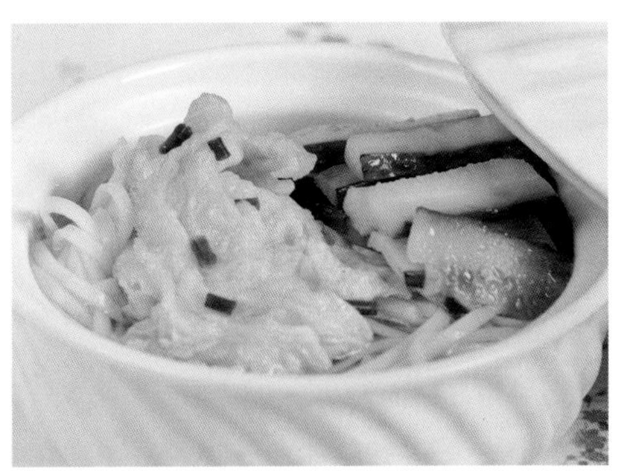

1～2岁宝宝的护理

孩子的恋物癖要强行纠正吗

1岁多的宝宝开始有了自己珍爱的东西，比如一个毛绒玩具、一条小毛毯、一块小手绢等，睡觉的适合一定要摸着或抱着它才行，这是宝宝的情感慰藉物。

宝宝可能特别喜欢某个玩具熊，走到哪都带着，或喜欢一天到晚吮大拇指，或睡觉时不停地玩一条小枕巾等，这些都是宝宝的心理需要，以此安定自己的情绪。一般来说，只要宝宝对物品的迷恋程度没有影响到生活作息，那么家长就无需过度担心。除非是宝宝的依恋行为变成了极端状态，几乎要把依恋物品24小时带在身边，那就要引起高度重视了。比如奶嘴，如果宝宝经常口含奶嘴不放，很容易造成门牙突出变形，且嘴巴里整天塞着奶嘴，宝宝就不愿意开口，学习说话的进展也会很缓慢。

确保宝宝生活环境的安全性

1～2岁的宝宝喜欢四处探索，还不具备危险意识。因此，一定要确保宝宝生活环境的安全，把危险的物品放到宝宝不可能拿到的地方。

随着宝宝活动范围的扩大、好奇心的增强，父母要注意防止宝宝发生意外，不要让宝宝被什么东西碰伤、砸伤，或把什么东西放在嘴里，造成异物，甚至将异物吸入气管。

宝宝的手摸来摸去，随时会把手放在嘴里，还会把各种玩具放进嘴里，细菌容易侵入宝宝体内，寄生虫病的发生率也高。要定期对宝宝的玩具进行消毒和清洗，减少病从口入的机会。

可以在柜子底层特别准备一两个抽屉专门放一些宝宝的玩具，并且不定期更新，这样也能满足宝宝的好奇心和探索欲。

别让宝宝趴着睡

由于婴幼儿的骨质较软，很容易受到外力的作用而发生变形，因此，对于宝宝各种不正确的姿势都要及时纠正，否则会影响孩子的生长发育，甚至导致身体的某些部位变形。

在婴幼儿期，有的孩子喜欢趴着睡，这种睡姿非常不好。趴着睡容易使胸部受压，妨碍肺脏的正常功能，影响二氧化碳的排出和氧气吸入，同时也影响心脏的正常功能。时间长了，胸部可因长期受压而变形，面部也可因长期受压而导致不端正或两侧脸蛋不对称等。因此，发现孩子趴着睡觉时，应及时纠正，以防给身体带来不良影响。

让宝宝学会独立行走

1～1.5岁是学会独立行走的年龄。宝宝刚刚开始走路时，头朝前，走得很快，步子僵硬，步态不稳，经常跌倒。

这是因为1岁的宝宝头围比胸围大，而脚掌相对较小，走路时难以保持平衡；其次，宝宝骨骼、肌肉比较嫩弱，制成身体独立行走不够有力；另外，宝宝的腿和身体的动作不够协调。因此，为保持平衡，宝宝走路时往往两臂张开，有时甚至横行。

为了帮助宝宝学会行走，父母有时试图伸出一只手来辅助孩子。但宝宝常常要求自己来，不愿意接受别人的帮助，这就是独立意志活动发展的标志。

随着宝宝自由走动，扩大了他们的认识范围和活动范围，同时也发展了小儿的全身动作，促进了小儿的心理发育。他们逐渐开始手脚并用，爬楼梯、爬台阶、原地跳，学着跑，走路渐稳，不再跌倒，为将来的活动和游戏奠定了基础。

宝宝赤脚走路有利于健康

赤脚运动可给宝宝的发育带来极大的好处。

首先，宝宝经常赤脚活动，能够调节包括大脑在内的器官功能作用，促进血液循环和新陈代谢，给大脑充足的能量，从而加快脑的发育，提高大脑思维的灵敏度和记忆力。

其次，宝宝正值生长发育期，新陈代谢十分旺盛，脚部皮肤的毛细血管和末梢神经十分敏感。如果整天穿着鞋子，宝宝会感到很不舒服。鞋子里往往潮湿，易繁殖病菌，从而导致脚部软组织炎症发生。而赤脚锻炼恰恰避免了这个弊病，不同程度地防治了足癣、鸡眼和足部软组织炎症等脚病。同时，让宝宝细嫩的足底直接与泥土、砂石接触，不仅有益于足底皮肤和肌肉的发育、韧带力量的增强，且有助于促进足弓的形成。

所以，经常让宝宝赤脚在草地上、沙滩上、院子里、室内地面上行走嬉戏玩耍，既有利于小儿的身体健康，又满足了他们玩耍的欲望。

需要注意的是，培养宝宝赤脚走路时，路面要平坦、干净，要防止跌伤或足底被异物戳伤，赤脚走路一段时间后，应及时洗干净脚掌。

帮宝宝做促进长高的伸展体操

这个时期，宝宝的动作渐渐多起来了，父母可以帮着宝宝做伸展体操，让宝宝在愉快的情绪中活动四肢，伸展全身。做伸展体操不仅可以促进血液循环，还可促进骨骼、肌肉的发育。

☆伸懒腰：让宝宝平躺，深呼吸，双腿向下，双手向上尽情展开。睡觉前和起床前反复做5次。

☆卧姿蹬腿：让宝宝平躺，深呼吸，伸直双腿，绷紧脚尖。妈妈握住宝宝的双脚，左右脚轮番推。

☆坐姿抬腿：让宝宝坐好，保持正确坐姿，抬起双腿，做骑自行车的动作。

☆跳跃：让宝宝双腿并拢，弯腰下蹲，深呼吸，跃起，手脚要尽量舒展开。

不要让宝宝和猫狗太亲近

宝宝都很喜欢猫狗等小动物，随着活动能力的增强，有些宝宝会喜欢与小动物一起玩耍，宝宝与小动物玩耍存在着很多的危险。

发生最多的是宝宝可能被猫狗等小动物咬伤、抓伤，不能排除被感染狂犬病的可能；猫狗等小动物身上的沙门氏菌、钩虫、蛲虫等病菌感染到宝宝；猫狗等小动物的毛或皮脂腺散发的脂分也可引起宝宝过敏或气喘等疾病。因此要尽量减少宝宝与猫狗等小动物的接触，最好不要让宝宝与猫狗等小动物一起生活。

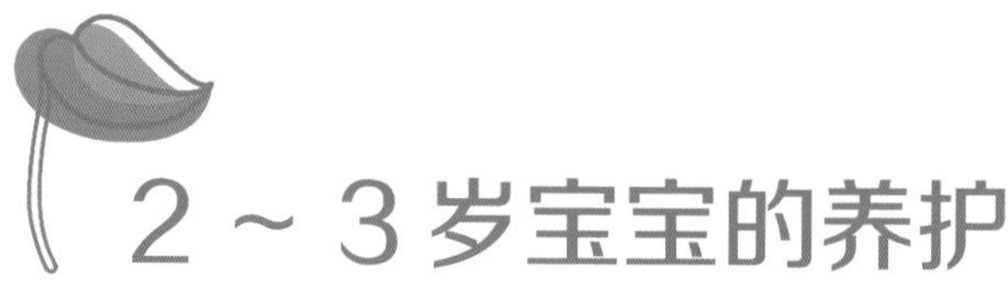

2 ~ 3 岁宝宝的养护

2 ~ 3 岁宝宝饮食

2 ~ 3 岁宝宝不可缺的营养素

2 ~ 3 岁宝宝的身体处于生长发育时期，需要吸收大量的营养素。而人体中的某些营养素是人体自身所不能合成，或无法长期贮藏，需要从每天的食物中得到不断的补充。下面是儿童成长发育过程中所需的一些营养素介绍。

营养素	必要性或缺乏症	营养素来源
维生素	缺乏维生素 A 会使小儿抵抗病毒能力下降、生长发育缓慢；缺乏维生素 C 可使牙齿、骨骼变得脆弱，容易发生损伤和折断；缺乏维生素 D 易得佝偻病。	菠菜、苜蓿、豌豆苗、红心甜薯、胡萝卜、青椒、南瓜、动物肝脏、奶及奶制品（未脱脂奶）、禽蛋等。
卵磷脂	卵磷脂是大脑必要的活性物质。儿童和青少年从膳食中补充适量的卵磷脂可提高智力。	大豆、蛋黄、动物肝脏、鱼头、芝麻、蘑菇、山药、黑木耳、谷类、小鱼、动物肝脏、鳗鱼、玉米油、向日葵等。
钙	钙是儿童生长发育最重要的常量元素之一，儿童生长发育阶段必须摄入充足的钙，以保障儿童旺盛的骨骼生长需要。	乳类、蛋类、大豆类制品、硬果类、海产品、金针菜、萝卜、香菇、木耳等。
铁	铁是人体必需的微量元素，铁的缺乏是发展中国家最主要的营养问题，儿童及妇女尤为明显。	黑木耳、海带、动物血液、肝脏等。
锌	锌在儿童生长发育阶段有极重要的作用，长期的锌缺乏与会影响儿童生长发育。	牡蛎、鲱鱼、肉类、肝脏、蛋类、大白菜、黄豆、白萝卜、稻米（糙）、小麦、小米、玉米、扁豆、马铃薯、胡萝卜等。
DHA	DHA 俗称脑黄金，它对脑神经传导和突触的生长发育有着极其重要的作用。DHA 有助于提高学习、记忆能力和视力。	DHA 只存在于鱼类及少数贝类中，其他食物如谷物、大豆、薯类、奶油、植物油、猪油及蔬菜、水果中几乎不含 DHA。

2～3岁宝宝的科学喂养方案

2～3岁幼儿已逐渐出齐全部20颗乳牙，可以自己用牙齿咀嚼较硬的固体食物了，所以这个阶段的宝宝会喜欢吃固体的食品。宝宝的消化系统也日趋完善，加之生长发育对营养的需求也增加了，一日三餐的习惯虽已形成，但仍需在上下午各增加小点心或小食品一次，量宜少，味宜清淡，而且每天还应该喝些牛奶或豆浆。这一时期的宝宝喂养应遵循以下方案：

☆以菜为主食

2岁孩子的体重约为成人的1/5，但吃的菜却要达到成人的2/3才行。除了要注意以菜为主食外，孩子发育还需要吃肉、鱼、蛋、牛奶，以便从中摄取大量的动物蛋白。豆腐等豆制品也是很好的蛋白质来源。除了蛋白质以外，还得再吃些米饭、面包、面条、薯类、香蕉等含碳水化合物的食品。

☆饮食要有规律

这个年龄的孩子，饮食常会有挑食、时多时少、边吃边玩等情况。有时高兴了就使劲吃，不高兴了几乎一口也不吃。宝宝的早中晚三餐时间应该和大人一样，每餐吃20～30分钟，时间一过就不要再给孩子吃。如果开饭时孩子不肯吃，也不要太勉强，到了下一餐再吃。但不能因此就多给宝宝吃点心，这样做，宝宝就更加不肯好好吃正餐了。

☆点心要适量

到了这个阶段，只有三餐饭菜吃得很好，但还不能满足需要时才能给宝宝吃点心。而且吃点心也要有规律，比如每天上午10时、下午3时，此时是为了调节、补充宝宝的能量而吃的。另外，如果给宝宝吃耐饥的点心，弄得正餐不想吃，那就不好了。所以，只给宝宝吃少量含碳水化合物的食品当点心即可，比如薯类、香蕉、饼干等。有必要增加水分时，可给果汁、牛奶或乳制品、水果等。

爱心小贴士

巧克力等糖果吃了易生虫牙，最好不要作为点心给孩子吃。

2～3岁宝宝一天的饮食安排

宝宝快3岁了，怎样安排他（她）一天的饮食？吃什么有营养，又该吃多少？看看下面为3岁宝宝准备的一天食谱举例，相信会对你有所帮助。

餐时	食物
早餐	牛奶200ml，菜肉卷1个，煮鸡蛋1个
午餐	肉末、肝末，青菜烩米饭1碗，小白菜虾皮豆腐汤1小碗
午点	面包1片，鲜果汁1杯
晚餐	肉菜小包子2个，小鸡炖蘑菇1碗
晚点	牛奶200ml，水果沙拉1碗

注：每日约用粮150～200克，肉60克，菜200克，奶400毫升，油、糖各适量

宝宝的胃比成年人小，不能像大人那样一餐进食很多，但是宝宝对营养的需求量却比大人多。因此，每天进餐次数不能像大人那样以一日三餐为标准，应该进餐次数多一些。3岁的宝宝每天应该进餐5～6次，即早、

中、晚三餐加上午、下午点心各1次比较适宜。在临睡前增加1次晚点心，但3次加餐的点心不宜太多，以免影响正餐。

烹调上注意干稀、甜咸、荤素之间合理搭配，以保证能为宝宝提供均衡的营养，此外，还要注意食物的色、香、味，以提高宝宝的食欲。

适合宝宝的补脑食物

许多适宜婴儿补脑健智的食品都是廉价又普通之物，在这里专门推荐几种，供家长选择。

☆牛奶：除了母乳外，牛奶是宝宝近乎完美的营养品。即使是母乳喂养，在婴儿7月龄后也应为宝宝添加食用牛奶。它健脑作用突出，最易被人体吸收。睡前喝点儿奶还有助于睡眠。

☆蛋类：所含营养与大脑活动功能、记忆力强弱密切相关，婴儿期从开始每天加入蛋黄到吃整蛋，对大脑发育很有益处。而鹌鹑蛋含有丰富的卵磷脂、脑磷脂和DHA，健脑作用突出。

☆鱼类：可向大脑提供优质蛋白质、钙和多种微量元素，而淡水鱼所含的脂肪酸多为不饱和脂肪酸，能保护脑血管，对大脑细胞活性有促进作用。

☆虾皮：虾皮中含钙量极为丰富，摄取充足的钙可保证大脑处于最佳工作状态，还可防止其他缺钙引起的儿科疾病。适量吃些虾皮，对加强记忆力和防止软骨病都有好处。

☆玉米：玉米胚中富含多种不饱和脂肪酸，有保护脑血管和降血脂的作用，尤其是含谷氨酸较高，能促进脑细胞代谢，有健脑作用。给宝宝常做些用玉米（尤其是鲜玉米）做的辅食，可促进大脑发育。

☆黄花菜：黄花菜是“忘忧草”，能“安神解郁”。适当给宝宝吃点黄花菜，对促进宝宝睡眠和良好的精神状态十分有益。但要注意的是，为宝宝制作时一定要把黄花菜剁碎切细。

☆橘子：橘子含有大量维生素A、维生素B_1和维生素C，属典型的碱性食物，可以消除酸性食物对神经系统造成的危害。婴儿辅食中加点橘子，会促进大脑活力，使宝宝精力充沛。

☆菠菜：菠菜属健脑蔬菜，由于它含有丰富的维生素A、维生素C、维生素B_1和维生素B_2，是脑细胞代谢的“最佳供给者”之一。此外，它还含有大量叶绿素，也有健脑益智的作用。

☆豆制品：豆腐、豆腐花等豆制品含大脑必需的优质蛋白和人体必需的氨基酸及丰富的大豆卵磷脂，钙也十分丰富，能强化脑血管的机能，预防心血管病。

☆芝麻、核桃、花生等坚果：都有改善血液循环、营养大脑、增强记忆、消除脑疲劳的作用，健脑益智功效突出。但在给婴儿添加时，应磨碎后再做，可直接做糊，也可加入粥和各类食物泥、糊中。另外，杏仁、松子、榛子等也都是很好的健脑佳品，可以选用。

还有许多蔬菜、水果和动物性食物都对健脑益智有大好处，如南瓜、小白菜、胡萝卜、鲜豌豆、白菜、卷心菜、龙眼、红枣、香蕉、菠萝和动物脑髓类、动物肝、银鱼等。每天做辅食时适当选择、搭配一些健脑食物，是促进婴儿大脑发育和智力发展不可缺少的。

让宝宝尽早使用筷子吃饭

用筷子吃饭对幼儿的大脑和手臂都是一种很好的锻炼。用筷子夹取食物可以牵涉肩部、手掌、手纸等 30 多个关节和 50 多块肌肉的运动，和脑神经有着密切的联系。用筷子吃饭，不但可以使人手巧，同时还起着训练大脑的作用。假如一次进餐半个小时，一日三餐便是一个半小时，这对儿童的大脑是一种很有利的训练，特别是和上肢相关的大脑神经，可以使脑子更加灵敏和迅捷。

为了让宝宝更聪明健康，父母应尽早让 2 ～ 3 岁的宝宝开始学会用筷子吃饭。当然，幼儿在学习用筷子吃饭时，父母必须注意孩子的安全，防止发生意外。

不要让宝宝使用塑料餐具

许多父母喜欢给孩子用塑料杯、塑料碗盛放食物，因为这些五颜六色的塑料餐具可以吸引宝宝，又不易损坏。但是，宝宝不宜使用塑料餐具。

制作这些塑料餐具的主要原料是脲醛和三聚氰胺甲醛塑料。在制作这些塑料时，如压制时间短，则有大量游离甲醛存在，这些甲醛可溶解于酸性或高温的食品中，使人的肝脏受损害。

在制造这些塑料制品的过程中，常加入增塑剂、稳定剂、着色剂、抗静电剂等物质，有的含有铅等重金属。当塑料制品老化时，会释放出这些添加剂，对孩子的健康是非常不利的。因此，孩子吃饭、喝水最好不要塑料餐具。

别让宝宝进食时含饭

有的宝宝吃饭时爱把饭菜含在口中，不嚼也不吞咽，俗称“含饭”。这种现象往往发生在婴幼儿期。

宝宝含饭的原因大多是父母没有从小让他养成良好的饮食习惯，不按时添加辅食，宝宝没有机会训练咀嚼功能。

这样的宝宝因吃饭过慢过少，得不到足够的营养素，营养状况差，甚至出现某种营养素缺乏的症状，导致生长发育缓慢。

对于含饭的宝宝，父母只能耐心地教，慢慢训练，可以让孩子和其他宝宝一起进食，模仿其他小朋友的咀嚼动作，随着年龄的增长慢慢进行矫正。

不要给宝宝过量补锌

锌是宝宝生长必不可少的微量元素。锌缺乏影响宝宝的食欲、免疫功能、生长发育。既然锌对宝宝如此重要，那是不是补得越多越好呢？回答是否定的。

人体内微量元素都有一定的含量和比例，既不能少，也不能多。滥用含锌的营养药则会危害宝宝健康。补锌过多可使体内维生素 C 和铁的含量减少，抑制了铁的吸收和利用，从而引起缺铁性贫血。

锌元素过多可抑制吞噬细胞的活性，使免疫力下降，易反复感染；若经常服含锌的药物，还会使体内锌铜元素比值增大，影响胆固醇的代谢，使血脂增高；且锌对铜的吸收有抑制作用，有研究发现高锌膳食的人群大便中铜量显著增加，儿童体内铜缺乏，可导致贫血、发育不良，甚至引起心肌变性，影响孩子的身心健康。

所以给孩子盲目、过量补锌有损健康，孩子的健康成长需要多种微量元素，但必须要平衡补充，其中任何一种微量元素补充过多都会影响其他微量元素的吸收，引发其他的健康问题。

2～3岁宝宝营养食谱

趣味胡萝卜

材料：胡萝卜2根，甜玉米粒、豌豆粒各适量，葱花、姜汁、食盐、食用油各适量

做法

1. 胡萝卜去皮，洗净，切成片。
2. 玉米粒和豌豆粒洗干净，入锅煮熟，捞出备用。
3. 炒锅置火上，倒油烧热，用葱花炝锅。
4. 放入胡萝卜片翻炒，滴入姜汁，加食盐调味，炒熟后即可出锅。
5. 把胡萝卜片整齐摆放成头发形状。
6. 再把玉米粒摆放在胡萝卜片上，豌豆粒做成眼睛形状即可。

营养分析：

这道菜形象可爱，而且含有丰富的营养素，非常适合宝宝食用。

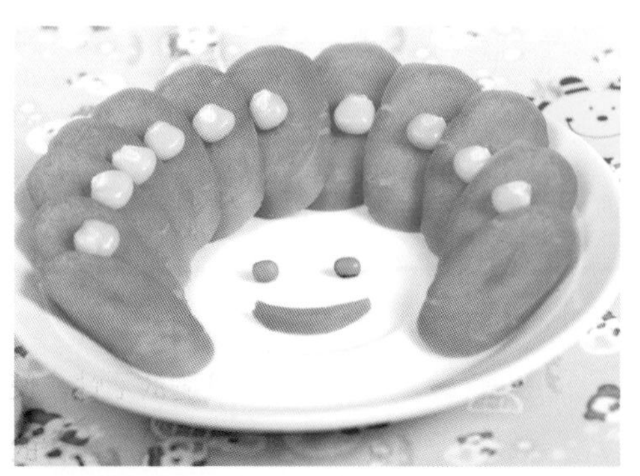

生菜肉卷

材料：大生菜叶2片，猪肉50克，鸡蛋1个，食盐少许

做法

1. 生菜叶洗净后，放到沸水中焯一下，变色后捞出，放在凉水中。
2. 猪肉洗净剁成肉泥；鸡蛋磕入碗中，拌入肉泥，加食盐调匀。
3. 用生菜叶将调好的猪肉泥包好，做成生菜卷，上锅蒸熟，切成段即可。

营养分析：

高蛋白的肉类和高维生素的蔬菜相搭配，没有油腻的感觉，可以给宝宝同时补充蛋白质和维生素。

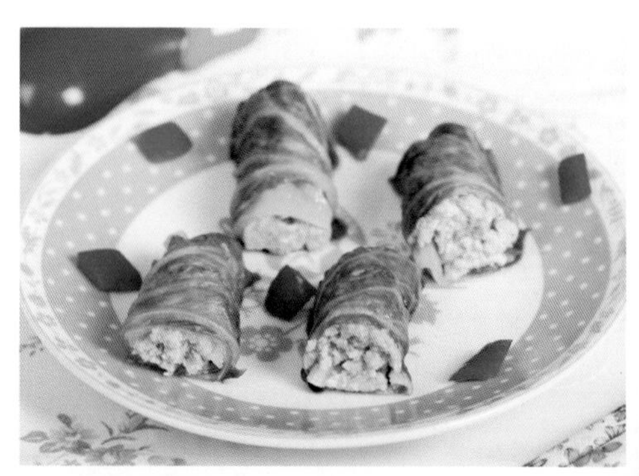

番茄饭卷

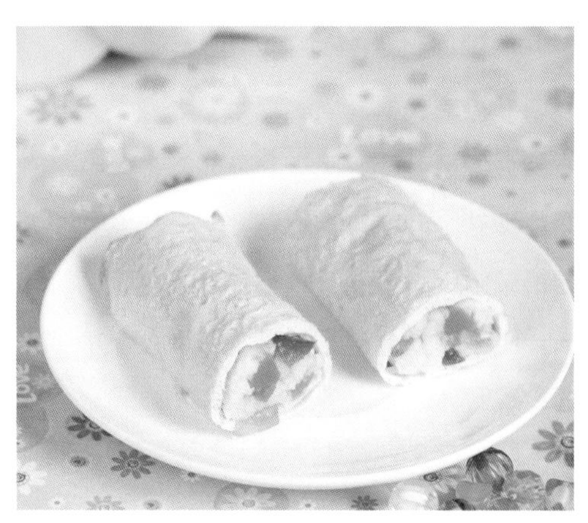

材料：米饭1碗，胡萝卜半根，番茄1个，鸡蛋1个

做法

1. 把鸡蛋打散；胡萝卜和番茄洗净，切碎备用。
2. 将蛋液倒入平底锅中煎至两面金黄色后，盛出。
3. 将切碎的胡萝卜用少许油炒熟后将米饭和番茄末放入拌匀。
4. 将混合好的米饭平摊在蛋皮上，然后卷成卷儿，切成小卷子状即可喂食。

菌菇豆腐汤

材料：嫩豆腐200克，香菇、金针菇、木耳各50克，食盐4克，葱花5克，橄榄油适量

做法

1. 嫩豆腐切成小方块，备用。
2. 香菇、金针菇、木耳洗净，分别改刀备用。
3. 锅中倒入橄榄油烧热，下香菇、金针菇、木耳煸炒几下。
4. 添入适量水煮沸，放入嫩豆腐用大火煮沸。
5. 转中火续煮5分钟，调入食盐，撒葱花煮开即可。

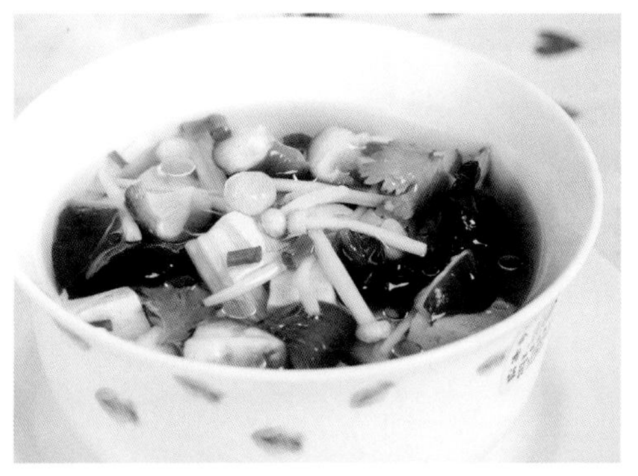

鸡丝玉米拌面

材料：挂面60克，鸡胸脯肉30克，玉米20克，番茄100克，黄瓜20克，熟芝麻少许，酱油10毫升，植物油少许

做法

1. 鸡胸肉洗干净，煮熟捞出，撕成细丝。
2. 玉米粒洗净，黄瓜洗净，切成细丝，番茄洗净，切成小片。
3. 锅中放入油加热，放入番茄片翻炒至软，加入玉米粒，加入酱油翻炒均匀成酱料。
4. 挂面在开水中煮8分钟，捞出后加入步骤3中的酱料，撒上少许黄瓜丝和碾得很碎的熟芝麻提香即可，搅拌后食用。

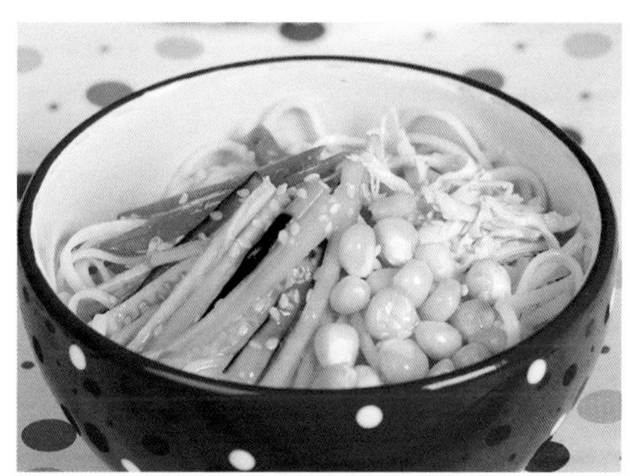

2～3岁宝宝的护理

为宝宝选择合适的牙刷

父母要如何选择适合宝宝的牙刷？现在有很多针对各年龄小朋友所设计的牙刷，只要依标示选择即可，原则上选择刷头较小、刷柄较粗，方便孩子拿握的牙刷为主。建议横排不超过3排，直排不超过5排刷毛的牙刷最适合；等宝宝2～3岁以后，再挑选横排4排，直排6排刷毛的牙刷。如果牙刷上有蓝色标示带，只要颜色消失就要更换新牙刷，如果没有，大概每3个月要换新，否则时间一久，牙刷上累积太多细菌，反而会让牙齿越刷越脏。

至于牙膏的使用，刚开始并不需要，只要用清水即可，等宝宝学会漱口时，再选择使用儿童专用的含氟牙膏。此外，有些宝宝牙缝较挤，最好能配合使用牙线清洁，宝宝还小当然要由父母协助，可使用牙线棒，大一点的宝宝如果要自己练习，不能选后端尖锐的牙线棒。

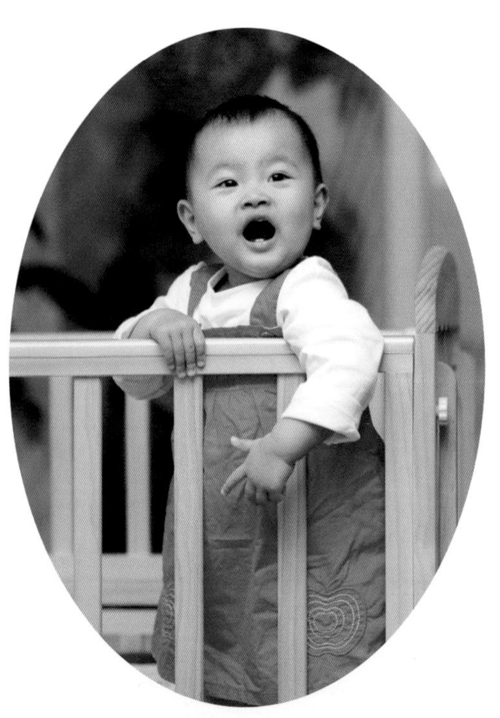

让宝宝学会自己刷牙

大家都知道，刷牙是保持口腔清洁的主要方法，它对于预防各种口腔疾病具有重要的作用。那么对宝宝而言，什么时间开始刷牙最合适呢？刷牙时家长又该注意些什么呢？

许多家长都认为幼儿的乳牙反正要换，不刷牙也罢。其实，养成良好的口腔卫生习惯，减少口腔疾病，是最根本的预防龋齿的方法。而保护乳牙，清洁则是第一要则。一般来说，宝宝从3岁开始就可以自己刷牙了，这段时间，家长一定要加强监督，使其每个牙面都仔细刷到，并形成习惯。

幼儿龋齿对孩子的生长发育影响很大，其危害甚至比成人更大，因此，家长务必要引起高度重视，平时督促孩子少吃零食，尤其在睡前少吃甜食，注意口腔卫生，吃后要刷牙。

医师提醒

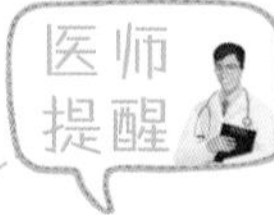

每隔半年要带宝宝去口腔医院检查，发现龋齿应及时修补治疗。

别让宝宝看太久电视

有些父母认为，看电视可以增加孩子的知识、开阔孩子的视野，因此对孩子看电视的时间不加限制，甚至有的父母用看电视来哄孩子。这种做法是不科学的。

电视对眼睛有一定的刺激作用，电视屏幕较小，光线又闪烁不定，容易引起眼睛疲劳。

幼儿正处于生长发育的重要阶段，眼球的角膜较薄，眼肌的力量较弱，晶状体也未发育成熟，如果长时间看电视，很容易使角膜受到不良刺激，降低晶状体调节能力，引起角膜炎、近视和其他眼病。所以，要限制宝宝看电视的时间。

别给宝宝剃光头

天气炎热的夏天，妈妈们也给自己的宝宝想到了解暑办法，于是纷纷给小家伙剃光了头，但是从幼儿护理的科学角度来看，剃光头是不可取的。

事实上，头发可以保护宝宝的头部，当头部受到意外袭击或外界物件的伤害时，浓密而富有弹性的头发首当其冲，可以防止或减轻头部的损伤；另外，头发有帮助人体散热、调节温度的功能。给孩子剃光头实际减弱了人体散热功能。

而且，剃光头后，孩子的头部皮肤暴露出来，如果外出时，没注意好防晒，很容易因为阳光直接辐射，导致脑部损伤，发生“日射病”。此外，宝宝头皮稚嫩，在剃头时容易损伤头皮及毛囊组织，各种细菌会乘隙而入，发生痱子、疖子等，严重者会引起败血症。如果细菌侵入孩子头皮发根部破坏了毛囊，还会影响头皮的正常生长。因此，不要轻易给孩子特别是婴儿剃光头。

不要让孩子睡软床

很多父母喜欢将婴幼儿的床铺得很软，觉得只有这样睡觉才舒服。其实，幼儿正处在发育时期，睡软床并不是好事，会对生长发育产生许多不利的影响。

首先，幼儿正处于生长发育的时期，骨骼硬度较小，容易发生弯曲变形。如果长期睡软床，会由于睡觉时偏向一侧，造成脊柱突向该侧形成畸形。

其次，在软床上睡觉，尤其是仰卧睡觉时，床垫因体重的关系而下陷，脊柱的变形弯曲使韧带和关节负担加重，睡醒后大人会感觉腰部酸胀或疼痛。对于幼儿而言，也同样会有这种不适的感觉。

因此，父母不应该让幼儿睡软床。幼儿应该睡硬木板床，床面要平坦，为了幼儿睡着舒服，父母可以在床面上铺上1～2层垫子，其厚度以卧床时身体不超过正常的变化程度为宜，千万不要铺海绵垫。

让宝宝学会控制大小便

宝宝控制大小便与神经系统发育相关。一般来说，1岁半～2岁左右，宝宝大小便时会主动叫人，但真正控制大小便要到2岁半以后。有的时候可能是宝宝正玩在兴头上忘记尿尿，把裤子尿湿了，这时不要严厉地责骂宝宝，否则会让宝宝感觉尿尿是可耻的事情，甚至以后会产生大小便失禁的现象。

当孩子把裤子尿湿的时候，应该平静地替宝宝收拾干净，和蔼地告诉他："你看，尿湿裤子多难受呀，下次想尿尿的时候一定要赶快叫妈妈。"

另外，可以给宝宝买个儿童坐便器，当宝宝有尿意叫你的时候，把他领到便盆前，建议他坐上去试试。如果宝宝不肯，也不要勉强。只要有一次成功了，就热情地鼓励他，让他感觉到能自己坐在便盆上大小便是一件值得骄傲的事情。

训练宝宝，让宝宝的大小便符合正常要求是对的。在 1 ~ 2 岁的期间，让宝宝自然地尿在尿裤中，或者观察宝宝大小便的近乎准确的时间，把宝宝放到儿童便盆上，做一点小小的训练。随着宝宝年龄的增大，当宝宝生理上的成熟而能学会控制时，训练才能开始，但并不是强制性的。

爱心小贴士

儿童对待大便的态度同成人不同，他们对自己的大便有一种自豪感，所以从排大便中得到乐趣是幼儿早期的特性反应，不要因此打宝宝。不论怎样的训练，基本原理是培养儿童的自愿意识，绝对不能强迫。

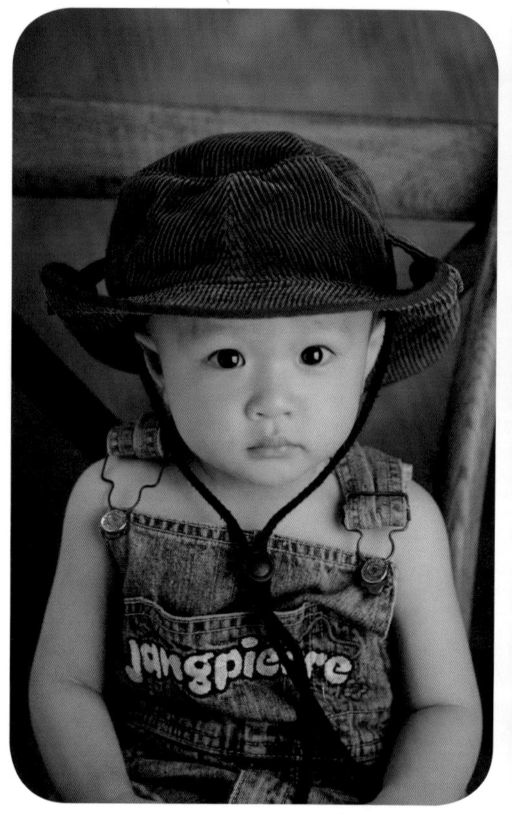

鼓励宝宝，让其不再认生

宝宝怕生对于孩子将来的人际交往很不利，当妈妈发现宝宝怕生时，应及时帮助孩子克服心理上的趋避性，引导孩子大方起来。

具体应对措施有这些：

☆有意识经常带宝宝接触外界，如节假日带他到亲朋好友的家走走，去公园或游乐场所与同龄的小朋友一起玩。

☆引导和鼓励宝宝在人多的场合说话、表演、传播信息等，增加宝宝的自信心，同时给宝宝向外表露的机会。

☆对新环境和家里的来客尽可能事先给

孩子预告，这样宝宝就可预先知道即将发生的事情，在大脑里有了印象。可预先给孩子设计一下交流用语等，当客人来到的时候，妈妈和家长尽可能鼓励孩子接待客人，及时表扬。

☆每天带宝宝进行运动性心智训练 20 分钟左右，尤其是要选择爬越障碍、爬地推球、变化爬行和强化摸目标物等项目，争取在 1 ～ 3 个月纠正宝宝怕生的表现。

为宝宝上幼儿园做准备

为了让宝宝能尽快适应幼儿园的集体生活，爸妈需要提前数月开始作准备，对宝宝进行一些强化训练。哪些准备工作才是真正到点的呢？

☆培养宝宝生活自理能力。妈妈要培养宝宝独立进餐，用杯子喝水，自己洗手，自己穿脱衣服、鞋袜，还有自己去厕所的能力。

☆培养宝宝的规则意识。宝宝在家的时候，妈妈也可以有意地按幼儿园作息时间安排宝宝的活动。如帮助宝宝建立适宜的午睡习惯，一般幼儿园的午睡安排在中午 12 点至下午 2 点半。早上入园时间为 8 时左右，晚间睡眠时间最好不要晚于 9 时。

在家中建立必要的规则，培养孩子的规则意识。比如，饭前洗手、玩完玩具放回原处等，不要让宝宝在家中随心所欲、毫无规则意识，否则孩子入园后，面对幼儿园的各项要求会无所适从。

☆让宝宝用语言表达愿望。宝宝在家的时候，跟父母交流可能不用说话，仅仅一个表情或一个动作就能让父母明白他的需要。但到幼儿园以后，有些表情和动作就难以被老师或同伴理解，以至宝宝的愿望得不到满足，会使他们感到委屈，从而影响孩子上幼儿园的情绪。因此，要告诉宝宝在幼儿园有什么需求要主动跟老师说。另外，父母对孩子说话时，也要尽量清楚、礼貌、语气温和，发音准确，不要用叠音字。

☆为宝宝创造交往的机会。从宝宝入幼儿园起，就标志着集体生活的开始。与独生子女家庭生活最大的不同就是孩子将与许多小伙伴一起生活。因此，家长应教孩子学会关心他人，与同伴分享玩具与食品，体验交往的乐趣，帮助和安抚身处困难环境的人。平时有空家长也可有意为宝宝创造交往的机会，让宝宝在具体的交往环境中学会与人交往，帮助宝宝早日适应幼儿园生活。

爱心小贴士

为了设法把哭闹的孩子送到幼儿园去，一些家长会采用哄骗的方法把孩子送到幼儿园。这种方法不可取的。因为这样做一方面会影响孩子对你的信任；另一方面，你是在教孩子撒谎。

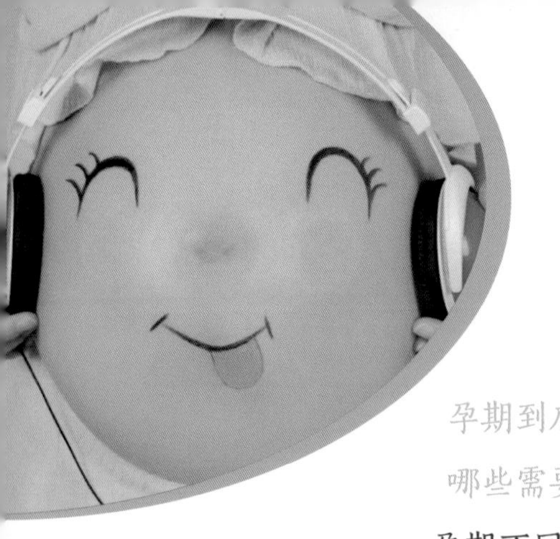

后记

孕期到底什么该做什么不该做？

哪些需要进补，哪些需要忌口？

孕期不同的阶段有哪些注意事项？

需要做哪些疾病的防治工作？

孕期准爸爸的工作有哪些？……

怀孕了，每个准妈妈的心中都有一连串的问号，有一系列急切需要得到指导的“我该怎么办”。

其实，生命的旅程，始于一颗小小的受精卵。这颗小小的受精卵，在妈妈的子宫内扎根成长，像一颗破土而出的小禾苗，只要土地肥沃、阳光雨露均衡，它就会“见风就长”。妈妈就是那块“地”，照顾好妈妈就是照顾好了子宫内的小宝宝;而来自父母无微不至的呵护，则是最好的阳光雨露！如何更好地照顾妈妈和宝宝，正是这本书出版的初衷。

本书为初为父母者提供全面的、系统的、权威的孕期指导，书中精心筛选内容，通俗易懂，便于孕妇接受、效仿和自我观察。让准妈妈准爸爸们了解孕期、产时、产后的各种生理变化和可能出现的问题，从而提高自我监护的能力，使孕妇安全度过妊娠、分娩和产褥期。还教会孕妇掌握哺乳知识和技巧，养育一个聪明健康的小宝宝。从孕前12个月，到孩子出生后3岁，给您累计5年的全程同步指导。

书中内容涵盖了：工作、生活、饮食、起居全面指导备孕、孕期全程动态分析胎儿成长变化、全面收录分析解答孕期的常见问题，此外还为您提供孩子出生后3年的育儿经，帮助您安全养育健康宝宝。

怀孕是一次奇妙的旅行，是年轻夫妻的一次成长。希望本书能帮助您更轻松、更从容地度过妊娠、分娩和育儿初期，也祝福所有的宝宝能健康、快乐地成长！

本书模特：

孕妈妈：王金炎、尹国渝、孙震洲、吴娱娱、罗珊、杜楠、张丹丹、刘秀娟、范秀敏

宝宝：夏楚秦、靳紫淇、李丙臻、李雨霏、李紫露、林一、周周、万万、杨书乔、陈昭熹、吴启铭